Los alimentos del metabolismo acelerado

Los alimentos del metabolismo acelerado

Recetario médico

Enfermedades gastrointestinales • Fatiga crónica • Desbalance hormonal • Cambios de humor • Colesterol alto • Diabetes • Padecimientos autoinmunes

Haylie Pomroy

con Eve Adamson

Traducción:
María Laura Paz Abasolo

Grijalbo*vital*

Los alimentos del metabolismo acelerado
Recetario médico

Título original: *Fast Metabolism Food Rx.*
7 Powerful Prescriptions to Feed your Body Back to Health

Primera edición: enero, 2017

D. R. © 2016, Haylie Pomroy

Esta traducción ha sido publicada bajo acuerdo con Harmony Books, sello de Crown Publishing Group, una división de Penguin Random House LLC.

D. R. © 2017, derechos de edición mundiales en lengua castellana:
Penguin Random House Grupo Editorial, S. A. de C. V.
Blvd. Miguel de Cervantes Saavedra núm. 301, 1er piso,
colonia Granada, delegación Miguel Hidalgo, C. P. 11520,
Ciudad de México

www.megustaleer.com.mx

D. R. © 2017, María Laura Paz Abasolo, por la traducción

ISBN: 978-607-314-985-3

Impreso en México – *Printed in Mexico*

El papel utilizado para la impresión de este libro ha sido fabricado a partir de madera procedente de bosques y plantaciones gestionadas con los más altos estándares ambientales, garantizando una explotación de los recursos sostenible con el medio ambiente y beneficiosa para las personas.

Penguin
Random House
Grupo Editorial

Dedico este libro al primer amor de mi vida: un medicamento llamado prednisona. Si no hubiera sido por el alivio que me diste y por la crisis de salud en la que me dejaste, nunca hubiera encontrado mi verdadero amor: ayudar a otros a encontrar su camino. También dedico este libro a mi madre, la doctora Jeanne Wilson, porque cuando me diagnosticaron su respuesta fue: "No te preocupes. Eres inteligente. Sé que encontrarás una solución".

Índice

Introducción

La preparación de una encantadora del cuerpo

Nunca sabes qué tan fuerte eres hasta que ser fuerte es la única opción que tienes.

Atribuido a BOB MARLEY

Cada vez que comes un alimento provocas cambios internos en tu metabolismo. Tan sólo los actos físicos de comer, oler y probar los alimentos activan las secuencias metabólicas que encienden la expresión genética. También dan la señal al cuerpo para que distribuya azúcares, estimule la secreción de hormonas y regule procesos cruciales, como el estado de ánimo, el sueño y la energía. Cuando comes, el contenido nutricional de los alimentos tiene un efecto directo en cómo te sientes, cómo te ves y qué tan sano o no estás. Es mucho poder en un solo plato y, sin embargo, para muchos de nosotros aprender a utilizar ese poder no se vuelve crucial hasta que nos damos cuenta de que no estamos bien o no tenemos el cuerpo, la energía, la inmunidad o la química sanguínea que deseamos.

No importa con qué estés luchando hoy, tus elecciones alimentarias favorecen esos problemas; sin embargo, también pueden contribuir a la solución. No estás destinado a deteriorarte —perder energía, salud, condición, funciones y vitalidad—. Es justamente lo opuesto. Tienes el poder de resolver tus problemas de salud. Todos comemos, y mi mayor deseo es mostrarte qué tan poderoso puede ser ese acto.

En mis prescripciones utilizo la comida como medicina y he pasado toda mi carrera aprendiendo qué alimentos sirven específicamente para cuáles sistemas corporales y problemas de salud. Si quieres cambiar algo de tu cuerpo, energía o salud, para eso estoy yo. No soy médico alópata y no doy recetas para medicamentos; soy nutricionista y mis prescripciones de alimentos inducen cambios clínicos reales.

Mientras estuve escribiendo este libro medité mucho sobre por qué decidí salir de mi zona de confort en el mundo clínico y entrar al mundo de los libros, las páginas web y los boletines digitales. Había estado compartiendo, cara a cara, mis conocimientos sobre el cuerpo y su bienestar con personas que estaban padeciendo una gran variedad de problemas de salud, a puerta cerrada, pero yo sentía que no abarcaba lo suficiente. Siempre he dicho que entré a esta industria por mi propia crisis de salud, pero creo que otra de las razones importantes para salir de mi clínica y hacer público todo lo que sé fue construir también una salud para ti. He tenido el privilegio de acompañar a mis clientes a través de sus crisis de salud, y he aprendido tanto que me siento obligada a compartir lo que sé contigo. Los alimentos son una medicina poderosa. No sólo lo creo, sino que sé que la comida, la comida correcta, puede sanar verdaderamente el cuerpo.

Sin embargo, sí empezó conmigo y con mis problemas de salud, ya que mucho antes de convertirme en una profesional de la salud nutricional, fue algo con lo que me obsesioné para poder encontrar mi propio equilibrio. Tuve que aprender lo que la comida podía hacer por mí antes de aprender lo que podía hacer por los demás. Fue una cuestión de vida o muerte.

Mi viaje del granero a la clínica

Cursaba la carrera de veterinaria cuando tuve que tomar una licencia médica, que me obligó a aprender quién era y qué quería hacer tanto personal como profesionalmente. Cuando me propuse escribir mi primer libro, *La dieta del metabolismo acelerado*, supe que mis lectores querrían saber algo sobre mí antes de tomar en cuenta mis consejos para perder peso. Muchos habían visto a mis clientes desfilar por la alfombra roja y, por ello, sabían la calidad de mi trabajo como escultora. Sin embargo, yo sentía que necesitaban saber más sobre mí: quién soy y cómo aprendí a hacer *esto*. Les conté a mis lectores sobre mi entrenamiento en la industria de la agricultura y la ciencia animal, y cómo estudié después varios campos para extraer lo que funciona mejor en diferentes tradiciones.

Cuando escribí mi libro de cocina lo llevé un paso más allá. Quería que los lectores supieran de mi experiencia culinaria; específicamente, que en mi familia hay un chef personalizado: yo. Soy mamá y preparo las comidas para mis hijos todo el día. Cuando escribí *Quémalo* le di un enfoque un poco diferente a mi relato personal. Quería que los lectores comprendieran que muchos de mis clientes no sólo son celebridades aparentemente perfectas, quienes ya están en forma y sólo necesitan un retoque. Quería que la gente comprendiera que en mi clínica, a lo largo de más de 20 años de experiencia, he sido testigo de cómo aun si los cuerpos de las personas no son iguales tienen algo en común, una tendencia a estancarse, y que buscar el *porqué* y hacer una microrreparación puede encender el armamento del metabolismo.

Ahora, en este libro tengo una historia diferente que contar, debido a lo que estoy a punto de pedirte que hagas y por el lugar al que voy a pedirte que vayas, pues requieren algo más que sólo información sobre mi entrenamiento, mi experiencia clínica o incluso mi vida familiar. Ahora necesitas saber que, en lo referente a mis problemas de salud, me ha pasado, y continúo peleando todos los días. Mi vida es un delicado balance entre salud y problemas de salud, y sin los alimentos adecuados para mantenerme en equilibrio, en lo que podría ser un subibaja potencialmente letal, estaría perdida.

Dado que éste es mi cuarto libro —nuestro cuarto libro, para quienes han estado conmigo desde el principio—, siento que hemos logrado tanto autoconocimiento juntos, que ya eres un cliente o un amigo. (¡Bienvenidos también los nuevos amigos!) Todos estamos en un viaje de autoexploración, autoconocimiento y autocuración. Hemos compartido el pan y hemos trabajado en curar algunas relaciones dañinas con la comida. Asumir que eres mi amigo me permitirá ser un poco más cálida contigo y más directa de lo que he sido en cualquiera de mis otros libros. Así que déjame inhalar profundamente, para darte una pequeña introducción de dónde vengo y por qué creo con tal fuerza en el poder medicinal de la comida.

Nací con alergias alimentarias, de contacto y aerotransportadas, muy locas. También tengo una enfermedad autoinmune llamada púrpura trombocitopénica idiopática (PTI). Esto significa que tiendo a tener un conteo muy bajo de plaquetas porque mi sistema inmunitario ataca por error a mis propias plaquetas. El resultado es que mi sangre no coagula muy bien, lo que puede provocar que me salgan moretones fácilmente y tenga sangrados descontrolados. Algunas veces esta enfermedad no es tan grave. Algunos niños a veces la presentan, pero luego desaparece. En mi caso es crónica y viviré con ella por el resto de mis días. Cuando sangro es una emergencia, como la vez que se me reventó un quiste ovárico. Me enteré de que padecía esta enfermedad a los 17 años, cuando tuve una hemorragia durante una amigdalectomía.

Mi mamá dice que nací corriendo. Incluso de niña nunca dejé que los problemas de salud se interpusieran en mi camino. Solía desarrollar lesiones de eczema sistémico en párpados, dedos y manos, así que compraba cajas de curitas y cubría todos mis dedos, luego usaba guantes de algodón blanco encima o mis guantes de montar. El granero era el único lugar en el que parecía perfectamente normal que una niña usara guantes todo el día. Cuando llegaba a casa de noche remojaba mis manos en agua caliente con Betadine porque la sangre y el sudor hacían que los curitas se pegaran a mis manos. También tenía eczemas horrendos en los pliegues de los codos y atrás de las rodillas. Cuando íbamos a la playa, la sal y la arena lo agravaban, lo que me causaba un dolor terrible. Yo lloraba y lloraba durante todo el camino de vuelta a casa, pero siempre le rogaba a mi mamá que fuéramos otra vez, cuando el dolor disminuía unos días después. Ésa era mi vida con un desorden autoinmune, al menos hasta que aprendí a usar los alimentos para mantener todo bajo control.

A los 25 años tuve un accidente automovilístico terrible, casi fatal. Debido al traumatismo craneoencefálico que sufrí fui paciente ambulatoria del centro de rehabilitación de lesiones cerebrales durante tres años, y además tuvieron que reconstruir por completo mi hombro izquierdo. Estuve enyesada desde la cadera hasta el pulgar —con el pulgar arriba, como si pidiera aventón— durante nueve semanas, y luego con el brazo amarrado sobre la cintura durante otras ocho semanas. El accidente me dejó con un desorden de dolor del sistema nervioso central llamado síndrome de distrofia simpática refleja. Cometí el error de leer mi expediente, en el que el médico había escrito: "Uno de los peores casos de este síndrome que he visto. Probabilidad de suicidio". ¿Te imaginas lo que es leer la nota de tu médico diciendo que experimentarás tanto dolor en tu vida que probablemente te vas a matar? Déjame decirte que no es nada divertido. Pero esto me inspiró para investigar realmente y estudiar a profundidad lo que me estaba pasando, el porqué. ¿Cuáles eran las secuencias metabólicas involucradas en un desorden del sistema nervioso? Fue entonces que en verdad consideré los alimentos y las terapias alternativas para calmar el dolor y proteger mi psique.

Podría haber devuelto mi cuerpo a la agencia por defectos de fábrica porque también me enteré, después de que dos miembros de la familia y yo perdiéramos a nuestros bebés con sólo semanas de diferencia, que las tres éramos homocigóticas de una mutación del gen MTHFR (metilentetrahidrofolato reductasa). Ésta es una enfermedad genética que básicamente se traduce en la incapacidad de asimilar eficientemente el ácido fólico.

Como todos sabemos —dado el gran trabajo y la publicidad que la organización March of Dimes ha hecho en Estados Unidos durante años—, el ácido fólico es esencial para prevenir ciertos tipos de defectos de nacimiento y también para aminorar el riesgo de aborto espontáneo. El eslogan de March of Dimes es: "Cada mujer, cada día", que básicamente significa que toda mujer debería tomar un suplemento diario de ácido fólico. En mi caso no sería beneficioso porque mi genética me impide utilizar la forma tradicional de ácido fólico, lo que me puso en un alto riesgo de aborto y en un riesgo aún mayor de tener un bebé con un defecto en la espina dorsal.

Por si eso no fuera suficiente, también me enteré de que tengo algo llamado síndrome de X frágil, que es una enfermedad hereditaria en la que el cromosoma X es más vulnerable a daños, especialmente de la deficiencia de ácido fólico. En casos extremos, esto puede llevar a severas disfunciones o discapacidades cognitivas, incluyendo autismo. En mi caso, ha resultado en un caso extremo de dislexia y trastorno de déficit de atención e hiperactividad (TDAH), que en este momento de mi vida agradezco, pues me ha ayudado a establecer prioridades y a cumplir mi propósito, ya que creé una comunidad de apoyo. Todo esto fue una batalla real cuando era más joven, pero ahora he aprendido a manejarlo y también funge como un recordatorio de por qué estoy aquí.

Aquí necesito hacer otra inhalación profunda, porque no suelo compartir todas estas cosas. ¿Cómo sobreviví con todos estos problemas de salud? Me parece que una mejor pregunta sería: ¿cómo he podido no sólo sobrevivir, sino *prosperar* con ellos? El otro día que estuve con el hematólogo (tengo que verlo regularmente por mi PTI) me dijo: "¿Sabes?, en realidad estás demasiado sana como para estar aquí. No lo entiendo. Tus análisis son hermosos y sin embargo tienes un desorden genético de sangrado irreversible".

"Genial —le dije—. ¡Entonces ya no tengo que volver!"

"Te veré en cuatro meses —me contestó con una sonrisa—. Pero no lo entiendo."

Esta clase de visita al médico siempre me recuerda que debo ser agradecida. Hoy mis análisis son hermosos y debo agradecer a los alimentos por ello. No he tenido que tomar prednisona desde los 21 años y debo agradecer a los alimentos por ello. Soy madre de dos hermosos y sanos hijos y debo agradecer a los alimentos por ellos. Controlo mi síndrome de distrofia simpática refleja sin medicamentos y debo agradecer a los alimentos por ello. Escribí tres *bestsellers* del *New York Times* a pesar de mi discapacidad para aprender. Tengo una carrera en ascenso. Me siento bien, aquí y ahora. Y debo agradecer a los alimentos por ello.

Creo que no pasé por todo esto sólo para que *yo* pudiera estar sana. Sé que fue para poder ayudarte. Quiero que tú también agradezcas lo bien que te sientes, lo bien que se han resuelto tus problemas de salud y lo mucho que eres capaz de apreciar y vivir tu vida. Quiero que tengas la misma clase de éxitos y triunfos que yo he tenido. Todos tenemos días malos, pero puede haber muchos buenos. Muchos, muchos más.

Afortunadamente para mí —y para ti también—, sé cómo usar la comida para manipular mi propia química corporal para sobrellevar estos retos genéticos, y de cualquier clase. No he logrado cambiar mi composición genética, pero sí he conducido la expresión de mi destino genético. Mis problemas de salud no tienen un efecto en mi vida como el que "deberían", de acuerdo con la medicina moderna. No se los permito. Yo no elijo aceptar que son mi destino. Soy una prueba viviente de que puedo estar sana, y tú también puedes.

No quiero seguir hablando y hablando de esto. Hay suficientes libros en el mundo para decirte qué terrible es todo eso. Yo prefiero tener soluciones. Éste no es un libro en el que nos quejemos del estado de los alimentos en el mundo o de las estadísticas de obesidad o de la prevalencia de las enfermedades cardiacas, ni siquiera de nuestros propios problemas de salud. Ya hay suficientes personas haciendo eso, y no necesitamos otro libro así. Tu tiempo es valioso y preciado para mí, y yo tengo un trabajo que atender, niños que criar y caballos que montar. No tomo tu tiempo ni el mío a la ligera, y especialmente no tomo a la ligera el tiempo que elegimos pasar juntos. Es por ello que este libro no se basa en teorías o estadísticas, o en el miedo de lo que podría pasar. Éste es un libro basado en soluciones alimentarias. Sé que no tengo tiempo para sentarme a pensar qué tan mal está todo para mí. Mi expediente médico es suficiente para espantarme. Si me lo permito, podría morir de preocupación cada vez que pongo algo en mi boca, pero estoy demasiado concentrada en mantener mis niveles de sangre estables *hoy*, puedo hacer el trabajo que necesito hacer *hoy*.

Me rehúso a vivir con miedo. Nuestro tiempo en este planeta es demasiado limitado para eso. Prefiero vivir mi vida con alegría, y la realidad es que estoy enamorada de la comida. La adoro, y tú también lo harás cuando veas lo que la comida puede hacer por ti. Debo decir que estoy agradecida con todos los médicos, científicos y gurús que han venido antes que yo y han clarificado lo que no necesitamos en nuestra vida: los alimentos que nos están matando, nos engordan y nos hacen adictos. Sin embargo, no es práctico enfocarme en eso. Yo necesito respuestas, no más cosas a qué temerles. Este libro es sobre recurrir a los alimentos para obtener resultados reales, y no para eliminarlos por miedo a que sean "malos". Asumo que si estás leyendo este libro este tipo de pensamiento no es práctico para ti tampoco. Las respuestas son prácticas. Las soluciones son prácticas. Los *alimentos* son prácticos, y en mi mundo son la mejor medicina, la más segura y la más increíblemente efectiva. No se deben temer; se deben apreciar.

Esto es lo que quiero hacer por ti: sentarme contigo y descubrir qué te gustaría mejorar de tu salud cuando tu cuerpo te ha fallado. ¿Estás preocupado por un problema crónico de salud? Tal vez tienes indigestión crónica o fatiga constante; tal vez, problemas hormonales, colesterol alto o depresión, o quizá tienes incluso un diagnóstico de prediabetes, diabetes o alguna enfermedad autoinmune. Cada una de estas condiciones de salud es relativa a un tipo específico de disfunción metabólica, a secuencias metabólicas dañadas; por lo tanto, los alimentos y las terapias naturales pueden sentar los cimientos para reconstruir la salud perdida. Los alimentos son la respuesta si quieres darle a tu cuerpo lo que necesita para estar bien otra vez.

Si eres como mis clientes, y me refiero a que eres un ser humano dinámico, viviendo en un mundo biodiverso, con múltiples experiencias positivas y no tan positivas en tu salud (y pienso que lo eres), probablemente necesitas información en más de uno de estos puntos, así que escribí este libro para ti. Vamos a sentarnos juntos y me vas a contar tu historia; te he contado, de manera honesta, la mía y ahora me gustaría saber la tuya. Luego te voy a dar un plan. Empezaré por el principio, lo que todas las personas sanas deberían estar haciendo la mayor parte del tiempo, y luego vamos a ver qué puedes hacer específicamente para atender tus problemas y mejorarlos. También estoy comprometida a crear una comunidad activa en internet, donde puedas acudir por apoyo e información adicional sobre todas las cuestiones que estás tratando, incluyendo cientos de recetas adicionales para las prescripciones nutricionales en este libro. Encuéntranos en www.hayliepomroy.com. Te esperamos.

Nuestro cuerpo es más fuerte y más resiliente de lo que nos imaginamos. En mi cuerpo y en el cuerpo de mis miles de clientes a lo largo de los últimos 20 años he visto cosas que deberían ser imposibles. He visto tragedias que parecían fuera de control y personas destinadas a un declive físico, pero que han revertido y han encontrado un remedio para sus problemas.

Antes de una cátedra, mi esposo siempre dice: "¡Al grano, cariño! No vienen a escucharte hablar. Vienen porque necesitan tu ayuda". Eso mismo pienso de ti. La formalidad de un libro puede entrometerse en nuestra relación y en tu búsqueda por encontrar el camino de vuelta a la salud que necesitas, así que haré lo que siempre hago por todos mis queridos clientes. Te daré lo que tengo y luego lo esculpiremos y moldearemos para personalizarlo hasta terminar las adaptaciones disfuncionales que estén sucediendo en tu cuerpo ahora. Después restauraremos lo perfecto que eres cuando tu cuerpo tiene el apoyo que necesita.

Éste es el poder de la alimentación y del conocimiento sobre lo que los alimentos pueden lograr. Éste es el poder de *Los alimentos del metabolismo acelerado*. Mi propio cuerpo, mis clientes y nuestra comunidad han sido los mejores maestros. No sólo es hora de comer, sino es hora de comer para sanar.

PRIMERA PARTE

Una prescripción revolucionaria

Capítulo 1

A + B = C, la ecuación de la salud

Mi salud es importante, así que aprendo todo lo que puedo sobre nutrición.

LOUISE HAY

¿Cuándo fue la última vez que te comiste un jitomate? Tal vez fue hace una semana, o tal vez fue hoy. Quizá no te gustan los jitomates y no tienes el menor interés en comerlos, pero resulta que la ciencia está interesada en los jitomates. Específicamente, la ciencia está interesada en descomponer el jitomate en todas sus partes, aislando las que parezcan tener un beneficio para la salud humana, y luego probar si es así o no. Es un proceso fascinante, pero ¿se traduce en algo que te ayudará a decidir si incluir un jitomate en tu ensalada o no?

Una de las cosas que la ciencia ha descubierto sobre los jitomates es que contienen un fitonutriente llamado licopeno, el cual les da su color rojo. La ciencia también ha demostrado que el licopeno en particular parece tener beneficios cardioprotectores. Interesante, ¿no? De hecho, recientemente, en un estudio de 2014, publicado en *Advanced Nutrition*, se comparó el consumo de jitomates con el de suplementos de licopeno (licopeno extraído, aislado y encapsulado) para ver cuál tenía un mayor efecto beneficioso en los rangos de enfermedad cardiovascular.[1]¿Y adivina cuál ganó? ¡El jitomate! El estudio concluyó que los jitomates tienen un impacto más positivo en la salud humana que los suplementos.

Esto es muy emocionante, y son buenas noticias. Siempre me ha encantado leer sobre un nuevo estudio que apoya la noción de que los alimentos pueden influir en la salud. Sin embargo, ¿qué tiene que ver contigo esta información? El estudio no te dice qué hacer con los jitomates. Los científicos no van a tu casa y consideran tu vida, y te aconsejan sobre el consumo de jitomates. ¿Se supone que debes acomodar los jitomates sobre tu pecho toda la noche y esperar a que hagan su magia? ¿Se supone que debes comerlos en cada comida durante el resto de tu vida para asegurar que no tengas nunca un ataque cardiaco? ¿O comer ocasionalmente un jitomate es suficiente para beneficiarte? ¿Cuál es la dosis adecuada de jitomates? ¿Y cuáles son los beneficios específicos que tendrás? Y aún más, ¿realmente puedes saber si los jitomates harán alguna diferencia en un individuo único con una bioquímica sin igual?

Lo que sucede en un laboratorio no predice (y no puede por su propia naturaleza) lo que sucederá cuando tú, con tu cuerpo, tu metabolismo y tus circunstancias únicas, comas un jitomate u otro alimento. ¿Acaso eres propenso a tener enfermedad cardiaca? Si lo eres, ¿tu cuerpo es capaz de extraer el licopeno del jitomate y enviarlo adonde necesita ir? ¿Puedes tomar esos elementos cardioprotectores del jitomate de la misma forma en que otra persona cualquiera que encuentres en la calle podría, o no?

Los alimentos pueden hacer cambios profundos en ti, pero debes tener el cuerpo que pueda usarlos adecuadamente para promulgar esa protección y sus compuestos curativos. Debes tener un cuerpo que esté listo para crear salud por medio de la comida. Debes tener un metabolismo que funcione. Puedes entregar una pila de tablas a una construcción, y pueden ser de la mejor calidad, del roble más denso y resistente disponible, pero si los trabajadores no aparecen o no han sido entrenados para construir una casa, esa madera se quedará ahí y se pudrirá. La calidad no importa si la casa no puede construirse. ¿O qué tal si se trata de una cabaña de madera y el único material que se entrega son vigas de acero? Eso tampoco ayudará a construir una cabaña.

Pasa exactamente lo mismo con "el poder de los alimentos". Debes tener un cuerpo que pueda tomar esos materiales y en realidad hacer su magia. La salud es una ecuación, no es tan simple como comer jitomate o tomar una pastilla o salir a caminar, o cualquier otra cosa por sí sola; pero tampoco es tan complicado que no podamos entenderlo.

Entonces, ¿con qué estás luchando ahora? ¿Es poca energía, síndrome premenstrual o síntomas de menopausia, síndrome de intestino irritable, indigestión, colesterol alto o incluso una enfermedad crónica, como diabetes o algún desorden autoinmune? Sin importar lo que sea, probablemente ya sabes que necesitas hacer algo diferente. Tal vez ya viste a un médico o tal vez quieres intentar tener una mejor salud por tu cuenta, pero de cualquier forma, necesitas una prescripción. No estoy hablando de una receta para medicamentos. Estoy hablando de una prescripción alimentaria, una que pueda tener un efecto restaurador mucho más grande y más duradero que cualquier cosa que hayas hecho por ti mismo.

El término que algunos médicos y farmacéuticos utilizan para prescripción es Rx, pero lo que en realidad quiere decir es la palabra en latín *recipere*, que significa "receta". Una prescripción alimentaria es una receta para la salud. Los alimentos que eliges y cuándo los comes pueden cambiar todo sobre tu nivel de energía, tus cambios de ánimo, la forma de tu cuerpo, las cifras en tus análisis, como presión sanguínea y colesterol, e incluso el curso de enfermedades crónicas que puedan ya tener el control de tu sistema.

¿Cómo puede ser tan poderosa la comida? Porque se integra con tu cuerpo para crear salud en una forma muy poderosa. Me gusta explicar esto usando una ecuación tan simple que al principio parece significar menos de lo que en realidad implica:

$$A + B = C$$

Y esto es lo que significa:

A	+	B	=	C
Comer		Metabolismo		Salud
Ejercicio		Secuencias metabólicas		Homeostasis
Medio ambiente		Yo		Armonía

- **A es lo que comes**, cuánto ejercicio haces y el medio ambiente en el que vives, respiras, te mueves y piensas. Tanto comer como hacer ejercicio crean tu ambiente interno, pero A también es tu ambiente externo, influido por todo lo que te rodea, desde tu familia y amigos, hasta tu trabajo, lo que haces en tu tiempo libre, incluso por el clima. A es todo lo que introduces en tu cuerpo, todo lo que haces con tu cuerpo y todo lo que rodea a tu cuerpo.

- **B es tu metabolismo**, o la velocidad en la que conviertes la comida en energía. Incluye también tus secuencias metabólicas, que son los múltiples caminos posibles sobre los que los nutrientes (de lo que comes) viajan. Finalmente, B en la ecuación también te incluye a ti como individuo, a tu composición genética, tu sistema de creencias, tus experiencias de vida. Es cómo funciona tu cuerpo individualmente y lo que está haciendo en cualquier momento. Tus secuencias metabólicas son el resultado de las decisiones bioquímicas en tu cuerpo y lo que hacen. Por ejemplo, tienes una secuencia metabólica que controla lo que tu cuerpo hace con el azúcar. Tienes una que controla lo que tu cuerpo hace con las hormonas. Tienes otra que controla cómo tu cuerpo procesa las toxinas, desde sustancias y medicamentos, hasta la contaminación. Incluso tienes una que traduce tus pensamientos en reacciones físicas y hace que los tejidos secreten hormonas. Todas ellas influyen a B y hacen que seas tú. B es lo que sucede dentro de ti.

- **C es salud.** La salud no siempre significa que estés libre de enfermedad. En cambio, significa que tu cuerpo ha creado homeostasis, o un equilibrio interno. Significa que estás viviendo en armonía con un cuerpo que está naturalmente en un constante estado de adaptación sana, o fluyendo. Es el resultado final de cómo combinas *A* y *B*. Es cómo te sientes ahora mismo y qué tan bien funciona tu cuerpo. Maximizar *C* es lo que todos esperamos y buscamos, y lo que lograremos con la información contenida en este libro.

Esta ecuación, *A + B = C*, te aplica y trabaja para (o en contra de) ti todo el tiempo, desde tu primer día hasta los últimos en este mundo. Lo que la ciencia sabe con certeza, aun cuando este conocimiento no siempre logra filtrarse en el campo de la práctica clínica, es que *lo que comes y haces* (tu ambiente), combinado con *tu metabolismo individual y qué tan bien funcionan tus secuencias metabólicas* (el "yo"), determinan tu estado de salud, la habilidad de tu cuerpo de conservar la homeostasis y tu estado armónico en el tiempo presente.

Aunque estemos hablando de ecuaciones, no pretendo crear una dinámica maestro-estudiante. Estamos juntos en este viaje. Ahora el enfoque está en *tu* autodescubrimiento. Exploraremos juntos lo que esta ecuación significa en tu vida, pues la fórmula contiene la clave para influir en cómo te sientes, cómo te ves, lo que tus análisis indican y qué tan sano estás hoy y en tu progreso. Tu salud depende de dos cosas: *A* y *B*. Lo que le haces a tu cuerpo (comer, hacer ejercicio y el ambiente que creas) y lo que tu cuerpo está haciendo para dirigir todo (metabolismo y secuencias metabólicas) y ser quien es ("yo") crea lo bien que eres capaz de vivir (salud). Tus ambientes interno y externo, combinados con tu constitución individual y la forma en que tu cuerpo dirige todo, son resultado directo de la calidad de tu salud. *A + B = C*.

Cuando comprendas las implicaciones de *A + B = C* entenderás que tienes el poder de cambiar cómo funciona tu cuerpo, cómo se siente, cómo se ve y cómo funciona. Depende de qué problema tengas ahora (fatiga aplastante, problemas hormonales o digestivos, síndrome metabólico o diabetes, o autoinmunidad), pero puedes usar prescripciones de alimentos específicas para cambiar tu ambiente interno y por ende alterar tu metabolismo de forma que atienda el problema (te llene de energía, equilibre tus hormonas, sane tu digestión, equilibre tu glucosa y tu insulina, o incluso calme tu respuesta inmunitaria exagerada). Dado que todos tienen una *B* distinta (metabolismo, secuencias metabólicas, "yo"), ninguna *A* (dieta, ejercicio, ambiente) es correcta para todos, para que puedan crear salud (homeostasis y armonía). No hay dos metabolismos que funcionen exactamente de la misma forma para crear un cuerpo sano, y no hay dos cuerpos iguales. Es por esto que por sí sola la alimentación no crea la salud.

Sin embargo, lo que comes influye profundamente en tu metabolismo, que es por lo que una intervención al metabolismo solamente (como con medicamentos) no puede crear una verdadera salud. Necesitas ambas variables funcionando al unísono. La industria de las dietas no ha aceptado esta fórmula todavía, aunque la salud de muchas personas podría cambiar positivamente. En cambio, te dirán que *A* = *C*. Es decir, comer = salud, o incluso peor, te dirán "come menos y haz más ejercicio", y que ése será el boleto hacia la salud. Promueven el concepto de que una dieta en particular (por lo general una que elimina un grupo alimenticio, como los carbohidratos o la carne, o que reduce las calorías) compondrá el problema de todos. Que por alguna loca razón hacer menos resultará en salud (o por lo menos en pérdida de peso).

Escuchamos un montón de rumores locos sobre la salud. Quizá has escuchado que no hay nada más sano que comer una manzana todos los días. Que si comes chía y cacao crudo y respiras alternando tus fosas nasales puedes curar cualquier enfermedad que hayas tenido. Pueden tener efectos válidos, pero hasta que repares tus secuencias metabólicas usando los alimentos estratégicamente estas estrategias de salud no van a hacer mucho por ti. (Aunque sí debo admitir que el cacao crudo ¡me hace feliz!) ¿De qué sirve la energía en una manzana si no puedes metabolizar el azúcar? ¿De qué sirven los nutrientes de la chía o del cacao crudo si no puedes absorberlos? ¿De qué sirve el poder reductor de estrés de la respiración alterna si tu cuerpo no reconoce la respuesta de la relajación? Arregla las secuencias primero. Luego podrás realmente sacar un beneficio de esa manzana y de los muchos otros "superalimentos" y estrategias que la ciencia dice que pueden influir en tu riesgo de enfermedad cardiaca, cáncer, Alzheimer, envejecimiento avanzado y otras enfermedades crónicas.

Muchos médicos, y sobre todo las compañías farmacéuticas, seguramente ven la fórmula de esta manera: $B = C$. Es decir, el metabolismo, o lo que tu cuerpo hace o no hace, determina tu salud. Tus análisis dicen que tu cuerpo está atascando de colesterol tu sangre y tu lipoproteína de baja densidad (LDL, por sus siglas en inglés) sale alta; esto significa que no estás metabolizando el colesterol, por lo que muchos médicos dirán que para cambiar esas cifras necesitas un medicamento de estatinas. Muchos médicos pueden incluso creer que no tiene nada que ver con lo que comes. Los médicos suelen decir (incluso a mí) que cierto problema de salud no está relacionado de ninguna manera con la dieta, que es un problema relacionado con la genética o la edad. ¿Alguna vez te han dicho (o has creído) que te dará diabetes, que probablemente tendrás enfermedad cardiaca porque hay muchos casos en tu familia, que tendrás una menopausia prematura porque tu madre la tuvo, o que vienes de una larga línea de personas con depresión y por tanto es tu destino? Puedes tener esos genes, pero es la alteración en las secuencias metabólicas lo que estimula su expresión. He tenido debates muy sanos con muchos médicos que me dicen que el problema de algún cliente en particular no tiene nada que ver con la comida. Me sorprenden siempre. Lo que tu metabolismo hace se ve directamente afectado por los alimentos que comes, cuándo y cómo los comes, y en qué combinación de nutrientes. ¿Por qué esto no es obvio para todos? *A* no puede ser igual que C, y B no puede ser igual que C. Necesitas ambos, A y B, para alcanzar la salud. $A + B = C$.

En mi práctica fomento un alto grado de autoestudio. Autodescubrimiento si gustas. Quiero que te quedes absorto con lo que tu metabolismo está haciendo al notar cómo te sientes y reaccionas a los alimentos que comes. No te preocupes. Estás conmigo ahora y *te* exploraremos juntos. Veamos las cosas que haces comúnmente, incluso los pensamientos que tienes, el sueño que tienes o no, y los deseos profundos que tienes de estar sano. Quiero que veamos tu actual A (comer, ambiente, ejercicio) y lo que podemos definir sobre tu B (metabolismo) para que podamos reconocer cómo afectan tu C. Necesito que te vuelvas un poco egocéntrico para tu beneficio; pero no te preocupes, yo estaré junto a ti evaluando tu reflejo en el espejo.

Esto puede ir en contra de lo que piensas que debes hacer y ser. Puede que te sientas egoísta, pero confía en mí, esta clase de autoanálisis es la base de la salud y la clave fundamental para estar ahí para todos los demás. Sólo imagina que estoy sentada en el escritorio frente a ti diciendo: "Bienvenido a mi oficina. Estoy muy contenta de conocerte. Cuéntame de ti. ¿Cómo te sientes? ¿Qué ha cambiado últimamente? ¿Qué te está molestando? ¿Qué está haciendo tu cuerpo? ¿Cómo deseas sentirte? ¿Qué tal está tu química? ¿Cómo son tus evacuaciones, tu libido, tu energía y tu sueño? ¿Cómo está tu sistema inmune? ¿Tu glucosa? ¿Qué estás haciendo a y para tu cuerpo?", y por supuesto: "¿Qué se te antoja? ¿Qué estás comiendo?"

Tus respuestas a estas preguntas son pistas para conocer tu metabolismo y tus secuencias metabólicas, y cómo interactúan con lo que comes. La salud no está contenida en una lista general, unitalla, de alimentos buenos y alimentos malos, o alimentos que añadir o eliminar. La gente no es genérica, unitalla ni copias al carbón de cada uno. Gracias a Dios. (Bostezo.) ¿Qué tan aburrido sería eso? Los alimentos (y todo lo demás que haces) son A, pero para cambiar tu salud, la naturaleza de lo que ocurre cuando comes depende de la acción de tu metabolismo individual.

Entonces ¿quién eres? ¿Cómo te sientes? ¿Qué está haciendo tu metabolismo hoy? ¿Qué te está revelando tu cuerpo sobre tu metabolismo único que pueda darte pistas para saber qué comer? Sólo cuando vemos quién eres, dónde has estado, adónde quieres ir y qué deseas para tu salud —en otras palabras, lo que está haciendo tu metabolismo—, puedes ir al supermercado y saber qué comprar para crear un cambio significativo en tu salud. Sólo entonces puedes saber qué preparar de cenar para obtener energía o equilibrar tus hormonas o hacerte sentir más feliz hoy, o también ayudar a metabolizar el colesterol, equilibrar la glucosa y controlar tu enfermedad autoinmune. La clave real para la salud es ser capaz de empoderar al cuerpo y manipular con un propósito *lo que tu cuerpo único hace con los alimentos específicos que comes.* Cuando puedas hacer eso, de pronto tendrás todo el poder justo ahí, en tu plato.

Comer

Todos tenemos que comer. ¿No sería increíble entonces que esto que debemos hacer todos los días pudiera crear una abundancia de salud? A es sobre comer alimentos, ejercitar tu cuerpo y manipular tu ambiente, pero se controla mucho mejor con tus elecciones alimentarias.

Para causar cualquier clase de cambio metabólico —tomar control de la forma en que tu cuerpo se adapta a su ambiente, reparar las secuencias rotas, acelerar las secuencias perezosas y reabrir las que se han cerrado— debes cambiar lo que estás haciendo. Mi forma favorita para lograrlo es con alimentos o con tu "dieta", que para mí no significa otra cosa más que: "¿Comí hoy?" La pregunta más importante que debes hacerte es: "¿Comí hoy?" Para mí, esta "dieta" no tiene nada que ver con no hacer algo. No tiene nada que ver con privarte de algo.

- ¿Comí hoy para tener más energía?
- ¿Comí hoy para sentirme bien todo el día?
- ¿Comí hoy para equilibrar mis hormonas?
- ¿Comí hoy para tener mejor piel, cabello y uñas?
- ¿Comí hoy para estimular mi libido?
- ¿Comí hoy para recoger el colesterol de mi sangre?
- ¿Comí hoy para bajar mis triglicéridos?
- ¿Comí hoy para sentirme más contento?
- ¿Comí hoy para revertir mi enfermedad autoinmune?
- ¿Comí hoy para resolver mis problemas de glucosa?

Cualquiera que sea tu meta, lo que quieras para tu cuerpo y tu salud, pregúntate: ¿comiste hoy para lograr esa meta? La comida es *esencial para la reparación metabólica*. Para lograr los resultados que quieres, la energía que necesitas, el cuerpo que deseas y la salud que sueñas, no puedes temerle a la comida. No puedes evitar la comida. Debes aceptarla. Debes tener una relación amorosa con la comida por todo lo que puede ofrecerte. Debes preguntarte continuamente: ¿comí hoy? Y juntos vamos a descubrir y definir cómo comer para reparar la adaptación metabólica que está haciendo tu cuerpo y crear una ecuación perfecta para tu salud.

Mi respuesta a tus problemas de salud nunca será: "Debes comer menos". No hay un signo de menos en $A + B = C$. Incluso si la pérdida de peso es tu meta y necesitas perder 50 kilos, comer menos nunca será la respuesta. La comida —no la falta de éste— siempre será la forma de atender el metabolismo que se está adaptando a tu ambiente actual de una forma que no te gusta. Pero debes añadir alimentos a tu metabolismo para obtener un resultado.

Qué, cómo y cuándo comes serán únicos para tus circunstancias y los cambios que intentas evocar. Esto es usar los alimentos como medicina. Comerás alimentos que invoquen las soluciones metabólicas para tus problemas. Pero antes de llegar a *B* y lo que se trata, e incluso antes de darte una sola prescripción alimentaria, lo que quiero que comprendas es que los alimentos deben ser una prioridad. No alimentarte nunca resolverá tu problema.

En mi familia la comida es muy importante. Y lo digo en serio. El otro día una amiga iba a llevar a mis hijos a la escuela, y cuando volví a la cocina justo después de que se fueran vi que el desayuno todavía estaba sobre la mesa. Inmediatamente llamé a mi hijo.

"Regrésate y cómete el desayuno", le dije.

"Pero, mamá, ¡llegaré tarde!", me contestó.

"No me importa."

"¡Si llego tarde me castigarán el sábado!"

"No me importa. Date la vuelta y vuelve aquí, y cómete el desayuno", le dije.

Y eso fue todo.

Una de mis clientas tiene 43 años y múltiples problemas de salud que estamos trabajando. El aumento de peso fue uno de los resultados de que su metabolismo y sus secuencias metabólicas se desequilibraran. Desde que hemos estado trabajando juntas ha perdido 21 kilos y le faltan otros 17. Cuando empezó, siempre estaba pensando en la meta final. Me dijo que nunca olvidará cómo, la primera vez que llegó a mi oficina, se la pasó intentando abordar el tema de cómo llegar a su peso meta y yo no quería hablar de ello. Le dije: "Hablaremos sobre tu peso meta después. Ahora vamos a curarte. Quitemos de la lista de pendientes los problemas de salud como una prioridad, y lo del peso vendrá solo". Recuerda que mencionó: "¿Pero cuál va a ser el peso meta?", y yo sólo le dije: "Negociaremos eso, pero veamos primero qué nos dice tu cuerpo".

Dijo que fue ahí cuando se dio cuenta de que, en realidad, lo que yo estaba intentando hacer por ella no era que perdiera peso, sino crear una relación diferente con la alimentación y finalmente volverse saludable. Me dijo que este concepto era completamente ajeno a ella. Había estado en una modalidad de privación, pero nunca pensó realmente sobre nutrición. No se había dado cuenta del poder que tienen los alimentos.

Otro amigo, que tiene un hijo con algunos problemas de salud (los cuales mantendré en privado) y lucha con su propia salud, dijo que por primera vez pudo sentir la conexión entre cómo se siente y cómo se alimenta. Está tomando medicamentos muy fuertes, pero también revitalizó su dieta para que contuviera casi puros alimentos enteros junto con un régimen de suplementos. Todos los efectos secundarios de sus medicamentos han desaparecido y se siente de maravilla. Fue entonces que se dio cuenta de que su novia compra alimentos basándose estrictamente en el precio. "Come los más horrendos alimentos procesados porque puede comprarlos al tres por uno —dijo—. ¡Yo solía hacer eso! ¡Y ahora jamás podría! No puedo imaginar volver a comer así. ¡Me sentiría terrible!"

Por supuesto, los alimentos no son sólo la respuesta. También pueden ser el problema, y no por su presencia, sino por su ausencia (dietas, ayunos, escasez) y por su calidad. Vivimos en un tiempo y espacio en los que tenemos más comida barata y artificial disponible que nunca antes, y sin embargo solemos temer a la comida, matarnos de hambre u obsesionarnos con ella de formas malsanas, como eliminar grupos enteros de alimentos o espantarnos si comemos algo malo.

Cuando comes comida falsa, comida procesada o de baja calidad, inadvertidamente creas un ambiente interno (A) que obligará a tu cuerpo a adaptarse (B) de formas que pueden no gustarte. Hablaré más sobre esto en el siguiente capítulo, pero por lo pronto sólo diré que los alimentos reales, enteros, son la única clase que recomiendo. Realmente son la única cosa que debería llamarse comida.

Desafortunadamente no son tan fáciles de obtener como las imitaciones, aunque deberían serlo. El otro día estaba en un supermercado y vi un letrero grande sobre una sección muy pequeña en un pasillo. Decía: alimentos sanos. Me detuve y me quedé viéndolo. ¿Soy la única que piensa que es totalmente loco que haya una sección "sana" en un supermercado? ¿Que sólo la mitad de un pasillo contenga alimentos oficialmente catalogados como "sanos"? Si sólo esa mitad del pasillo tiene lo que es sano, ¿qué hay en el resto de la tienda? ¿Qué es lo que esa tienda te está diciendo sobre sus productos? A mí me dice, en grandes letras de molde, que si comes aquí, no estarás sano. Un *marketing* muy extraño, me parece.

En un intento de venderle a la gente que intenta vivir sanamente, que está sufriendo de desórdenes metabólicos, como fatiga, diabetes, autoinmunidad y colesterol alto, los fabricantes de estos alimentos están diciendo concretamente: "Fabricamos dos clases de alimentos. Una es sana". Esperemos que no estén haciendo una publicidad engañosa y que esa clase sea en realidad sana. Si te sirvo comida podrida ¿te la comerías? Si te sirvo comida con gusanos ¿te la comerías? Sin considerar que los gusanos tienen más nutrientes que muchos de los aditivos alimentarios en los supermercados. No en todas las culturas se comen gusanos, y si vinieras a mi hogar y te los sirviera, considero que te ofenderías. Sin embargo, estamos comiendo pesticidas e incluso disolvente de pintura. Estamos alimentando a nuestros hijos con carcinógenos y neurotoxinas, y la mayoría de la gente ni siquiera lo piensa. Muchos no lo saben, o al menos no lo venenosas que son realmente estas sustancias como parte de nuestra dieta.

Estamos comiendo cosas que no son buenas para nosotros, y algunas veces sabiendo que no lo son. Estamos comiendo alimentos que, se ha demostrado una y otra vez, causan enfermedades, como obesidad, diabetes, enfermedad cardiaca y cáncer. La información está ahí. ¿Por qué no la tenemos? ¿Por qué este "alimento" termina en nuestro plato? Francamente, ¿por qué se vende en primer lugar?

Así que volvamos la comida una prioridad. Exploremos las formas estratégicas para hacer que los alimentos reales y deliciosos curen nuestro cuerpo. Si puedes cambiar tu forma de pensar para que los alimentos sanos sean los únicos aceptables para ti y tu familia, entonces has dado un paso gigantesco hacia la dirección correcta. No te preocupes, te mostraré cómo.

También aprenderás que los alimentos pueden hacer mucho más por ti. Los alimentos pueden realizar cambios específicos en tu metabolismo, el cual puede introducir alteraciones exactas en tu salud.

Mis clientes suelen venir a mí con problemas específicos. Quieren arreglar cómo se sienten o cómo se ven, o tratar los resultados de sus análisis porque muestran un problema de salud. Cuando mis clientes me preguntan qué hacer, mi respuesta es siempre $A + B = C$, y siempre empieza con: "Deberías comer…"

Tú: ¿Cómo puedo tener más energía?

Yo: Deberías comer…

Tú: ¿Por qué no puedo hacer ejercicio como antes? Me canso mucho.

Yo: Deberías comer…

Tú: ¿Qué puedo hacer para controlar mi terrible síndrome premenstrual?

Yo: Deberías comer…

Tú: ¿Qué puedo hacer sobre mi colesterol alto?

Yo: Deberías comer…

Tú: Mi médico dijo que soy prediabético. ¿Qué hago?

Yo: Deberías comer…

Tú: ¿Qué pasa con mi hambre constante?

Yo: Deberías comer…

Tú: ¿Hay alguna manera de prevenir la enfermedad crónica que tanta gente en mi familia tiene?

Yo: ¡Sí! Deberías comer…

La gente en mis foros comparte constantemente historias sobre sus problemas de salud y su éxito. Algunas personas tienen poca energía o sólo no se sienten bien, aunque sus médicos no puedan encontrar nada mal. Otros luchan con aumentos de peso fuera de control o cambios en su silueta que no comprenden. A algunos se les diagnosticó algo como diabetes, prediabetes, una enfermedad autoinmune, colesterol alto, presión alta o enfermedad cardiaca. Algunos están deprimidos o tienen ataques de ansiedad. Son individuos muy distintos, pero todos quieren saber lo mismo: ¿Qué debo hacer? ¿Qué debo hacer que sea específico para mí y mis problemas? Deberías estar comiendo para equilibrar la ecuación y que puedas reparar el metabolismo y recobrar tu salud.

Metabolismo

El metabolismo afecta cada aspecto de tu vida, desde tus huesos, tu cabello, tu piel, tus uñas, tendones y ligamentos, hasta tu estado de ánimo, tu función inmunitaria, tu producción de hormonas de estrés, tu metabolismo de colesterol, tu libido, tu memoria y tu respuesta cognitiva. El metabolismo es el proceso amplio de cómo tu cuerpo toma las cosas y las transforma en energía, reconstruyendo y reparando. Tu metabolismo es la forma en que tu cuerpo único se adapta a tu ambiente único. Es lo que tu cuerpo hace con los alimentos que comes. Para que pueda hacer algo, tu cuerpo debe tomar los alimentos y procesarlos, extrayendo lo que necesita y eliminando lo que no. Luego debe usar lo que se extrajo para hacer los trabajos de reparación, reconstrucción y nutrición. Hay muchos mecanismos bioquímicos complejos sobre lo que esto funciona, y sucede dentro de ti todo el tiempo.

La palabra *metabolismo* viene del griego *metabolismos*, la cual significa "cambiar". El propio concepto es dinámico, no estático. Si tu ambiente cambia (como con un cambio de dieta, una exposición tóxica, por estrés en tu vida, porque necesitas levantar algo pesado o correr rápido, si no duermes o incluso por cómo te sientes con los cambios en tu vida), tu metabolismo también cambiará para que puedas adaptarte. El metabolismo es ágil, y eso es bueno para ti, pues significa que puedes aprender cómo manipularlo. Cuando cambias tu metabolismo puedes cambiar potencialmente casi cualquier cosa sobre cómo funciona tu cuerpo. Todo lo que tienes que hacer es escuchar lo que tu cuerpo te está diciendo y luego darle micronutrientes específicos, los que requiera para lograr el trabajo necesario.

El metabolismo trabaja de forma básica para todos, pero también es individual a cada persona. La manera en que el cuerpo reacciona a un alimento no es igual para cada individuo. No puedes decirme que el sándwich que mi pequeña abuela de 90 años y 41 kilos de peso come para cenar hace en su cuerpo lo mismo que haría en el de un fisicoculturista de 25 años y 125 kilos de peso. Mi abuela y nuestro atleta musculoso tienen metabolismos completamente diferentes, y por tanto tienen necesidades nutricionales completamente diferentes también para estar sanos.

Los alimentos que comes y la energía que contienen determinan lo que hace tu metabolismo. Tu cuerpo se fija con qué puede trabajar y luego hace el trabajo. El metabolismo es el mecanismo por el que tu cuerpo realiza sus labores. Conócete y conocerás tu metabolismo; así es como sabrás qué comer. No puedes decirme que alguien con enfermedad cardiaca debe comer de la misma forma que alguien con diabetes, o que alguien con depresión severa debe comer lo mismo que alguien que busca tener un mejor tiempo en su siguiente carrera, o que quiere animar las cosas con su pareja. Puedes ponerle la mejor gasolina a tu auto, pero no funcionará si el motor está descompuesto, o si intentas ponerle combustible de jet a tu Honda. El combustible es lo que comes. El motor es tu metabolismo. El desempeño del auto es tu salud. Incluso un motor en perfectas condiciones puede quedar destruido por el combustible equivocado.

¿Qué son las secuencias metabólicas?

Si el metabolismo es un motor, las secuencias metabólicas son las partes que lo forman, los pistones, el cigüeñal y los pernos. Son el mecanismo con el que funciona el metabolismo, las partes individuales que ayudan a convertir la comida en energía, movimiento y cambio. Las secuencias metabólicas transforman algunas cosas en otras, haciéndolas bioactivas y por ende útiles para el cuerpo. Involucran una serie de reacciones químicas en el cuerpo y su suma total es igual al metabolismo.

Las secuencias metabólicas determinan el ciclo de vida de una hormona o de un nutriente. Influyen en la formación y maduración de las células inmunes o glóbulos. Determinan cómo guardamos o quemamos la glucosa, y si llega al cerebro, a los músculos o a las células grasas. El acto de una secuencia metabólica se determina por las enzimas que se secretan, las hormonas que se secretan, si es que el hígado vuelve bioactiva la hormona, si el receptor recibe a la hormona y millones de otras variables. Cada uno de estos actos depende de los nutrientes y, por ende, está influido por los alimentos que comes y lo que haces metabólicamente con ellos. Cómo te sientes o cuándo comes puede alterar las secuencias metabólicas que los nutrientes que extraes terminan siguiendo.

Los desórdenes metabólicos, como diabetes o colesterol alto, son básicamente rupturas, tangentes o disfunciones en cualquiera de los cientos de secuencias metabólicas (y por cada secuencia metabólica que la ciencia ha podido definir hay probablemente cientos más que no conocemos todavía o que no hemos definido). Esto no es algo que sólo los nutricionistas o los practicantes de medicina alternativa creen. Esto es lo que dicen organizaciones como los Institutos Nacionales de Salud y el Instituto Nacional para Diabetes y Enfermedades Digestivas y Renales de Estados Unidos, los cuales consideran la obesidad y la diabetes "desórdenes metabólicos";[2] al igual que el Instituto Nacional de Corazón, Pulmón y Sangre, el cual lista la obesidad, los triglicéridos altos (un tipo de grasa encontrada en la sangre), los niveles bajos de colesterol "bueno" (lipoproteína de alta densidad —HDL, por sus siglas en inglés), la presión arterial alta y la glucosa alta en ayunas como "factores de riesgo metabólico".[3] La ciencia sabe que el metabolismo está directamente vinculado con la obesidad, que el exceso de grasa corporal cambia el metabolismo y la forma en que reacciona a la comida,[4] y que las sustancias que manipulan el metabolismo,[5] incluyendo las alteraciones en la dieta,[6] afectan directamente el desempeño físico.

Pero todo esto no ocurre aisladamente. El cuerpo es un organismo vivo complejo, y los cambios en el metabolismo disparan una cascada de cambios a lo largo de las secuencias metabólicas, causando un efecto en los niveles de salud, desempeño, estado de ánimo, acumulación de grasa, figura y enfermedades crónicas que tu cuerpo pueda desarrollar eventualmente. Por ejemplo, hay una secuencia metabólica que permite al hígado hacer hormonas bioactivas. Las que no necesitamos —el exceso de hormonas— se convierten en sales biliares. Si tu cuerpo no está convirtiendo el estrógeno en sales biliares, las cuales se liberan entonces al tracto gastrointestinal para descomponer la grasa, tendrás mucho estrógeno en tu cuerpo, lo que puede resultar en bochornos. Si tu cuerpo no está produciendo las suficientes hormonas o los receptores no están recibiendo las hormonas, entonces tu cuerpo puede expandir tus células grasas, las cuales pueden producir su propio estrógeno, causando así un aumento de peso hormonal.

Para hacer que tu cuerpo se bioadapte a un ambiente más sano necesitas separar las secuencias metabólicas específicas que no están trabajando como deberían en tu sistema. Si arreglamos el metabolismo, ¿en realidad podemos eliminar las enfermedades y otros problemas metabólicos? Creo que podemos, pero con la prescripción alimentaria correcta. Es la mejor forma de atender un sistema con tantas partes complejas en movimiento. Todo redunda en $A + B = C$. Todo lo que hago para revertir la disfunción metabólica se basa en esta ecuación, la cual funciona incluso al aplicarse a la increíble diversidad de la adaptación metabólica que se da dentro de ti.

Salud

¿Qué es la salud? Para ti puede ser algo diferente de lo que es para cualquier otro en el mundo. ¿Es estar en forma y libre de enfermedades? ¿La salud es sentirte equilibrado, o tener energía, o llegar a un peso que no te moleste? ¿O es controlar tus condiciones crónicas?

Siempre que un nuevo cliente entra en mi oficina, una de las primeras cosas que hacemos es sentarnos juntos y hacer una lista de deseos de salud. Ésta es una lista de todo lo que el cliente quiere que suceda. Lo primero que usualmente mencionan es que quieren cambiar el número en la báscula y que quieren cambiar la progresión de una enfermedad crónica diagnosticada. Me parece que esas metas son muy pequeñas. ¿Por qué limitarte a un diagnóstico o a un número en una báscula, o a ese síntoma más urgente? Quiero que sueñes en grande. Piensa en todo lo que te gustaría para tu cuerpo, pues ésta puede ser una lista eterna. Puedes marcar las cosas que vayas logrando y siempre puedes añadir más. De hecho, te aconsejo que agregues más mientras aprendas más y te familiarices más con este proceso. Siempre incito a mis clientes a ir más lejos. Abajo hay una muestra de algunos de los puntos que mis clientes han añadido por sí mismos en sus listas de deseos de salud. Marca las que quieras poner en tu lista y luego intenta añadir más que signifiquen algo para ti.

- ○ Quiero más energía.
- ○ Quiero sentirme bien todo el día.
- ○ Quiero deshacerme de mi bajón de energía en la tarde.
- ○ Quiero dormir mejor.
- ○ ¡Quiero querer tener sexo!
- ○ Quiero deshacerme de esta grasa en mis caderas.
- ○ ¡Quiero eliminar la grasa de mi espalda!
- ○ Quiero reducir la celulitis en mis muslos.
- ○ Quiero deshacerme de mi papada.
- ○ Quiero tener mejor piel, más clara.
- ○ Quiero deshacerme de mis arrugas.
- ○ Quiero eliminar el pellejo de mis brazos.
- ○ Quiero dejar de estar estreñido.
- ○ Quiero deshacerme de mi indigestión.

O Quiero bajar mi colesterol.

O Quiero sentirme más feliz.

O Quiero deshacerme de mi ansiedad.

O Quiero revertir mi enfermedad autoinmune.

O Quiero resolver mis problemas de glucosa.

O ¡Ya no quiero tener diabetes!

O _____

O _____

O _____

O _____

O _____

O _____

O _____

O _____

O _____

O _____

Éste es un ejemplo muy pequeño. Tu lista puede ser mucho más detallada, incluir muchos más puntos y ser más larga. Escríbela realmente. ¡Incluye todo! Sueña en grande. Luego reconoce algo muy importante: todo lo que comes influye en la posibilidad de que cada una de las cosas en tu lista de deseos se cumpla o se quede sólo como un sueño. Este libro te guiará hacia esas áreas que más deseas, con soluciones que te ayuden a lograr tus sueños, y en el último capítulo encontrarás un cuestionario para ayudarte a refinar aún más tu enfoque. En mi página web, www.hayliepomroy.com, encontrarás un cuestionario todavía más preciso para ayudarte a decidir qué metas lograrás primero, junto con cientos de recetas adicionales para hacer que tu prescripción nutricional (la cual recibirás mientras trabajas con este libro) sea emocionante y deliciosa. Tengo las herramientas para ayudarte, para guiarte, pero lo que quieres lograr y la elección de reclamar el poder de lograrlo están en tus manos.

Capítulo 2

¿Es enfermedad o adaptación metabólica?

> Dentro de cada uno de nosotros hay dos lobos. Uno es malo. Uno
> es bueno... ¿Cuál gana? El que alimentas.
>
> Adaptado de una leyenda cherokee, fuente desconocida

¿Alguna vez te has parado frente a un espejo y te has preguntado, *quién eres y qué has hecho con mi cuerpo*?

Si no reconoces tu rostro por sus ojeras o las nuevas arrugas o la piel caída, o si no puedes subir tus pantalones más allá de tu estómago o tu cadera, de pronto grandes, o si tu médico te acaba de lanzar esa mirada extraña (o incluso ese diagnóstico), puede que te estés preguntando cómo llegaste hasta aquí. ¿Eres tú realmente? ¿Cómo pasó esto? ¿Éste es tu cuerpo? ¿Lo que ves te hace sentir incómodo?

Si asumimos que podemos considerar que probablemente no fuiste secuestrado por extraterrestres, ¿qué está pasando? ¿Adónde se fue tu energía? ¿Adónde se fue tu cuerpo? ¿Adónde se fue tu salud? ¿Adónde te fuiste *tú*? Muchos de mis clientes me preguntan: "¿Cómo diablos llegué aquí?"

Mi respuesta es siempre la misma, sin importar el problema, sin importar el grado del cambio: llegaste aquí a propósito. Tienes un cuerpo muy listo. Brillante, incluso. Sabe cómo cambiar cuando su ambiente cambia para conservar tu salud tan bien como pueda. Sabe cómo cambiar por la B en $A + B = C$. Tu cuerpo hace lo que debe hacer frente a la adversidad para mantenerte con vida.

Tal vez empezó con fatiga. A duras penas puedes salir de la cama en la mañana, o no puedes mantenerte despierto durante la tarde. Tal vez un día eras tú mismo, sano, en forma y lleno de vitalidad, y luego de pronto fuiste otra persona, ese extraño cansado, pálido, inflamado, con un cuerpo totalmente diferente y con problemas inesperados de salud. Solías querer tener sexo todo el tiempo, y ahora, bueno... ¿no sería mejor sólo dormir? Solías amar el ejercicio, pero ahora simplemente parece mucho esfuerzo. ¿Quién eres? Quizá nunca pensaste ser la persona que dejara de hacer ejercicio. Tal vez tienes bochornos, o tu cabello se está cayendo, o tu digestión reacciona a casi todo lo que comes, o tu colesterol está inundando tus venas, o tu médico te dijo que tienes una enfermedad crónica, o que estás en un riesgo severo de algo como diabetes o enfermedad cardiaca. Tal vez empezó con alergias u ojeras bajo tus ojos, pero ahora tienes artritis o lupus. Tal vez es un dolor crónico, hormonas raras o la glucosa fuera de control, o quizá solamente no puedes dormir bien.

La fatiga extrema, la pérdida del deseo sexual o una baja en tu habilidad para hacer ejercicio quizá no eran parte de tu plan, pero los estás experimentando ahora por una razón. La aparición aparentemente repentina de la grasa abdominal o de la flacidez en tus brazos o de las arrugas o de un crecimiento general de toda tu silueta puede no haber sido tu intención, pero tu cuerpo cambió para salvarte de un destino mucho peor. La enfermedad ciertamente no era una de tus metas en la vida, pero lo que nosotros llamamos enfermedad es en realidad una respuesta calculada a tu ambiente, la cual te mantiene en modalidad de supervivencia. Estás donde estás ahora porque la forma de tu cuerpo y tu estado de salud son reflejos directos del propósito superior de tu cuerpo: sobrevivir.

Ésta es una analogía que utilizo con mis clientes. Para ser económicamente solvente debes recibir más dinero del que sale. Debes ganar más de lo que gastas. Si juntas más de lo que sacas, puedes acumular en tu cuenta de ahorros para tener recursos cuando sean realmente necesarios y no tener que llevar un balance de crédito y pagar intereses sobre ese balance.

Este proceso de ingreso y egreso, ahorro y crédito, es parecido a tu metabolismo. Acumular tu cuenta de ahorros es como crear músculos firmes, huesos densos y resguardos de nutrientes. Cuando tu ingreso es mayor, cuando le das a tu cuerpo todos los nutrientes que necesita para hacer su trabajo, puedes incrementarlo para ayudarte en los malos ratos, como los momentos de mucho estrés o cuando no tengas acceso a suficiente comida de calidad. Cuando tu ingreso se reduce porque te despidieron o te fuiste de vacaciones, puedes funcionar bien, asumiendo que tienes ahorros que utilizar. Pero ¿qué pasa si no vuelves al trabajo durante semanas, meses, años? Te acabarás los ahorros y generarás una deuda en tu tarjeta de crédito, y luego cuando termines tus recursos y tengas que empezar a pagar la deuda, estarás en serios problemas.

Cuando esto sucede fisiológicamente, la forma en que tu cuerpo usa sus ahorros es empezar a tomar los nutrientes de funciones biológicas no esenciales, como el crecimiento del cabello y las uñas. Luego, puede empezar a tomar minerales de tus huesos y proteína de tus músculos. Puede que todavía te veas de maravilla si tienes las uñas y el cabello fuertes y sanos, huesos densos y mucho tejido muscular que utilizar, pero eventualmente se notará.

Y si lo sigues haciendo, empezará a lastimar algo más que tu vanidad. Tu cuerpo acumulará un malestar, una enfermedad. Tal vez no se pueda diagnosticar al principio. Tus huesos se harán más porosos. Perderás masa muscular. Tu química sanguínea se descontrolará. Pero en algún punto, a pesar del mejor esfuerzo de tu cuerpo, te enfermarás. Puede que pienses que tu cuerpo te ha traicionado, pero en realidad está haciendo lo mejor que puede para mantenerte. No tuvo otra opción más que encontrar una medida temporal para aumentar tus recursos.

Tomemos un momento para considerar en qué consiste este malestar crónico de tu cuerpo, lo que una enfermedad crónica es realmente. Puede que ya tengas un diagnóstico, o puede que no, pero la mayoría de mis clientes ya van en esa dirección la primera vez que vienen a verme, y ésta es la razón: su cuerpo ha estado hablando, pero esos clientes no lo escucharon, así que su cuerpos ha luchado sin guía y los ha mantenido con vida a pesar de todo lo que les sucede.

Éste es el núcleo del libro: si tienes una enfermedad crónica, como depresión o un desorden autoinmune o síndrome metabólico o diabetes, tu metabolismo está trabajando tan bien como puede para ayudarte a sobrevivir en condiciones que no son ideales. Si no tienes una enfermedad crónica, tu cuerpo puede estar advirtiéndote que hay una en tu futuro si no haces algunos cambios.

Las enfermedades crónicas pueden comprometer tu calidad de vida. Pueden ser difíciles de curar y llevarse tu identidad. Sin embargo, puedes escapar de este destino, salir del hoyo en el que te encuentras; tu vida puede ser algo mucho mejor, más ligera, libre, saludable y más hermosa de lo que crees ahora. Puedes hacerlo con alimentos. Una prescripción alimentaria te ayudará a restaurar un ambiente más conductual para curarte y que puedas sentirte bien de nuevo.

Un desequilibrio en las secuencias metabólicas está en el centro de todas las enfermedades crónicas. El metabolismo depende de los nutrientes. ¿Adivina qué tiene cero valores nutricionales? Los medicamentos. ¿Adivina qué tiene exactamente los micronutrientes que tu cuerpo necesita para reparar el metabolismo? ¡La comida! En la mayoría de los casos, fuera de la cirugía: *los alimentos son la única forma de reparar una enfermedad crónica.*

Ojalá los medicamentos curaran las enfermedades crónicas

¿Adivina quién está estudiando las secuencias metabólicas más detalladamente que nadie? Las compañías farmacéuticas. Esta industria multimillonaria toma todo el conocimiento que hay y continúa adquiriendo sobre lo que está mal en las secuencias metabólicas; luego utiliza esa valiosa información para crear un secreto de sumario farmacéutico. No consigues una cura o una solución. Obtienes un arreglo temporal para tus síntomas, y eso es todo. La razón de esto es que los dueños de los medicamentos que tapan mejor los síntomas de una enfermedad crónica son los que "ganan".

Pero tú no ganas. Cuando dejas el medicamento, los síntomas regresan porque la enfermedad sigue ahí. La cortisona para los problemas dérmicos; los inhibidores de la ciclooxigenasa 2 y los antiinflamatorios no esteroideos para el dolor; los inhibidores selectivos de la recaptación de serotonina para el estado de ánimo, todos opacan el sonido de tu cuerpo que llama tu atención hacia algo que necesita cambiarse.

Y no te vuelven sano. Para que estés sano necesitamos ir más lejos. Todo mundo está de acuerdo con que las secuencias metabólicas dependen de los nutrientes, pero esos nutrientes vienen sólo de un lugar: los alimentos. Puede haber mucho valor en los medicamentos, no estoy diciendo que no sea así, pero un valor que ningún medicamento tiene es el nutricional.

Es importante que comprendas esto si tienes una enfermedad crónica o estás en riesgo de desarrollar una. Si tu metabolismo ha dado un giro hacia el lado contrario y te estás adaptando metabólicamente en formas que afectan tu energía o tu figura, una enfermedad crónica está probablemente en tu futuro si no cambias algo. Desafortunadamente, la enfermedad crónica es el resultado último para la mayoría de las personas, y también es evitable, así que quiero que comprendas lo que es. Ya sea que esté en tu presente o posiblemente en tu futuro, *conoce a tu enemigo.*

Hay una rúbrica que la comunidad médica utiliza para definir la enfermedad crónica. Veámosla para que podamos estar todos en la misma página cuando hablemos sobre lo que podemos hacer al respecto. Una enfermedad se considera crónica si:

1. **No se cura a sí misma.** Si tienes diabetes o esclerosis múltiple o colesterol alto, no se va a ir de pronto un día sin que hagas algo al respecto.

2. **Empeora con el tiempo.** Si tienes enfermedad cardiaca, por ejemplo, gradualmente se pondrá peor, en lugar de mejorar, si no intervienes. Entre más comprometida esté tu función cardiaca, tu cuerpo es menos capaz de funcionar eficientemente en general, lo que compromete todavía más la función cardiaca. Es un círculo vicioso.

3. **No tiene una sola causa.** ¿Por qué alguien se vuelve obeso, o desarrolla un desorden de ansiedad o síndrome de intestino irritable? No se debe exclusivamente a una sola cosa. No son calorías, o ser sedentario, o un factor de estrés en particular, como un trabajo, o al consumo de jarabe de maíz de alta fructosa, o al ambiente contaminado; todas estas cosas pueden contribuir al asunto.

4. **Crea un perfil complejo de síntomas.** Digamos que sufres de depresión clínica. Sentirte triste no es realmente el único síntoma. También puedes tener poca energía. Puedes tener problemas para dormir o para despertar. Puedes tener periodos de una gran intensidad emocional y periodos sin emociones. Puedes sentirte triste cierta parte del tiempo, o todo el tiempo, o sólo durante ciertas horas. Tal vez te afecta por temporadas, o quizá tu depresión parece errática. Puede que también tengas dolores musculares o articulatorios, o dolores de cabeza crónicos.

Estas cuatro anclas forman la rúbrica sobre la que se diagnostica una enfermedad crónica. Si se considera la naturaleza de esta lista, puedes comprender por qué ninguna pastilla curará una enfermedad crónica. Es común que una persona que sufre de una enfermedad crónica tome entre 10 y 14 pastillas antes de que siquiera busque asistencia médica. Ojalá una pastilla pudiera curar una enfermedad crónica, fuera barata y se comercializara. Los científicos, la comunidad médica e incluso las compañías farmacéuticas están de acuerdo en que esta pastilla mágica no existe, que es por lo que he dedicado mi vida a reparar las secuencias metabólicas que contribuyen a los factores de riesgo metabólicos de una enfermedad crónica.

Por ejemplo, en una declaración de la Asociación Americana del Corazón y del Instituto Nacional de Corazón, Pulmón y Sangre, en Estados Unidos, hay cinco factores de riesgo metabólicos para la enfermedad cardiaca:[7]

1. Una cintura grande, obesidad abdominal o exceso de grasa abdominal.
2. Triglicéridos altos.
3. Bajos niveles de colesterol HDL (lo que llamamos colesterol "bueno" porque ayuda a sacar al colesterol LDL, o "malo", de nuestras arterias).
4. Presión arterial alta.
5. Niveles altos de glucosa en ayunas.

Estos síntomas cubren un campo muy amplio. El Instituto Nacional de Corazón, Pulmón y Sangre explica también que un medicamento *no alivia estos factores de riesgo*. Ninguno de ellos. Los medicamentos pueden reducir tu colesterol o tu presión sanguínea mientras los tomas, pero tan pronto como los dejes volverán a subir. Los medicamentos pueden corregir tu glucosa en ayunas o tus triglicéridos altos, pero tan pronto como los dejas también vuelven a subir. El factor de riesgo todavía está ahí, incluso si no se muestra en un análisis de laboratorio.

No has modificado la razón de que los lípidos sanguíneos estén flotando en la sangre. No has cambiado la razón de que tu presión arterial esté alta. Si tomas un medicamento para la depresión o la ansiedad, no curará o revertirá la enfermedad. Si tomas un medicamento para indigestión crónica, tampoco curará o revertirá esta enfermedad. Si un medicamento hiciera todo esto, entonces podrías dejar de tomarlo y estarías bien. Pero no es así.

¿Sabes qué tan efectivo tiene que ser un medicamento para recibir una aprobación oficial? Debe tener una eficacia de 33%. Eso significa que sólo debe funcionar una tercera parte del tiempo. Hasta donde yo sé, ése es un porcentaje reprobatorio en todas partes, menos en beisbol. Algunas veces los medicamentos son absolutamente necesarios; si los necesitas, deberías tomarlos por el tiempo que los requieras. Los medicamentos pueden ser considerablemente efectivos para matar y pelear contra bacterias, lo que era todo un avance en la medicina hace algunas generaciones. También son buenos para aliviar el dolor en situaciones de traumas agudos, como un hueso roto. Sin embargo, tratar una enfermedad crónica es un problema totalmente diferente, y es sólo que la medicina moderna no es muy buena para ello. Los medicamentos que funcionan tan bien para problemas agudos simplemente no funcionan bien para problemas crónicos, además de que, como dije antes, no los curan.

¿Y la comida? Los alimentos son un cuento totalmente distinto. Recuerda que tu cuerpo se está adaptando constantemente a su ambiente interno. Puedes provocar cambios reales con la comida porque los alimentos aportan los micronutrientes de los cuales dependen las secuencias metabólicas para funcionar correctamente. Sin alimentos morirías. Con ellos puedes entregar micronutrientes estratégicos y precisos para provocar un cambio. Los alimentos te permiten sobrevivir, pero si los usas como medicina puedes estar mejor que nunca.

Los alimentos también pueden ayudar a que los medicamentos funcionen mejor. Si alguna vez tomaste un medicamento por una crisis, quiero asegurarme de que seas parte de ese 33% de gente para la que sí funciona. La mejor forma de hacerlo es tener el cuerpo más sano posible y que tomes la menor cantidad de medicamentos diariamente. Quiero que tu cuerpo esté tan limpio que el medicamento que necesitas pueda funcionar de la forma más potente.

¿Sabías que las interacciones entre múltiples medicamentos son una de las causas principales de que alguno no sea efectivo, y que más de la mitad de la población general toma alguna clase de fármaco en la actualidad? En Estados Unidos, por ejemplo, entre las personas que pueden tener seguro social, 90% toma ¡cinco o más medicamentos! ¿Y adivina cuál es el que más se prescribe actualmente en Estados Unidos? Les llaman medicamentos PANIC, para el dolor, la ansiedad, la náusea, la inflamación y el estreñimiento.

Cada uno de estos trastornos, incluyendo el dolor, puede mejorar con el uso enfocado de alimentos, pero ésta no es una prescripción que vayas a recibir de tu médico. Aunque sí es la que obtendrás de mí. Menciona otra prescripción en el mundo además de los alimentos que no sea invasiva, que sea barata y que en realidad pueda revertir el proceso de enfermedad. No hay un medicamento en el mercado que pueda hacer lo que la comida, y lo que ha hecho durante siglos. Por ejemplo, he visto a los alimentos revertir problemas digestivos como el reflujo gástrico, no sólo suprimirlos. Los he visto revertir la diabetes, no sólo manipular la insulina temporalmente, como hacen los medicamentos. He visto a los alimentos regresar los niveles de colesterol y lípidos a un estado normal, no sólo mitigar el colesterol en la sangre temporalmente, como hacen los medicamentos también.

En mi propio cuerpo los alimentos se volvieron mi medicamento preferido después de vivir con 60 miligramos diarios de un esteroide muy poderoso llamado prednisona; después de tratar y reaccionar (a veces violentamente) a la naltrexona, el metotrexato, la gabapentina, el imurán, la dexametasona y muchos otros medicamentos de ese tipo mientras los médicos intentaban aliviar los síntomas que atentaban contra mi vida. Cierto, esos medicamentos provocaron algunos cambios. Uno de esos cambios fue anafilaxis. Pero nada revirtió mi condición y mantuvo mi salud de la forma en que los alimentos lo hicieron y continúan haciéndolo en mi vida, cada día.

No soy el único ejemplo, por supuesto. Me viene a la mente una paciente, cuyo médico le recetó un medicamento para la diabetes, llamado exenatida, el cual se utiliza a veces para controlar el apetito. Dado que es importante controlar el antojo de azúcar desde una perspectiva de diabetes, los médicos suelen acompañar este medicamento con otro para la diabetes, llamado metformina. En ella en particular, la exenatida aniquilaba su apetito de tal manera que pasaba largos periodos sin comer. Pero el ayuno puede causar que se eleve la glucosa. Hay un examen que mide qué tan bien cooperan en el cuerpo la glucosa y la insulina para equilibrarse, comparando los niveles de glucosa durante dos o tres meses, llamado hemoglobina A1C. He visto a algunos clientes cuyas cifras se elevaban peligrosamente cuando pasaban largos periodos sin comer, así que al monitorearla, vi sus cifras subir y subir y subir.

"Necesitas hablar con tu médico —le dije—. No creo que la exenatida y la metformina sean la mezcla correcta para ti." Cuando habló con su médico, sin embargo, éste le contestó: "No. Me gusta mucho cómo funciona este medicamento con la metformina".

Éste es el caso de un médico aplicando medicamentos estándar a un paciente individual. En muchas personas esta combinación de medicamentos funciona bien. En ella, sin embargo, era un desastre. Necesitaba hacer algo al respecto, así que fui con ella al médico y le llevé los análisis. Le mostré al médico su glucosa en ayunas antes de la exenatida, y con una pluma roja señalé la fecha de inicio del medicamento y cómo la glucosa durante el ayuno se había elevado significativamente. "Parece tener la reacción opuesta a lo que normalmente se ve con la exenatida", dije.

Él era un muy buen médico y nos escuchó. Sabe mucho. "Vaya —dijo—, nunca había visto esto en mi práctica. Quitemos la exenatida y veamos qué pasa." Lo dejó y, claro, sus niveles de glucosa en ayunas y de otros análisis que muestran la estabilidad de la glucosa en la sangre y la insulina mejoraron. También recobró su apetito lo suficiente para recordar comer su desayuno regularmente y, en mi opinión, eso es lo que realmente hizo la diferencia.

Adaptación metabólica:
una respuesta de estrés para evitar la enfermedad

Demos un paso atrás y veamos cómo empieza todo esto en tu cuerpo. La adaptación metabólica es la forma en que tus secuencias metabólicas se adaptan a tu ambiente actual. Las secuencias de la adaptación metabólica son reactivas, responsivas, directas y prescriptivas. Le dirán a tu cuerpo cosas como:

> *Oye, hígado, estamos quemando demasiada energía. Absorbe más azúcar, ¡vamos a necesitar esa energía más tarde!*
>
> *Oigan, huesos, nos están golpeando mucho aquí. ¡Remodelen para hacerse más fuertes!*
>
> *Digestión, detente un rato. Las cosas se están poniendo un poco peligrosas y necesitamos conservar recursos.*
>
> *Células grasas, son buenas para generar estrógeno y necesitamos un poco más. Hagan más estrógeno, ¿no?*

En concreto, la adaptación metabólica ocurre por estrés. Cada agente estresante, ya sea físico (un maratón, comida en exceso, una enfermedad) o mental (un examen importante, un problema con tu pareja, presión en el trabajo), y ya sea que el estrés se sienta negativo (un virus, un divorcio, falta de descanso) o positivo (una graduación, un nuevo amor, una boda), cambia el ambiente interno del cuerpo. Eso crea una razón para que tu metabolismo se adapte. Tu cuerpo está reaccionando constantemente al estrés y adaptándose metabólicamente para ello.

El estrés tiene una mala reputación, pero quiero enfatizar que el estrés no es necesariamente algo malo.[8] Hay estrés al cerrar una puerta, pues mantiene a la lluvia y a los ladrones afuera. Hay estrés en nuestros músculos durante el ejercicio para poder crear tejidos musculares sanos. Hay estrés en nuestro corazón para aumentar la salud cardiovascular. Hay estrés en nuestro sistema digestivo cuando comemos alimentos, para que podamos excretar las enzimas correctas para la digestión. Sin embargo, el estrés también puede ir demasiado lejos.

En un estudio reciente sobre la adaptación metabólica, ratas que experimentaron una lesión aguda mostraban cambios físicos dramáticos entre seis y 24 horas después de la lesión, incluyendo una reducción rápida en el tamaño del timo, el bazo, las glándulas linfáticas y el hígado; experimentaron una desaparición de tejido graso, pérdida de tonicidad muscular, una baja de temperatura corporal y erosiones en el tracto gastrointestinal, sólo por nombrar algunos cambios que se observaron.[9] Entonces, una lesión aguda afecta al cuerpo dramáticamente, pero menos estrés también tiene un efecto menos obvio, aunque acumulativo a largo plazo, en el cuerpo y en el metabolismo.

Ahora vayamos al banco: imagina que alguien quiere que le prestes 50 pesos. Si tú tienes 5 000 pesos en el banco, un préstamo de 50 no es gran cosa. ¿Pero qué tal si sólo tuvieras 100 pesos? De pronto, ese préstamo de 50 es bastante estresante. Veamos el estrés de una forma un poco diferente, como una parte natural de la vida y algo que podemos usar en lugar de evitar a toda costa. En lugar de darle un juicio de valor, vamos a redefinirlo; pero primero consideremos cómo lo percibe tu cuerpo.

El estrés modifica las demandas hacia tu cuerpo. Por ejemplo, si no has comido en 10 horas, estás a punto de comer de nuevo después de sólo 30 minutos, no has dormido muy bien o estás teniendo un pensamiento negativo mientras llevas la comida a tu boca (como "no debería estar comiendo esto" o "espero que nadie me vea comer esto"), cada uno de esos aspectos del ambiente determina qué enzimas se secretan y qué sucederá como consecuencia de esos alimentos en ese ambiente en particular, a tu hígado, a tu vesícula biliar, a tu páncreas, a tus células grasas y hasta para tu química cerebral. Incluso las células nerviosas en tu dedo chiquito del pie estarán afectadas de alguna forma por la experiencia que tiene todo tu cuerpo en cualquier momento.

Tal vez tu cuerpo está diciendo: "Oh, Dios, me estoy muriendo de hambre y no he comido lasaña en mil años. Esto me hará sentir mucho mejor y además mi vecino fue muy amable al traerla, sabiendo que no me he sentido bien últimamente". Eso creará un ambiente interno y una respuesta muy distintos a los alimentos, que si tu cuerpo estuviera diciendo: "Estoy triste, solo, deprimido, me voy a sentir fatal para siempre. No importa lo que me meta a la boca porque nada va a cambiar nunca". Si te comes esa misma lasaña con estos sentimientos, la respuesta bioquímica será diferente y afectará la forma en que tus secuencias metabólicas usan o guardan la grasa y cómo descomponen los nutrientes en esa lasaña para volverlos biodisponibles (o no).

El modo en que comes también puede afectar la manera en que tu cuerpo maneja el estrés. Una forma dramática en que esto sucede es cambiar la composición de tu flora bacteriana. Lo que comes puede cambiarla en unas horas, y esta composición puede tener un impacto directo en tu estado de ánimo,[10] o incluso en tus preferencias alimentarias,[11] haciendo que se te antoje algo azucarado o salado, carne o verduras, o tengas hambre continuamente o nada de apetito.

El estrés también lleva a la inflamación, y las hormonas de estrés, como el cortisol y la adrenalina, pueden causar inflamación de los tejidos como una medida preventiva contra una lesión, sólo que en la ausencia de una lesión, la inflamación misma puede volverse perjudicial. Esto puede llevar a problemas para absorber y utilizar el colesterol —lo que entonces puede causar enfermedad cardiaca—, así como altos niveles de glucosa, lo que puede degenerar en una condición prediabética o incluso diabetes como tal. Cada uno de estos trastornos es simplemente la intención de tu cuerpo de manejar un ambiente cambiante, la cadena de eventos potencialmente cataclísmica que surge inicialmente del estrés.

Después de todo este caos (que puedes estar sintiendo o no de una forma obvia, mientras tu cuerpo sigue murmurándote), la forma de tu cuerpo empieza a adaptarse también al guardar grasa para emergencias en toda clase de lugares raros, por lo general, los lugares donde menos quieres que cuelgue la grasa. También empezarás a sentirte peor, con poca energía, con un desempeño comprometido, ya sea en el trabajo, con tu pareja o en el gimnasio. Esto puede llevar a elecciones alimentarias pobres, chaparreras, celulitis y grasa abdominal, más ansiedad o depresión, e incluso un diagnóstico de enfermedad crónica. Lleva a una decisión de permanecer en el sillón porque simplemente no te sientes lo suficientemente bien para salir a caminar. Lleva a una baja autoestima, a darte por vencido, al fatalismo. "No puedo evitarlo, está en mis genes." "Es el medicamento." "Es mi destino estar enfermo y gordo."

Nada de esto sucede de una forma lineal, ni siquiera la expresión genética. Cada sistema influye en todos los otros síntomas, así que las interacciones suceden en ciclos tridimensionales continuos sin un principio ni un fin concretos. Y sin embargo, tú tienes el control sobre todo esto desde el principio, incluso si no sabes dónde empezó.

La adaptación es algo sorprendente, y la cascada de adaptaciones metabólicas que suceden dentro de tu cuerpo en respuesta al estrés puede ser relativamente directa o estar más allá de tu comprensión. Por ejemplo, tal vez se te ha estado olvidando tomar suficiente agua y ahora estás estreñido. Puede que no te hayas dado cuenta de que ésa es la razón de que estés estreñido, pero tu cuerpo se adaptó a una condición de deshidratación al retener tanto como pueda todo lo que contenga líquidos. La cascada también puede ser más complicada. Tal vez dejaste de comer granos y fruta porque escuchaste que eso te ayudará a perder peso. La falta de estos alimentos en tu dieta puede causarte la deficiencia de una enzima que normalmente estimula tu tiroides, y ahora tu tiroides se ha vuelto inactiva, provocando que se te caiga el cabello. No tienes idea de que una decisión en tu dieta provocó tu pérdida de cabello porque no viste los cambios bioquímicos que ocurrieron como resultado del cambio en tu ambiente interno.

Para comprender dónde empieza la respuesta del estrés, la responsable de mucha adaptación metabólica, veamos tus glándulas suprarrenales más de cerca.

La adaptación metabólica
y tus glándulas suprarrenales

Sería reduccionista pensar que sólo hay una parte del cuerpo enteramente responsable por toda la adaptación metabólica. Cada parte del cuerpo está conectada e interactúa con las demás. Sin embargo, mucha de la responsabilidad de la adaptación metabólica recae en las glándulas suprarrenales.[12] Las suprarrenales son una parte importante del sistema interno de manejo de estrés en tu cuerpo. Cuando tu cerebro detecta una situación estresante (positiva o negativa), envía un mensaje a tus suprarrenales, las cuales entran en acción enviando mensajes químicos por todo el cuerpo y diciéndole qué hacer. Estos mensajes se envían en cadena, como un juego funcional de teléfono descompuesto, causando cambio tras cambio por toda una vasta red de adaptaciones metabólicas.

Las suprarrenales no son las únicas que están enviando estos mensajes; ellas trabajan con todas las otras glándulas endocrinas, especialmente la pituitaria y el hipotálamo, los cuales son interdependientes en la forma como orquestan la respuesta al estrés.[13] Sin embargo, las suprarrenales hacen mucho para regular la respuesta corporal al estrés, por lo que tienen un efecto enorme en cómo te adaptas a un ambiente cambiante.

Tus glándulas suprarrenales regulan los niveles de glucógeno, influyen en los niveles de glucosa e insulina. Influyen en el metabolismo de carbohidratos y colesterol. Regulan la presión sanguínea. Regulan la función hormonal, la cual afecta casi todo lo referente a tu metabolismo, incluyendo cómo y dónde guardas grasa. A través de estas secuencias, las suprarrenales pueden influir mucho en cómo te sientes y qué tan sano estás. Son responsables de la fluidez en la habilidad de tu cuerpo para adaptarse sanamente o no a las circunstancias cambiantes, proceso que debe ser fluido para que podamos sobrevivir.

Si tus suprarrenales no están nutridas, pueden interferir con la habilidad de tu cuerpo para interactuar físicamente con la comida, es decir, la digestión. Si no estás digiriendo tu comida, entonces no estás proveyendo los nutrientes necesarios para la producción de serotonina (que se produce más en tu tracto gastrointestinal), y eso puede tener un impacto en tu estado de ánimo, manifiesto en trastornos emocionales, como depresión, ansiedad y niebla mental. Esto puede provocar todavía más estrés que interfiera con el sistema inmune de varias formas complejas, sobrecargándolo, provocando una enfermedad autoinmune.

Sin embargo, si aprendes cómo leer las señales de tu cuerpo y qué comer en respuesta a ellas, puedes prevenir la mayoría de las disfunciones. Las preguntas que deberías hacerte y hacerle a tu cuerpo cada día son: ¿a qué te estás adaptando?, y ¿cómo puedo ayudar? Éste no es un buen momento para ser reduccionista. ¿Tu cuerpo se está adaptando a un nivel alto de estrés? ¿A mucho o demasiado movimiento? ¿A mucha azúcar o mucha grasa? ¿Dónde está el desequilibrio? Tu cuerpo siempre te está hablando y tratando de decirte dónde se está descomponiendo. Intenta crear algo parecido al equilibrio o la homeostasis constantemente frente a un ambiente interno y externo que cambia todo el tiempo.

La mejor razón para poner atención a cómo tu cuerpo se está adaptando a tu ambiente actual no es necesariamente para verte mejor. Que tu cadera se haga más grande o tu cintura se ensanche o tus brazos se cuelguen son señales de advertencia. Ignorarlas es ignorar las etapas iniciales de una enfermedad crónica.

Recientemente tuve una clienta que esperó seis meses para verme por mi larga lista de espera. Cuando finalmente llegó su turno, entró en mi oficina con un puñado de medicamentos, los soltó encima de mi escritorio y dijo: "Ya, no más. Tomé mi última dosis de este medicamento ayer. Ahora es tu turno. Mi amiga Caroline vino a verte y ya dejó todos sus medicamentos, y yo quiero lo que hiciste con ella".

"No, no, no —le dije—. No funciona así. Caroline y yo hemos pasado dos años y medio trabajando para llevarla hasta aquí. Si intentaras manejar de California a Florida, dieras una vuelta equivocada y terminaras en alguna parte en medio de Wyoming, te faltarían muchos kilómetros que recorrer. Pero eso no significa que te darías por vencida con el auto y decidirías caminar a Florida."

Así que ¿dónde estás ahora? ¿Estás listo para empezar a comunicarte con tu cuerpo de una nueva forma? ¿Estás listo para empezar a comer? Comer no es discutible, pero ahora vamos a volverlo un acto estratégico, realmente dirigiendo su poder y su potencial.

Hay cosas que no puedes cambiar, como los químicos en el aire o el agua, o tu genética, pero no tienes por qué ser un prisionero de un ambiente contaminado o de tu composición genética. Lo que sí puedes cambiar es tu *ambiente interno*, y eso puede contrarrestar las influencias que no puedes cambiar, incluyendo la forma en que tu cuerpo procesa y elimina esa contaminación, así como la forma en que tu cuerpo expresa o no esos genes. Y tienes una oportunidad de cambiar tu ambiente interno *cada vez que comes*. Los alimentos que eliges alterarán específicamente tus secuencias metabólicas, ayudándote a determinar cuáles se nutren y cuáles no, qué secuencias se encienden y cuáles se apagan, cuáles se bloquean y cuáles se liberan. Tienes un poder increíble sobre tu metabolismo sólo por elegir qué alimentos comes. Puedes *comer a placer* de una forma que sea mucho más poderosa que cualquier medicamento; todo lo que tienes que hacer es saber qué alimentos elegir. Y yo te lo mostraré.

Te estás adaptando en este momento al aire que respiras, al agua que bebes, a las cosas que suceden en tu vida, a tus pensamientos y sentimientos más recientes, a tu estrés y especialmente a lo que comiste la última vez. ¿Comiste en orden, para adaptarte mejor, para optimizar? ¿Comiste para sobrevivir, para mejorar? Es momento de pensar en ti mismo y enfocarte en ti y reconocer cuáles son tus problemas actuales de salud, pues lo que es correcto para todos puede no serlo para ti.

Si no puedes comprender cómo llegaste hasta donde estás, no te preocupes. Podemos encontrar la forma de volver al camino principal comiendo. Incluso si no sabemos dónde diste la primera vuelta equivocada, podemos hacer que retomes la dirección que querías: hacia la energía que solías tener y el desempeño que solías disfrutar, hacia el cuerpo que deseas, hacia un cuerpo más fuerte, una salud mayor, hacia el vigor y hacia los logros y el optimismo sobre tu futuro. Necesitas una prescripción alimentaria, pero la única forma en que puedo guiarte adecuadamente es si te comprometes y pones atención a lo que tu cuerpo te está diciendo. Es tiempo de empezar a escuchar. Tu cuerpo se está adaptando a su ambiente de la mejor forma que puede. Es hora de poner algo de propósito en tu plato.

Si quieres cambiar lo que tu cuerpo está haciendo, puedes lograrlo con comida. Si quieres cambiar cómo está trabajando tu metabolismo, puedes lograrlo con comida. Si quieres reparar secuencias metabólicas específicas, puedes lograrlo con comida. Ya sea que tu problema sea grande o pequeño, ya sea que te concierne porque no te gusta lo que ves en el espejo o porque realmente no puedes levantarte de la cama, la comida hará la diferencia. Tengo una vida entera de relación con la comida y quiero que tú también la tengas. Los alimentos pueden salvar tu vida, incluso años antes de que te des cuenta de que necesitabas salvarla. Los alimentos son la respuesta, pero vas a necesitar más que una manzana al día.

Capítulo 3

¿Qué te dice tu cuerpo?

Si no cambias de dirección, puede que llegues hacia donde te diriges.

Lao Tse

Ahora es momento de intimar un poco más. (¿Ponemos alguna canción de Barry White?) ¿Qué nos está tratando de decir tu cuerpo? ¿Cómo podemos responderle mejor? ¿Qué pasa contigo y qué vamos a hacer al respecto? ¿Cómo te sientes? ¿Cómo estás? ¿Estás lidiando con un estrés aplastante? ¿Estás fatigado y exhausto? ¿Te sientes triste muy seguido? ¿Te enojas fácilmente? ¿Te sientes apesadumbrado y sin inspiración? ¿Estás inflamado, tienes gases o estás estreñido? ¿Tu colesterol está alto o tu glucosa está fuera de control? ¿Ya comenzó un proceso de enfermedad en tu cuerpo, y cómo podemos revertirlo? Si podemos entender por qué el cuerpo está usando la disfunción para sobrevivir, podemos usar los alimentos para reparar la mala adaptación y redirigir el cuerpo hacia una adaptación, de forma que obtengamos los resultados que queremos en el cuerpo y en la salud. Podemos usar los alimentos para pasar de sobrevivir a mejorar.

Tu cuerpo se comunica contigo todo el tiempo. Ya sea a través de uñas quebradizas o hambres repentinas, inflamación, insomnio o crisis emocionales, se está comunicando. Algunas veces el estilo de comunicación es funcional. Por ejemplo, cuando tu cuerpo te da pequeñas señales de que es hora de evacuar, puedes excusarte con la gente y encargarte de ello. Otras veces, es disfuncional. Por ejemplo, la incontinencia ocasionada por una disfunción hormonal puede ser una forma estresante en que el cuerpo comunica que algo está mal. Toda comunicación es importante para mí, ya sea que tu cuerpo murmure, hable o grite. Es importante y nos da las pistas adecuadas para repararte.

Cuando te interesas por ti mismo, tu cuerpo, tus síntomas y cómo te sientes y vives, obtienes información valiosa que te ayudará a determinar qué hacer. De hecho, cada cosa que te sucede en este momento, desde tus patrones de sueño hasta tu nivel de energía, desde tus problemas de peso hasta tus preferencias alimentarias, desde tus filosofías de salud hasta tus evacuaciones, significa algo. Todo. Y quiero que las exploremos todas. Quiero ayudarte a crear un diálogo íntimo entre lo que tu cuerpo te está diciendo y tú, para que podamos determinar lo que necesitas. Algunas veces los clientes llegan a mi oficina y sienten que ya fue demasiada información, pues créeme, les hago muchas preguntas. No, les digo, unamos los puntos y vamos a darte una prescripción alimentaria que pueda reparar las disfunciones. No hay nada que tu cuerpo esté diciendo que no sea importante. Tú eres demasiado importante.

Quiero forjar una conexión entre lo que sabes sobre ti mismo y lo que la ciencia sabe sobre tu desorden de salud. Quiero unirlos, y los alimentos como medicina son el conector. La prescripción correcta puede reparar, restaurar y reequilibrar tu salud.

Tu metabolismo es el motor y los alimentos son tu combustible. ¿Qué tan bien funciona tu motor? Mírate. Siéntete. Escucha lo que tu cuerpo te está diciendo. No busques respuestas o soluciones todavía. Eso puede obstruir la comunicación interna. Sólo sé curioso y escucha.

La siguiente lista de preguntas se asemeja al cuestionario en mi clínica. Es un cuestionario de autoevaluación que les doy a mis clientes para ayudarlos a empezar a escucharse y ponderar lo que sucede. No busques respuestas ahora, ésas vendrán después. Éste es el principio de una conversación que quiero que empieces a tener con tu cuerpo. Yo no procedo con mis clientes hasta que no responden estas preguntas. Al final de la lista encontrarás algunos espacios en blanco. Quiero que añadas al menos 10 cosas más que creas que tu cuerpo quiere comunicarte. Recuerda, en mi clínica *todo* está a discusión. Puede ser algo tan pequeño como una lonja o tan grande como una enfermedad cardiaca.

Cuestionario de autoevaluación

	Sí	No	A veces	Detalles
¿Está baja tu energía?				
¿Tu fuerza física está limitada?				
¿Te gusta tu estructura física?				
¿Tienes que arrastrarte para salir de la cama en la mañana? ¿Te levantas sintiendo que te desvelaste toda la noche?				
¿Tienes ganas de tomar una siesta todas las tardes?				
¿Te es difícil adaptarte al estrés que tienes?				
¿Tienes problemas para quedarte o permanecer dormido?				
¿No encuentras tu deseo sexual por ningún lado?				
¿Tienes problemas para recuperarte después de comer de más o tomar alcohol? ¿Tus crudas (incluyendo las que sientas por comer mucha azúcar) son más pesadas que nunca?				
¿No logras tener la respuesta que necesitas de tu cuerpo?				

	Sí	No	A veces	Detalles
¿Pesas más de lo que crees que deberías?				
¿Tu cuerpo está depositando tejido graso donde antes no lo había hecho?				
¿Tu cuerpo ha cambiado tanto que ya no reconoces su forma?				
¿Tienes brazos flácidos?				
¿Te cuelga la piel del rostro o el cuello?				
¿Tienes problemas digestivos, como gases, inflamación, estreñimiento, ardor, indigestión o síndrome de intestino irritable?				
¿Tus periodos menstruales son irregulares?				
¿Tienes bochornos o niebla mental?				
¿Tienes depresión, ansiedad o cambios de ánimo repentinos?				
¿Tienes problemas para enfocarte, concentrarte, recordar u otra cuestión cognitiva?				
¿Tienes alguna enfermedad autoinmune, o hay desórdenes autoinmunes en tu familia?				
¿Tienes el colesterol alto, los triglicéridos altos, o bajo hdl?				
¿Tienes la presión arterial alta?				
¿Tienes inflamación sistémica?				
¿Tienes la glucosa elevada, eres resistente a la insulina, o tienes diabetes?				
¿Se te ha diagnosticado algún desorden o enfermedad?				

Otros problemas que has notado	Detalles
1	
2	
3	
4	
5	
6	
7	
8	
9	
10	
11	
12	
13	

Estas respuestas son evidencia de las conversaciones que tu cuerpo tiene contigo. Algo está mal con tu metabolismo y eso significa que tu cuerpo se está adaptando metabólicamente a un ambiente que no es correcto para él. Tal vez tu cuerpo está murmurando, hablando o incluso gritando para llamar tu atención. Tu cuerpo actúa heroicamente para adaptarse, y podemos y debemos estar agradecidos. Cuando escuchamos y dejamos de ver estas cosas como quejas, sino como peticiones para repararlo, podemos diseñar entonces un plan que cumpla con tus necesidades metabólicas únicas. Mi meta es darte las herramientas para poder decir: "Te escucho y estoy listo para alimentar tus necesidades metabólicas".

Falta de comunicación: cuando no estás escuchando o no comprendes enteramente el mensaje

Mucho antes de que manifiestes una enfermedad, tu cuerpo te ha estado hablando. Te ha hablado durante años. Te ha hablado desde el día en que naciste. Cada vez que tu ambiente cambia, tu cuerpo se adapta y te lo hace saber. Se adapta a los alimentos que comes, al aire que respiras, a las toxinas a las que te expones, a los nutrientes que le das, a las cosas que haces y a los pensamientos que tienes. Si tu cuerpo no tuviera esta valiosa habilidad, estaría en grandes problemas cada vez que comieras una dona o salieras en un día frío de invierno, o tuvieras que huir de una amenaza o inhalaras contaminación.

Cuando comes azúcar, por ejemplo, tu cuerpo se adapta metabólicamente al cambio en el ambiente interno al liberar insulina para ayudar a mover el azúcar hacia los lugares correctos, hacia tu cerebro, tus músculos, tu hígado o tus células grasas. Si sales en un día muy frío, tu cuerpo sabe constreñir tus vasos sanguíneos para conservar el calor. Si de pronto estás frente a una amenaza, tu cuerpo envía combustible a tus músculos para que puedas moverte más rápido y dilata tus pupilas para una mejor visión. Cuando inhalas aire contaminado, el sistema de desintoxicación natural de tu cuerpo se encarga de expeler esas toxinas o de guardarlas donde no puedan lastimarte.

Uno de los ejemplos más básicos de adaptación metabólica es lo que sucede cuando comes: tu cuerpo responde al producir un conjunto particular de enzimas para digerir los alimentos que decidiste comer. Incluso antes de que pruebes la comida, cuando la hueles o la preparas, tu cuerpo recibe las señales: ¿Qué vamos a comer hoy? ¿Qué necesitamos hacer para prepararnos para esos alimentos? Ésta es una forma de adaptación metabólica. Si tu cuerpo siente la ingesta de azúcar, carne, pan o grasa, ya sea por el olfato o el gusto, o incluso por la propia idea de esos alimentos que ya sabes que comerás, detonará una reacción química en cadena para que puedas digerir mejor lo que vendrá y tomar la mejor ventaja posible de esos nutrientes. Todas son adaptaciones metabólicas que tienen sentido y obviamente tienen un resultado positivo.

LO QUE LA CIENCIA DICE QUE ES CIERTO

Muchos de mis clientes me dicen que no pueden perder peso o evitar enfermedades crónicas porque está en sus genes. Enfocarse en la genética puede ser un acercamiento reduccionista. Todos tenemos nuestras tendencias genéticas, pero están muy lejos de ser nuestro destino. Esta creencia simplista sobre la genética es tan errónea como cuando la gente creía que la tierra era plana. ¡Olvídate de esa historia! La ciencia nos muestra que la expresión genética se determina metabólicamente.

Las investigaciones han demostrado que muchos genes pueden encenderse o apagarse a partir del ambiente, y eso incluye las elecciones de estilo de vida, como alimentación, estrés y exposición a toxinas y virus. Para usar sólo un ejemplo, puedes tener una propensión genética a la enfermedad cardiaca, pero si modificas tu ambiente de forma que nunca enciendas esos genes, puedes evitarla. (Las investigaciones muestran ahora que incluso un gen encendido puede apagarse de nuevo.) Si vienes de una familia con problemas de sobrepeso, de colesterol o de depresión, son síntomas de que algo no tiene sustento en esos individuos, no de que algo es inalterable en la familia. Si estudias realmente la ciencia, aprenderás que la genética es mutable.

Tienes la habilidad de adaptarte. Está en tu propio ADN. Más específicamente, los alimentos que comes determinan qué secuencia metabólica eliges todos los días. Los alimentos pueden hacer que los genes se expresen, ya sea de forma buena o mala. Los alimentos pueden llevar a que los genes permanezcan dormidos; también algo bueno o malo. La ciencia de este fenómeno se llama *epigenética*.

La noción de que los genes guían nuestro destino es, de hecho, una clase especial de peligro en la medicina porque hace que los clientes sean apáticos sobre el cambio. Tengo clientes de 35 años de edad que llegan a mi oficina tomando medicamentos para el colesterol, quienes me cuentan que sus padres murieron de ataques cardiacos a los 54 años. Sus médicos les dijeron que están genéticamente predispuestos a tener el colesterol alto y que los medicamentos de estatinas son su salvación. No sabes cuántas veces he usado la alimentación con esa clase de clientes para quitarles las estatinas. La comida puede ser muy poderosa.

La adaptación metabólica también puede provocar cosas que no quieres, pero no es culpa de tu cuerpo. Tu cuerpo sólo te está manteniendo con vida. Si tu cabello se cae, la calidad de tu piel es mala, no tienes energía, desarrollaste grasa en la espalda o el abdomen, si estás deprimido, te dijeron que eres prediabético, tienes la presión arterial alta, el colesterol alto o una enfermedad autoinmune, puedes sentir que tu cuerpo te ha traicionado. Sin embargo, todas estas cosas *son exactamente las que están salvando tu vida*. Cuando tu cuerpo no tiene los nutrientes para darle mantenimiento al cuerpo entero, sabe que debe sacrificar las cosas menos importantes primero. Sabe que la apariencia de tu cabello y tu piel es menos importante que el funcionamiento de tu corazón y tu hígado, así que manda sus recursos limitados adonde se necesitan más. Éstos son algunos ejemplos:

- Si tu cuerpo no tiene los recursos para fortificar el sueño profundo y reparador, sabe que debe conservar energía, así que te da menos para cosas como el ejercicio.
- Si no le estás dando los nutrientes adecuados para absorber el azúcar adecuadamente o para equilibrar la sal en tu sangre, o si tu bioquímica no está apoyando al metabolismo de colesterol, tu cuerpo entra en crisis. Te da diabetes o se te suben la presión o el colesterol porque tu cuerpo está trabajando de la mejor forma que puede para manejar esos desequilibrios sin matarte inmediatamente.
- Si tu sobrecarga tóxica es excesiva para que tu cuerpo pueda manejarla, llenará tus células grasas con esas toxinas para protegerte, o puede que incluso desarrolles una respuesta inmunitaria excesiva para intentar pelear contra esos invasores, y eso puede llevarte a padecer una enfermedad autoinmune. Estas toxinas pueden aumentar con el tiempo hasta convertirse en una exposición crónica, o pueden ser esporádicas, como una sola exposición química fuerte o una infección.

No es culpa de tu cuerpo si no tiene todo lo que necesita para crear una salud ejemplar. Algunas veces la poca energía, la acumulación de grasa e incluso las enfermedades crónicas son la única opción que tiene tu cuerpo. Tienes diabetes para que no te mueras. Los picos de glucosa pueden matarte en muy poco tiempo, así que tu cuerpo se encarga de tus niveles de montaña rusa al adaptarse de forma que te mate eventualmente, pero no *de inmediato*. Tienes enfermedad cardiaca porque tu cuerpo te está protegiendo. Tu cuerpo se encarga de las rupturas y el daño en tus paredes arteriales al parcharlas con plaquetas e intentar calmar la inflamación. Puede que mueras de enfermedad cardiaca eventualmente, pero no te matará tan rápido como una aneurisma o una septicemia. Tienes un desorden autoinmune porque ésa es la mejor forma en que tu cuerpo puede lidiar con el estrés de manejar sustancias extrañas en lugares donde no se supone que deben estar. Sí, puedes morir eventualmente de una enfermedad autoinmune, pero no te matará tan rápido como un cuerpo extraño, que lo haría inmediatamente.

Algunas personas dicen que su cuerpo se confunde, por ejemplo, tomando su propio tejido por un invasor, pero yo no creo que el cuerpo se confunda. La autoinmunidad, la enfermedad cardiaca y la diabetes se dan como adaptaciones metabólicas en el cuerpo, y empiezan mucho antes de que necesites inyecciones de insulina o un *bypass* triple, o de que tu cuerpo empiece a atacar tu tiroides, tus articulaciones o tu tejido neuronal. Éstas son adaptaciones metabólicas diseñadas para la supervivencia. Tu cuerpo es inteligente. Nunca lo olvides. Así que empieza a escucharlo. Esto es importante y puede hacer una gran diferencia en qué tanto mejores.

Los mensajes de tu cuerpo

Éstos son algunos de los mensajes que tal vez puedas escuchar ahora.

Cuando tu cuerpo murmura

Al principio, tu cuerpo murmura. Te envía mensajes sutiles de que no todo funciona bien, de que no está obteniendo todo lo que necesita (como ciertos nutrientes) o que está obteniendo mucho de algo que no necesita. Aquí es donde experimentas señales sutiles de disfunción, como problemas digestivos o de eliminación (como estreñimiento), y una baja de energía. Cuando tu cuerpo murmura, puedes notar que no todo va tan bien como podría, pero puede que no se te ocurra buscar ayuda médica. Las adaptaciones metabólicas que son sólo murmullos suelen ser cosas que la gente cree que debe soportar: fatiga, problemas de sueño, aumento de peso, irritabilidad, tristeza o baja energía. En el peor de los casos, serían un comentario aislado en una consulta: "Por cierto, doctor, he estado muy cansado", o "No estoy seguro de por qué subí siete kilos este año". Esto es algo que yo llamo la fase "por supuesto": "¡Por supuesto que estás cansado! ¡Trabajas muy duro!", "¡Por supuesto que subiste de peso! Acabas de cumplir 40", "Por supuesto que te cuelga la piel. Te asoleaste mucho", "Por supuesto que tienes bochornos, es perimenopausia", "Por supuesto, estás irritable o triste, es síndrome premenstrual. Les pasa a todas las mujeres".

El problema es que no les pasa a todos, y ninguno de estos "murmullos" es algo que deberías aceptar o sufrir en silencio. Son mensajes de que algo anda mal, y te los manda el que puede arreglar todo... si lo escuchas.

Aunque el metabolismo es complejo y puede murmurarte de muchas formas, éstas son las dos situaciones más comunes que veo cuando el cuerpo empieza a señalar un problema:

- **Síndrome de intestino irritable, indigestión y otras disfunciones gastrointestinales.** Cuando la inflamación y una flora intestinal desequilibrada empiezan a interferir con la operación de tu tracto gastrointestinal y la asimilación de nutrientes de tus alimentos, el resultado suele ser síndrome de intestino irritable e indigestión. Esto se manifiesta en síntomas como gases, inflamación, estreñimiento, diarrea, reflujo y acidez. Partículas grandes de alimentos están penetrando probablemente en lo profundo del tracto gastrointestinal porque no se descomponen adecuadamente, y esto crea una reacción alimentaria, como si fuera materia extraña. El cuerpo no ha podido tener acceso a los micronutrientes de esta comida sin digerir, inhibiendo la funcionalidad de otras secuencias metabólicas. Finalmente, los receptores de la función inmunitaria y la modulación de la química cerebral adecuadas se comprometen, sentando el escenario para desórdenes depresivos y autoinmunes.

- La disfunción gastrointestinal suele ser la raíz de muchos otros desórdenes porque si no puedes digerir los nutrientes de tus alimentos, puedes interrumpir muchas secuencias metabólicas que controlan la regulación de hormonas, glucosa, insulina y el metabolismo de lípidos. Nuestra meta es hacer que el sistema digestivo se mueva otra vez y también repoblar la flora bacteriana que promueve la salud, en lugar de las molestias digestivas. De esta forma, tu síndrome de intestino irritable y tus síntomas de indigestión no sólo podrán desaparecer por ahora, sino quedar resueltos permanentemente, y puedes empezar a utilizar todos los nutrientes que necesitas de los alimentos que comes.

- **Fatiga, poca energía y agotamiento.** Cuando experimentas fatiga, poca energía o agotamiento, son varias las razones que pueden estar detrás. Una de ellas es que el cuerpo no tiene acceso a los nutrientes disponibles, ya sea porque se redujo su absorción (habilidad de tomar y utilizar los nutrientes) o porque se redujo la habilidad de transformar los nutrientes en energía en las células. Otra razón es que los resultados del metabolismo celular no se entregan como energía. En otras palabras, las cosas se pueden descomponer a lo largo de las secuencias metabólicas para el metabolismo de energía, y cuando esto sucede, empiezas a sentirte diferente. Te cansas más rápido. El ejercicio parece más difícil. Tu deseo sexual se desvanece. También puedes notar cabello más delgado y seco, la piel y las uñas secas porque tu cuerpo necesita energía para crearlas y sacará energía de las funciones que determine menos importantes para tu supervivencia. Tu desempeño atlético también puede declinar; si no estás produciendo suficiente energía, no vas a poder correr esos cinco kilómetros como cuando sí estás creando una cantidad suficiente. En otras palabras, tu cuerpo se está adaptando a menos recursos al conservar energía de cualquier forma que pueda. Esto significa que tienes menos energía para todas las cosas que quieres hacer, desde tener sexo y hacer ejercicio, hasta sólo pasar un día sin quedarte dormido todo el tiempo. Necesitamos alimentar las cuatro secuencias del metabolismo de energía en el cuerpo (las explicaré en el capítulo 6, sobre energía) para que puedas tener tanta energía como necesites.

Las adaptaciones metabólicas tempranas pueden parecer inofensivas o más relativas a la conveniencia (puedes hacer más si tienes más energía) o a la vanidad (te verás mejor si no tienes ese abdomen inflamado), que a la salud, pero cuando se les permite seguir sin control, pueden resultar eventualmente en una disfunción de tus sistemas. Esto hace que ya no metabolicen adecuadamente el colesterol, regulen la presión sanguínea, equilibren las hormonas o manejen las fluctuaciones constantes de glucosa y de insulina. Cuando eso suceda, no sólo estarás descontento con cómo te sientes o te ves en el espejo, estarás enfermo. Así que, vamos a controlar esto ya.

Cuando tu cuerpo habla

Si no escuchas, entonces tu cuerpo tendrá que empezar a levantar la voz. No tendrá que ser muy fuerte todavía, pero sí empezará a hablarte en formas que puedas realmente escuchar: desequilibrios hormonales que provoquen síntomas incómodos, como síndrome premenstrual o niebla mental, bochornos, baja libido, falta de sueño y otros síntomas de perimenopausia (para los hombres, es baja testosterona), así como sus síntomas anexos, como poco deseo sexual y poca energía. Puede que desarrolles erupciones en la piel, alergias alimentarias o ambientales, ojeras bajo tus ojos, cambios de ánimo, como depresión o ansiedad, o altos niveles de colesterol, triglicéridos e inflamación. Cuando tu cuerpo habla, tu médico también puede sugerir algún medicamento, especialmente si tus síntomas interfieren con tu vida. Tu médico no está necesariamente *preocupado* en este punto sobre los síntomas hormonales normales, los cambios en el estado de ánimo o en los análisis de lípidos ligeramente altos; de hecho, el médico puede estar contento de poder ofrecerte una solución simple: remplazo hormonal (como anticonceptivos) tal vez, o antidepresivos o estatinas. Si el problema no parece severo, puede ser una situación del tipo "no pasa nada; sólo tómate este medicamento para sentirte más cómodo". En nuestro clima médico actual, hasta que manifiestas una enfermedad real, diagnosticable, estás "bien".

El problema es que, una vez que empiezas a acallar la voz de tu cuerpo con medicamentos, ya no podrás escuchar sus mensajes. Le pondrás una mordaza a esa voz, lo cual prácticamente garantiza que no harás nada para cambiar tu curso, y eso puede llevarte a más disfunción, más cerca de la enfermedad.

Cuando el cuerpo empieza a hablar por sí mismo, puede suceder de muchas formas, pero éstas son las tres adaptaciones metabólicas que más veo en mis clientes cuando el ambiente de su cuerpo cambió y el cuerpo se está adaptando metabólicamente de una forma más persistente:

- **Síndrome premenstrual, perimenopausia, menopausia y andropausia.** Cuando tus hormonas se desequilibran, es señal de que tu cuerpo está hablando con más fuerza. Esto significa que las glándulas que crean y regulan la liberación y absorción hormonal no están lo suficientemente nutridas y están perdiendo su funcionalidad. Éste es un problema serio porque las hormonas influyen en casi todos los procesos de tu cuerpo. Son los jugadores metabólicos estrella. Desde el principio, cuando sólo empiezan a cambiar, notarás cambios pequeños, como síndrome premenstrual peor, perimenopausia y lo que se conoce como "andropausia", término para los desequilibrios hormonales (como baja testosterona) que los hombres experimentan frecuentemente. Además, tus células grasas pueden empezar a crear hormonas compensatorias a partir del colesterol, lo que puede interferir en tu equilibrio hormonal, así como en el balance de lípidos. Otro efecto subsecuente es que la habilidad del cuerpo de producir vitamina D suele comprometerse. Para tratar el desequilibrio hormonal con alimentación, queremos nutrir las glándulas endocrinas que producen hormonas y también limpiar los receptores hormonales para que puedan usar realmente las hormonas que nuestro cuerpo produce.

- **Mal metabolismo del colesterol.** El colesterol tiene mala reputación, pero en realidad es una sustancia extremadamente valiosa y beneficiosa de tu cuerpo, particularmente para tu cerebro. Si pierdes la habilidad de metabolizarlo eficientemente por falta de apoyo a las secuencias metabólicas del metabolismo de colesterol —y particularmente poca nutrición al hígado, que metaboliza el colesterol—, este oro líquido puede empezar a acumularse en tu sangre (pues no tiene otro lugar adonde ir). Esto puede tener como resultado un "colesterol alto", el cual tu médico te dirá que es un factor de riesgo serio para la enfermedad cardiaca. Pero el problema no está en que comiste colesterol; el problema es que no lo estás metabolizando. En lugar de metabolizarlo en hormonas que estimulen la producción de hormonas de estado de ánimo, energía y sexuales; la estabilización de glucosa; la función inmunitaria; la regulación de la presión sanguínea, y el desarrollo estructural del cuerpo y su reparación, el colesterol empieza a quedarse en la sangre, especialmente la clase "mala" (LDL), asociado más con un aumento en el riesgo de enfermedad cardiaca. El colesterol "bueno" (HDL), más asociado con una disminución del riesgo de enfermedad cardiaca, empieza a mermar. Esto crea inflamación, la cual inhibe la asimilación de la hormona sexual y aumenta la acumulación de células grasas. También puedes notar una reducción en tu memoria y cognición. La producción de sales biliares se compromete, reduciendo la capacidad del cuerpo de descomponer las grasas y el colesterol, creando una deficiencia de hormonas y vitamina D, lo que tiene un efecto en la química cerebral. Esto da una señal al cuerpo para bajar el metabolismo de colesterol todavía más. Lo que queremos hacer para el cuerpo en esta situación es nutrir la vesícula biliar para producir sales biliares y limpiar las secuencias del metabolismo de colesterol, ¡para que tu cuerpo pueda usar ese oro líquido!

- **Cambios en el estado de ánimo y problemas cognitivos.** Cuando experimentas cambios de ánimo problemáticos, como depresión o ansiedad, o dificultades cognitivas, como niebla mental, problemas de atención o hiperactividad, puedes estar seguro de que hay un daño en la habilidad de tu cuerpo para convertir sustancias bioactivas y transportar hormonas a los receptores correctos de tu sistema nervioso central. En el caso de una causa bioquímica, mucho de esto sucede en el tracto gastrointestinal, donde se produce la mayoría de tu serotonina y donde tienes una concentración de células neurales que se comunican con el cerebro, por lo que el alimento correcto es particularmente útil para corregir el desequilibrio. La ansiedad y la depresión suelen ir de la mano y a veces traslaparse porque, cuando dejamos de crear, transportar, absorber y convertir los neurotransmisores bioactivos, como la serotonina y la dopamina, el cuerpo empieza a querer equilibrarse a sí mismo. Recuerda, el trabajo número uno del cuerpo es sobrevivir a su ambiente actual. La serotonina puede ser el neurotransmisor óptimo, contribuyendo en las habilidades para despertar, estar de buen ánimo, tener un buen razonamiento cognitivo e incluso en la habilidad para sentir alegría. Pero si la serotonina se merma por un desequilibrio en el microbioma o por deficiencias de nutrientes o una predisposición genética, el cuerpo producirá hormonas suprarrenales para mantener funcionando los mecanismos cerebrales, a pesar de que sea de forma disfuncional. El cuerpo suele hacer esto al secretar cosas como epinefrina, norepinefrina y dopamina, las cuales pueden llevar a una interrupción de la cognición y el estado de ánimo. Pienso en esos momentos cuando sientes mucha hambre pero no tienes nada saludable que comer en el refrigerador. Sientes que tienes que comer, pero tu única elección es la comida chatarra porque es lo que tienes. Éste es tu cerebro sobreviviendo sin suficiente serotonina o con receptores de neurotransmisores bloqueados, o cualquiera que sea la disfunción. Sigue como puede con los bioquímicos que encuentra y utiliza. La vida sigue y tú haces lo que puedes, así como tu cuerpo. Por ejemplo, un químico como el cortisol, también llamado hormona del estrés, puede ser algo muy poderoso. Te hace sentir bien, te hace sentir feliz, te despierta, dilata tus vasos sanguíneos y aumenta el flujo de sangre al cerebro y el corazón. Está elevado cuando despiertas en la mañana y debe estar bajo cuando te vayas a dormir. Ayuda a contribuir al ritmo circadiano de forma que pueda mantenerte equilibrado y sintiéndote bien. Cuando todo trabaja adecuadamente, tienes un estado de ánimo y una salud óptimos.

Pero si, para continuar con el ejemplo, el sol cae y tu cuerpo no ha terminado todo su trabajo del día (reparar, construir, gastar energía), el cuerpo puede excretar hormonas de crisis: ¡No estoy listo para irme a dormir! Ésta es la razón de que la gente suela experimentar ansiedad en la tarde o tenga palpitaciones cardiacas o sensaciones de ansiedad antes de acostarse. El cuerpo puede estar diciendo: "¡Oh, no, me estoy quedando dormido y todavía tengo toxicidad que no podré manejar! No sé qué hacer con ella excepto guardarla como grasa, si no, puede lastimarme". Entonces nos levantamos sintiéndonos fatigados y letárgicos.

Cuando los receptores de neurotransmisores están bloqueados, podemos sentirnos abrumados, deprimidos, confundidos o distraídos. Hay un tiempo para estar somnoliento y desmotivado, pero no es en la mañana; ¡debería ser en la noche! Hay tiempo para tener una explosión de energía, incluso "hormonas de preocupación", pero no cuando duermes. Debe ser en el clímax de tu actividad diurna. Arregla las hormonas, restaura el ritmo circadiano por medio de hábitos regulares y buen sueño, y repara los mecanismos para el metabolismo de hormonas, y notarás que tu estado de ánimo se empieza a estabilizar y tus habilidades cognitivas mejoran.

Cuando tu cuerpo grita

Finalmente, cuando tu cuerpo está completamente frustrado contigo, empezará a gritar. Los gritos son estados de enfermedad, condiciones que pueden diagnosticarte porque no las escuchaste antes. Estoy hablando de enfermedades autoinmunes, como esclerosis múltiple, artritis reumatoide y lupus, y estados prediabéticos, como síndrome metabólico, el cual eventualmente puede llevarte a la diabetes. Aquí es donde la cirugía y la hospitalización son comunes. Los diabéticos tienen úlceras y algunas veces necesitan que les quiten dedos del pie. La gente puede hospitalizarse por una gran variedad de emergencias de salud como resultado de enfermedades autoinmunes. Los medicamentos, como inyecciones de insulina e inmunosupresores, entran en juego, y tienen efectos secundarios todavía más severos que los primeros medicamentos. En nuestro clima médico actual, entre más fuerte se escuche la voz del cuerpo, más fuerte será el medicamento. ¿Por qué no mejor decir: "Oye, espera un minuto, algo está mal, qué me estás gritando"?

Ésta también es la etapa en la que te conviertes en una "persona enferma". Ésta es la etapa en la que tu enfermedad empieza a definirte. Se vuelve tu identidad. Eres un diabético. Eres el "paciente con esclerosis múltiple" o el "paciente con lupus" de tu médico. Tienes enfermedad cardiaca. Se te etiqueta y puede ser muy difícil para ti (y para tu pobre cuerpo) librarte de esa etiqueta, no sólo por cómo te denomina la comunidad médica, sino por cómo te denominas a ti mismo y cómo te sientes respecto a quién eres, además del miedo cotidiano que la acompaña.

El problema es que no eres "un diabético" o "el paciente con esclerosis múltiple". No eres una enfermedad. Eres *tú*. Eres una persona y esto es sólo algo que te está sucediendo, temporalmente, en esta etapa de tu vida. El cuerpo está en un flujo constante. Hay millones de diagnósticos, pero sólo son etiquetas. Diagnosticar a alguien nunca ha curado nada. Lo que es importante es el mensaje detrás del diagnóstico. Tu cuerpo está en un estado más desesperado que cuando te estaba murmurando, pero todavía te está pidiendo cosas. Todavía está intentando decirte lo que necesita. Y todavía hay tiempo para escuchar. Mientras estés vivo, nunca es demasiado tarde para escuchar.

- **Problemas autoinmunes.** Existen muchas enfermedades autoinmunes, desde esclerosis múltiples, hasta lupus, enfermedad celiaca, tiroiditis de Hashimoto o artritis reumatoide (y muchas más), pero todas tienen algo en común: el sistema inmune ha reaccionado de más y se ha vuelto contra sí mismo, atacando el tejido sano del cuerpo con un "fuego amistoso" mientras intenta combatir infecciones latentes, a veces leves, o cargas crónicas de toxicidad. Esto interrumpe las secuencias metabólicas que regulan las hormonas y los neurotransmisores que afectan la piel y los órganos sensoriales, creando una amplia gama de síntomas y reacciones multisensoriales en el cuerpo. Puedes sufrir de erupciones o dolores de articulaciones, pérdida de movilidad o modulación de la glucosa, resistencia a carbohidratos o un desequilibrio en el bazo, la médula ósea o en la distribución de minerales. Esto continúa enviando mensajes contradictorios al sistema inmune. Las hormonas de huida de las glándulas suprarrenales también pueden desequilibrarse, creando un nuevo estado normal al que tu cuerpo se adapta o aprende a vivir con esta disfunción crónica. El intestino permeable también puede estar involucrado: la inflamación y el daño a las paredes intestinales pueden dar como resultado que se escapen partículas de proteína hacia el torrente sanguíneo y disparen el sistema inmune. Tu cuerpo se está adaptando metabólicamente a la presencia de amenazas inmunitarias y cree que estas amenazas son extremas e inminentes. Reparar la digestión es crucial al tratar la autoinmunidad con alimentos, así como la eliminación cuidadosa de cualquier sustancia alimentaria reactiva que pueda estar contribuyendo a la inflamación del intestino y la reacción del sistema inmune mientras el cuerpo vuelve a aprender cómo utilizar adecuadamente su sistema inmune. Puede parecer que tu cuerpo no piensa en nada más que destruir sus propias células, pero escúchame con atención: tu cuerpo lo está haciendo para sobrevivir.

- **Prediabetes, síndrome metabólico y diabetes tipo 2.** La prediabetes, el síndrome metabólico y la diabetes tipo 2 son trastornos importantes por involucrar la glucosa y la insulina. Se cree comúnmente que se presentan a consecuencia de comer demasiada azúcar, sin embargo, no es así. Te da diabetes porque tu cuerpo pierde la habilidad de metabolizar el azúcar. Cuando no usas el azúcar como energía, se queda en tu torrente sanguíneo. Cuando tienes demasiada glucosa, tu páncreas responde enviando más insulina. Esto dispara las suprarrenales para producir hormonas de estrés y crisis, las cuales a su vez disminuyen la formación de energía. Para intentar crear más energía, el cuerpo empieza a tomar los azúcares de los tejidos blandos, del corazón y del hígado, añadiendo más estrés al proceso de metabolismo de colesterol, modulación del estado de ánimo y defensa contra infecciones. (Considera cómo todos los problemas de salud en este libro se vinculan y contribuyen sus propias secuencias disfuncionales a este proceso en particular.) Todo esto puede resultar en una condición prediabética y eventualmente en diabetes, una condición seria y a veces fatal que requiere un tratamiento médico delicado. El truco aquí no es eliminar todos los azúcares naturales y los carbohidratos, sino reforzar todos los sistemas que manejan el metabolismo de azúcar para poder mantener la glucosa y la insulina estables y funcionales.

Curar de arriba abajo

Aunque estas adaptaciones metabólicas no ocurren necesariamente en este orden en todas las personas, hay una teoría de curación tradicional (homotoxicología, el estudio de cómo el cuerpo procesa las toxinas y la nutrición) que dice que el cuerpo tiende a curarse de arriba abajo, de adentro hacia afuera y del último síntoma hasta el más viejo. Asimismo, los sanadores tradicionales dicen que toma alrededor de un mes por cada año que el desequilibrio ha estado ahí para que la terapia de alimentos funcione. Lo he comprobado en mi práctica. Por ejemplo, tengo un cliente que había lidiado con estreñimiento crónico toda su vida, alrededor de 40 años. A pesar de que esto era su cuerpo "murmurando", fue un murmullo insistente y a largo plazo que necesitó sus buenos 40 meses para calmarse hasta que el estreñimiento crónico se revirtió. Habíamos logrado que el intestino se moviera fácilmente utilizando alimentos, pero tomó mucho más reparar la disfunción subyacente en el tracto gastrointestinal que detonaba el estreñimiento.

Es un proceso lento, pero seguro. En contraste, alguien que sólo acaba de notar una baja de energía durante las últimas semanas puede corregir este problema subyacente mucho más rápido con terapia de alimentos. Si has tenido diabetes durante seis años, puede que te sientas mejor una semana después de tu prescripción alimentaria, pero tomará alrededor de seis meses revertir la condición actual de diabetes utilizando alimentos.

Cuando el cuerpo murmura, puede repararse rápidamente si lo escuchas. Tal vez tu cuerpo te ha estado murmurando con fatiga y poca energía, pero nunca ha tenido la necesidad de gritar, o tal vez no tenías la energía para gritar, tal vez tu murmullo es más bien un quejido. Puede ser fácil malinterpretar la intención del cuerpo al sobreestimar la seriedad o el potencial destructor de sus mensajes, especialmente de los más leves, porque sí, muchas veces, la rueda que hace ruido es la que se engrasa.

Cuando el cuerpo habla, también puede ser algo que se resuelva rápidamente. Una nueva manifestación de colesterol alto o ansiedad puede corregirse relativamente rápido con una terapia de alimentos; sin embargo, los problemas hormonales debilitantes o los niveles constantemente altos de lípidos y la depresión clínica pueden ser muy serios. Sólo porque el cuerpo esté hablando en lugar de gritar con un diagnóstico que amenaza tu vida (considerando los estándares médicos modernos), no significa que no debas atender el asunto de inmediato.

Cuando el cuerpo grita puede tomar más tiempo para repararse, porque en la mayoría de los casos el cuerpo no empezó a gritar de la nada. Probablemente ha habido una larga cadena de disfunciones e intentos de reparación comunicándose que no se atendieron. Aun así, la terapia de alimentos puede arreglar el asunto directa y efectivamente.

En nuestra sociedad pensamos que si uno grita algo, debe ser muy importante, y por lo general es así. Sin embargo, muchos murmullos en nuestro mundo son sólo señales de advertencia de que algo está mal. Algunas alertas son más tranquilas, menos obvias y menos comprensibles. Por ejemplo, verán en el capítulo 5 que los mensajes de una molestia gastrointestinal (como el síndrome de intestino irritable y la indigestión, así como la poca energía, la fatiga y el agotamiento) son "murmullos". Eso es porque no tenemos necesariamente una forma de definir la poca energía o la disfunción digestiva de la forma en que lo hacemos con enfermedades más fáciles de reconocer, como la diabetes o la esclerosis múltiple. Cuando recibes murmullos de tu cuerpo puede ser un poco más difícil convencer a un médico de que necesitas ayuda.

Cuando tu cuerpo empieza a hablar, una intervención (y estoy hablando específicamente de una intervención alimentaria) es lo más aceptado generalmente. Tu médico puede estar de acuerdo en que puedes probar la terapia de alimentos para ayudar con síntomas de síndrome premenstrual, bajar tu colesterol o aliviar tu depresión. Pero cuando tu cuerpo está gritando, la comunidad médica rápidamente prescribe farmacéuticos. Si tienes un caso serio de diabetes, te pueden prescribir insulina o algún medicamento como metformina. Si tienes una enfermedad autoinmune, tu médico puede decirte que inicies un tratamiento de inmunosupresores. Desde mi punto de vista, los alimentos pueden ser tanto un complemento significativo para esos tratamientos como su remplazo.

Cada una de las enfermedades que se abordan en este libro tiene una amplia gama de severidad. ¿Recuerdas el capítulo 2, cuando te conté sobre la rúbrica estándar de enfermedades crónicas? Una enfermedad crónica es multifacética. Puede murmurar, hablar o gritar. Y progresa: los murmullos se vuelven más fuertes, el habla se puede volver un grito, e incluso un murmullo, si sigue durante años, puede hacer un serio daño. Sólo porque tu cuerpo esté murmurando, no significa que debas ignorarlo hasta que se vuelva peor. Debes sentir curiosidad siempre sobre el trayecto de tu cuerpo único hacia la salud. Cuando casi te sales de la carretera porque se te ponchó una llanta, necesitas arreglar esa llanta. Tal vez pisaste un clavo y las otras llantas están bien, pero quizá las otras están lisas y cuarteadas, y sólo porque no se poncharon también y no estuvieron a punto de matarte, no significa que debas ignorarlas hasta que lo hagan.

La buena noticia es que la adaptación metabólica funciona en múltiples direcciones. Sin importar qué tan lejos hayas llegado en la dirección equivocada, siempre puedes dar vuelta atrás y tomar una mejor. Nunca olvides que, aun si aliviar los síntomas es importante, el punto de la terapia de alimentos es reparar los tejidos de forma que las secuencias metabólicas puedan redirigirse y readaptarse al nuevo ambiente, rico en nutrientes. Lo más increíble sobre la terapia de alimentos es que esta reparación es posible.

Lo que quiero hacer por ti es ayudarte a leer los mensajes de tu cuerpo y luego darte *lo mejor para arreglar* tu situación. Arregla una secuencia metabólica que está fuera de lugar y podrás crear una cascada de funcionalidad que pueda reparar todos los demás procesos. Ésta es la forma en que puedes contestarle a tu cuerpo, diciendo: "Oye, te escucho y tengo esto". Cada vez que el ambiente interno cambia (que es constantemente), es como llegar a una bifurcación. ¿Irás a la derecha o a la izquierda? Tu metabolismo debe decidir, y lo hace basándose en los recursos que tiene. Hay millones de bifurcaciones metabólicas que enfrentamos día con día, y nuestro cuerpo está constantemente adaptándose, eligiendo derecha o izquierda, o bajando la velocidad, deteniéndose, acelerando o dando una vuelta en U. Si se te poncha una llanta o está baja, debes tomar una decisión: ¿Bajas la velocidad? ¿Te detienes a cambiar la llanta? ¿Lo ignoras y te vas a toda velocidad por la autopista, destruyendo tus rines? Si estás a punto de quedarte sin gasolina, ¿empiezas a dar arrancones? ¿Te detienes a comprar algo antes de resolver el problema? ¿Te vas directamente a la gasolinera para llenar el tanque?

Si eliges el camino de la izquierda cuando debiste elegir de la derecha, te entiendo. He pasado por eso. Las decisiones que tomas pueden alterar tu vida, afirmarla, incluso potencialmente terminarla; tu cuerpo sólo puede trabajar con lo que le das, así que empecemos a sentar una base sana para una verdadera reparación metabólica.

Capítulo 4

Alimentos base, preparando los cimientos para una verdadera reparación

Si crees que puedes hacer algo o no, estás en lo correcto.

HENRY FORD

Ahora es momento de tomar este cambio de paradigma del que hemos estado hablando y aplicarlo a tu vida. Voy a llevarte de la mano a través de todo lo que diría si estuvieras sentado en mi oficina. Primero, vamos a asegurarnos de que tengas completo el cuestionario de autoevaluación del capítulo 3. Luego vamos a asegurarnos de que comprendas tu prescripción. Después de eso, vamos a formar tu equipo perfecto de la salud. Te mostraré cómo leer y preparar tu propio mapa de comidas, te explicaré cómo incluir el movimiento en tu vida de una forma adecuada y, finalmente, te ayudaré a elegir qué alimentos comer basándonos en la lista de alimentos base. Al final de este capítulo estarás totalmente preparado para empezar una prescripción nutricional específica para el reto de salud que quieres vencer primero.

Comprende todo lo que te pasa

Bajo la idea de ser curioso, puedes sentir que empezaste a leer este libro con una idea de dónde iniciarías. Sabes qué problema tienes o qué quieres resolver, pero este libro es tanto una autoexploración como una visita conmigo o con el médico, o con cualquiera que esté diciendo qué es lo correcto para ti. Este libro conlleva un proceso que recorro con mis clientes.

No sabes cuántas veces, basándome en sus cuestionarios previos, tengo una buena idea sobre cómo serán los planes de nutrición de mis nuevos clientes. Pero después de que hayamos pasado algún tiempo siendo curiosos sobre lo que sucede con su cuerpo, suelen salir por la puerta con una idea diferente de la que tenían al principio. Por ejemplo, tal vez sabes que quieres lidiar con tus problemas de estado de ánimo, pero por medio de la exploración descubres que esos problemas son realmente síntomas de otra cosa, como un desequilibrio hormonal o una incapacidad de metabolizar adecuadamente el colesterol (lo que crea las hormonas responsables de la modulación del estado de ánimo), o quizá que tu incapacidad de concentrarte era realmente un síntoma de una enfermedad autoinmune.

Preparé un cuestionario más largo en el capítulo 12 (cuestionario de diagnóstico de todo tu cuerpo), para permitir una exploración más profunda, pero antes de que llegues a él lee el resto de este libro. Puedes pensar que no tienes un problema de salud en específico, pero aprender al respecto puede hacerte cambiar de opinión. También puedes estar seguro de tener un problema en particular, pero leer los capítulos siguientes puede ayudarte a ver que es en realidad un efecto secundario metabólico de algo más. Todos estos problemas están vinculados porque todas las partes de tu cuerpo funcionan juntas. Entre más aprendes sobre ti mismo, puedes alimentarte mejor. El conocimiento es el núcleo no sólo de la acción, sino de la prevención.

Hay una parte de ti en cada capítulo de este libro, y tal vez esa parte está funcionando bien, pero quizá se encuentra en un estado de disfunción metabólica. Me gusta decir: "Todo está en cada parte", lo que significa que cada disfunción, sin importar qué tan pequeña

POR QUÉ NUNCA DEBES SALTARTE EL DESAYUNO

Algunas personas tienen el hábito de saltarse el desayuno. Tal vez empezó en un intento de limitar calorías; tal vez no tienen hambre en la mañana. Últimamente ha habido algunos personajes prominentes que afirman que debes saltarte el desayuno, pues puede ser beneficioso para ti. La sugerencia me horroriza. ¿Saltarte el desayuno? Intenta no darle de desayunar a tu perro y te acusarán de maltrato animal. Intenta hacerlo con un caballo y luego quítale el cólico.

Entiendo que tienes reservas de energía. Tienes combustible de reserva en tu cadera y azúcar en tu hígado, así que es posible que no colapses si no comes antes del mediodía pero, ¿cómo se supone que vas a construir y reparar? No remodelas tus huesos o músculos con azúcar, y no guardas micronutrientes en ningún lugar de tu cuerpo, con muy pocas excepciones. Podrías sacar un poco de calcio y otros minerales de tus músculos, incluyendo los del corazón, que tu cuerpo podría comerse si fuera necesario —¿a alguien se le antoja un sándwich de corazón?—. Guardas un poco de yodo en tu tiroides y algunos oligoelementos en tus huesos que podrían ser una colación para tu cuerpo en caso de emergencia. Fuera de eso, si tienes el trabajo de vivir de tiempo completo, debes obtener tus micronutrientes de algún lado, y comer 30 minutos después de despertarte es la forma más fácil, sana y placentera de hacerlo.

Algunos pueden decir que no comer en la mañana le da un descanso al tracto gastrointestinal de ser agredido por la comida, pero mi respuesta es: ¿qué tal si no lo agredimos? ¿Qué tal si dejamos de comer los alimentos que agreden al tracto gastrointestinal y empezamos a comer alimentos que lo nutran y lo reparen? Saltarte el desayuno es como decidir ser un recluso porque alguien no fue amable contigo. ¿Qué tal si en cambio te rodeas de gente agradable?

Siempre estoy a favor de un nuevo concepto. No creo tener todas las respuestas, pero cuando aparece una sugerencia como dejar de desayunar, sólo quiero decir: "Oye, vamos a verlo y me dices cómo funciona". Hay ciertos procesos de absorción de micronutrientes y de equilibrio de electrolitos que *no pueden suceder* hasta que se dan los procesos de masticado y deglución. Esto es un hecho. Simplemente no sucede de otra forma. Incluso si te portas como un ángel en la comida, el cuerpo ya se tuvo que regular para adaptarse a lo que no hiciste cuando despertaste. Tu abuela tenía razón. Sus galletas *son* las mejores y el desayuno es la comida más importante del día.

"Caray, Haylie, ¿por qué no nos dices qué opinas?" Pues ya lo hice. Simplemente no lo entiendo. Entiendo el ayuno por cuestiones religiosas o espirituales, eso se llama tener un fin superior. Hacer una dieta no es un fin superior, pero la salud sí, ¡y saltarte el desayuno definitivamente no es el camino para esa meta!

sea, representa el estado de todo tu cuerpo. Los problemas a baja escala se reflejan en la salud en general. Ve cómo te sientes con lo que encuentres en estos capítulos, no sólo los síntomas aislados, sino los perfiles de síntomas para cada problema que discuto en los siguientes siete capítulos. Explóralos y luego, sólo entonces, decide dónde deberías empezar.

De preferencia, vuelve al cuestionario de autoevaluación del capítulo 3 y revísalo. (Si no lo has contestado todavía, hazlo ahora.) No te dejaría pasar a mi oficina sin llenar este cuestionario, y sólo después lo revisaríamos juntos. Así que repasa tu lista de lo que te molesta y lo que quieres lograr. ¿Ya tienes una idea de dónde quieres empezar? ¿Qué te molesta más? Luego regresa y vuelve a leer tu lista de deseos del capítulo 1. Piensa en todo lo que quieres para ti mismo y cree que puedes lograrlo. Quiero que empieces con una imagen realista de lo que pasa contigo ahora, pero también quiero que sepas que no hay límites en términos de lo que podemos lograr juntos.

Lineamientos para tu prescripción general

Si estuvieras en mi oficina, lo siguiente que haríamos sería revisar toda tu prescripción alimentaria. Lo que tú establecerás como una base antes de personalizarla para que ayude a tu enfermedad o problema en específico. Así como tendrías una prescripción de un médico con indicaciones específicas sobre cómo y cuándo tomar tu medicamento, te daré instrucciones para cómo y cuándo tomar tu prescripción nutricional específica. Conforme leas los capítulos individuales verás más consejos sobre problemas específicos, pero los lineamientos en este capítulo se aplican a cada uno de los problemas y a todas las prescripciones, ¡así que pon atención! Éstos son los siete principios necesarios para que tu prescripción alimentaria funcione como debe ser:

1. Empieza tu día con alimentos

Quiero que comas en los primeros 30 minutos después de haberte levantado, siempre, todos los días, incluso si es sólo una colación. Ya puedo oír las excusas: "No tengo hambre al despertar", "Nada me cae bien después de despertar en la mañana", y demás. Lo entiendo, y mi única respuesta a esas quejas es decir: "Nada de eso importa si realmente quieres curarte".

Hay un proceso fisiológico natural que sucede cuando te despiertas en la mañana. Tu ritmo cardiaco, tu presión sanguínea y tu respiración empiezan a elevarse. Tu temperatura también. Tus plaquetas tienden a coagular y tus patrones de ondas cerebrales cambian cuando despiertas, pasando de ondas largas y lentas, a cortas y rápidas.

También hay una excreción compleja y una supresión de muchas hormonas y neurotransmisores diferentes que ayudan a tu cuerpo a pasar del sueño a la vigilia. Todos estos cambios necesitan micronutrientes específicos, y si no cubres sus necesidades, puede que esos sistemas no funcionen tan bien como deberían. Cuando tu cuerpo está en esta transición (la transición de vigilia a sueño es una de las más cruciales), comer puede guiar a tu metabolismo en la dirección correcta. Estos micronutrientes matutinos pueden poner tu tren en la dirección correcta, hacia tu destino deseado.

De hecho, todo tu día está lleno de oportunidades potenciales para cambiar la estructura de tu cuerpo y el sabor de tu estado de ánimo. Mientras tu vida cambia, tus necesidades nutricionales cambian también. ¿Degradarás tus tejidos o los construirás? ¿Buscarás el estado de ánimo que quieres o lo frustrarás? ¿Remodelarás tus músculos o añadirás grasa?

Un buen ejemplo de cómo funciona esto es relativo a la insulina. La forma en que trabaja la insulina durante la primera mitad del día es diferente de la segunda. La producción de insulina tiende a bajar después de las 2:00 p.m. en un cuerpo promedio, en un día promedio, bajo demandas promedio. La insulina es una hormona de almacenaje que determina si el azúcar que comes (ya sea en la forma de una rebanada de pan, una fruta o un dulce) se llevará hacia las células para quemarse como combustible o se guardará como grasa. Ésta es la razón de que te pida comer cosas diferentes en la mañana que en la noche. La forma como te alimentas durante la primera mitad del día contra la segunda mitad tiene todo que ver con apoyar o luchar contra el ciclo natural de producción de insulina de tu cuerpo.

Otro ejemplo es el cortisol, la llamada hormona del estrés. El cortisol es una hormona importante que necesitas. Se asegura de que tu corazón siga latiendo cuando te levantas de la cama en la mañana. Necesitas ese cortisol en la mañana, pero si el cortisol está elevado durante la tarde, puede llevar a una resistencia de insulina y a que tu cuerpo sea mucho más propenso a convertir el azúcar que comes en grasa abdominal. Esto sucede porque, mientras transcurre el día, las señales para los neurotransmisores que regulan los antojos están bloqueadas por el aumento en la producción de insulina que no debería estar ahí. Se supone que estos neurotransmisores deben enviar la señal cuando estás satisfecho, pero si los receptores están bloqueados, tendrás hambre. Esto puede llevarte a comer de más durante la noche, lo que inhibe el sueño profundo, y esto a su vez crea más cortisol porque el cuerpo privado de sueño se estresa.

Comer es siempre el camino hacia una mejor salud. El metabolismo es complejo, pero comer 30 minutos después de despertar te da la mejor oportunidad de sentar las mejores bases para el resto del día.

2. Siempre haz tres comidas y dos o tres colaciones al día

Si tomas un medicamento para regular tu colesterol o la glucosa, ¿le dirías a tu médico que no tienes ganas de tomártelo? Así es como yo veo la comida. Debes comer y debes hacerlo regularmente. No puedes saltarte ninguna dosis. Esto significa tres comidas y dos o tres colaciones (dependiendo de tus problemas) cada día.

Las personas que hacen dietas todo el tiempo tienen un problema con esto. Piensan que si se saltan comidas, perderán más peso. Exactamente lo opuesto es cierto. Si un médico te diera un medicamento y no supieras cómo funciona o no vieras resultados de inmediato, ¿le dirías que ya no lo tomarás? Esto es justamente como decir: "Voy a hacer lo que Haylie dice y resolver mi diabetes/hipertensión/colesterol/obesidad comiendo", y luego eliges no comer. Olvídalo. Mientras estés bajo mis cuidados, comerás tres veces al día, con dos colaciones. Cada vez que comes tienes la oportunidad de cambiar tu cuerpo de forma positiva. ¡No te pierdas esa oportunidad!

Éste es tu programa básico:

Desayuno	Colación	Comida	Colación	Cena	Colación
					(Opcional si todavía estás despierto cuatro horas después de cenar, o si lo indica tu prescripción)

El horario para esto depende de cuándo duermes. Mientras empieces 30 minutos después de haberte levantado todos los días y comas cada tres o cuatro horas mientras estés despierto, estarás alimentando tu metabolismo.

3. Siempre come una colación antes del ejercicio

Me gusta decir: "No ayunes antes de brincar", porque esto es muy importante. Aunque algunas personas dicen que les gusta hacer ejercicio con el estómago vacío y es incluso una tendencia de moda, el hecho es que los micronutrientes son el combustible del ejercicio y el movimiento, y si no provees el combustible, tu cuerpo hará bioadaptaciones que no conducen a reparar las secuencias metabólicas rotas. Tu cuerpo necesita combustible para funcionar. Si no se lo das, tu metabolismo se reducirá y empezarás a guardar grasa; eso es porque el cuerpo percibe que necesitas energía, pero nada está entrando. Hacer ejercicio sin comer es gastar y estresar tu cuerpo, así que dale combustible, incluso si es sólo una fruta. Si entrenas en la mañana y no te gusta comer algo pesado antes, cambia el desayuno por tu colación de la mañana, es decir, come el desayuno después de sudar para que puedas reabastecerte, y come tu colación antes del ejercicio. Algunas veces, una fruta es una colación adecuada antes de hacer ejercicio y a veces los granos son mejores; todo depende de tu prescripción en específico. Sólo no quiero que hagas ejercicio con el estómago vacío.

4. Come alimentos reales

Elige tus alimentos del mar, la tierra o el cielo, no de una fábrica. Éstos son los alimentos que necesitas comer para provocar un cambio en tu cuerpo. El cambio no se da por los macronutrientes (proteína, carbohidrato y grasa), sino por los miles de micronutrientes en los alimentos que eliges, micronutrientes como aminoácidos y minerales, todas las vitaminas B y las vitaminas antioxidantes, como C y E, y los diferentes compuestos en las plantas flavonoides y carotenoides, como luteína, zeaxantina y licopeno. Los alimentos procesados carecen por mucho de estos micronutrientes, especialmente comparados con los alimentos enteros.

5. Bebe la tercera parte de tu peso corporal en decilitros de agua de manantial cada día, con un máximo de tres litros al día

Esto es absolutamente esencial para ayudarte a desintoxicar tu cuerpo y trabajar en conjunto con tu prescripción, así que, ¡a beber! No tomes otras bebidas hasta que hayas consumido tu agua del día.

Una nota para quienes toman frecuentemente café, té negro, vino, cerveza o cocteles: el alcohol y la cafeína influyen en la producción de insulina, el metabolismo de glucosa y la función hepática. De hecho, pueden interferir tanto con una fase importante de la desintoxicación del hígado, que estas sustancias suelen usarse como pruebas durante análisis para la función hepática. Por tanto, suelo quitar ambos de la dieta cuando mi meta es que el cliente esté sano.

6. Sé curioso todo el tiempo sobre tu cuerpo y ten presentes las zonas de autodescubrimiento, tu cuestionario de autodiagnóstico y tu lista de deseos para monitorear tu progreso

Cuando tu prescripción empieza a reparar tus secuencias metabólicas, mantenerte en contacto con los síntomas que ya superaste y con los puntos en tu lista de deseos que ya lograste te ayudará a inspirarte para continuar y, cuando sea necesario, pasar al siguiente problema.

7. Dile a tu médico que estás trabajando en tu problema usando terapia de alimentos para que puedas tener su apoyo, además de que pueda monitorear tu progreso y cualquier medicamento que puedas estar tomando a partir de los análisis de laboratorio adecuados

Si estás tomando un medicamento, una terapia de alimentos efectiva puede cambiar tu condición y posiblemente se necesite alterar la dosis, o incluso, con la aprobación de tu médico, dejar de tomarlo en el momento adecuado. Es importante que tu médico sepa lo que estás haciendo. ¡Mantén informado a todo tu equipo de salud!

Acordemos algunas otras cosas

Es importante comprender cómo tomar tu prescripción, pero entender cómo pensar sobre tu tratamiento es igualmente importante. Acordemos algunos principios básicos que te ayudarán mientras restauras tu salud.

Acuerdo 1: agradece el estado en el que se encuentra tu cuerpo

Tienes un cuerpo inteligente. Ya sea que te falte vitalidad, tu cuerpo haya cambiado hasta verse como algo irreconocible o tengas una enfermedad crónica, debes estar agradecido con tu cuerpo porque está haciendo todo lo que puede para mantenerte con vida.

Acuerdo 2: nunca vuelvas a creer la noción de que menos te dará más

Los alimentos, no la falta de ellos, siempre serán la solución. Si vas a quedarte cerca de mí, ¡más vale que te acostumbres!

Acuerdo 3: tu cocina es tu farmacia

Mezclarás tus propias prescripciones, es decir, cocinarás. Si quieres beneficiarte de los alimentos, debes empezar por entrar en la cocina y cocinar, en lugar de comer comida procesada o salir a cenar cada noche. Debes sentirte cómodo en la cocina, no como una visita en una tierra extraña. Cocinar en casa es una de las mejores cosas que puedes hacer por tu salud, y no debe tomar más tiempo del que te tomaría esperar un pedido o ir a un restaurante. También ahorrarás muchísimo dinero.

Acuerdo 4: llena tu congelador con alimentos que tú hayas empacado, no con productos procesados

Cada vez que cocines, prepara un poco más y congélalo para después. Muy pronto tendrás un congelador lleno de "comida conveniente" que es realmente buena para ti, que tú preparaste y que te ayudará a sanar tu metabolismo. ¡Todo lo que tendrás que hacer es descongelar y calentar!

Prepara tu equipo perfecto

Cuando reparar y optimizar tu salud se vuelva una prioridad en tu vida, es importante tener un equipo perfecto de profesionales para ayudarte. Esto incluirá un médico de cabecera en quien confías y que comprenda y apoye tus prioridades de salud. Puedes elegir alguien con un entrenamiento convencional o un experto en medicina funcional, un neurópata o un osteópata. También, tu equipo debe contener cualquier especialista relevante para los trastornos que tengas (endocrinólogo, cardiólogo, terapeuta, oncólogo, hematólogo, ortopedista, etc.) y otros expertos en salud que puedan darte lo que necesitas o ayudarte a aprender. Estas personas pueden incluir masajistas, terapeutas físicos u ocupacionales, acupunturistas, herboristas, homeópatas, quiroprácticos u otros profesionales de la salud natural o complementaria. Puede que no te interese nada más que un buen masajista, y eso está bien, pero si quieres aprender más sobre algunas de estas modalidades alternativas de salud, añade profesionales experimentados en salud natural a tu equipo.

Las personas que tienen títulos como médicos neurópatas, médicos osteópatas, expertos en medicina funcional, acupunturistas, masajistas, terapeutas en neurorretroalimentación y terapeutas físicos y ocupacionales apoyarán tu esfuerzo. Ten en mente que mucha gente piensa que no puede costear esta clase de consultas, pero revisa tu seguro. Muchos planes también proveen estas modalidades. Tuve una clienta que me dijo que no podía costear la terapia física, pero cuando revisamos su póliza de seguro nos dimos cuenta de que estaba cubierta por 25 citas de terapia física cada año. Apréndete bien los recursos de tu seguro y apoya los que estén disponibles cerca de ti, como a través de tu universidad o tu lugar de trabajo, así como una escuela o universidad local.

Tu médico

Por supuesto, primero y antes que nadie se encuentra tu médico de cabecera, quien debe ser capaz de guiarte y responder tus preguntas sin impacientarse o querer salir corriendo. Ésta es la razón de que sea importante encontrar a alguien con quien puedas hablar y cuyas creencias sean parecidas a las tuyas (o al menos no opuestas). También te ayuda a comprender un poco cómo piensan los médicos, cómo hablar con ellos y cómo pedir los análisis y procedimientos que sabes que necesitas. Tú eres el mejor experto en lo referente a tu cuerpo, y es tu elección quién juega en tu equipo. Piensa en ti como un consumidor, no como un paciente.

El concepto de que la comida es tu terapia número uno puede ser extraño para tu médico, quien probablemente no recibió mucho entrenamiento nutricional. (Ésa es la razón de que muchos médicos envíen a sus clientes con nutricionistas; ésta es nuestra especialidad.) Si tienes un problema de salud o quieres ayudar a prevenir uno, necesitas a tu médico. Él puede diagnosticar tus problemas de salud, indicar los análisis necesarios, escribir prescripciones y darte buenos consejos en general sobre tu salud. Cuando tu médico y tú no están sobre la misma línea, puede ser un gran problema.

He trabajado con médicos durante muchos años y he aprendido algunas cosas. Éstos son mis consejos para desarrollar una relación productiva con tu médico:

- **Pregunta.** Cuando tengas cita con tu médico, escribe una lista de preguntas y haz dos copias. Cuando lo veas, dale una copia al principio de la cita y pídele que la añada a tu expediente. No permitas que te devuelva la hoja. Dile: "Tengo una copia, ésa es para mi expediente, por favor". Luego, con tus notas para darte confianza, ¡pregunta lo que quieres saber! Si tu médico te está apurando, sólo pregunta: "¿Puedo hacer un par de preguntas que son muy importantes para mí?" Un buen médico se tomará el tiempo de dejarte expresar tus preocupaciones. No tengas miedo. Ninguna pregunta sobre tu salud es tonta o una pérdida de tiempo. Si te sientes apurado, pide que el médico te dé una segunda cita esa semana o la siguiente, cuando tenga más tiempo para hablar. Esto le hará saber que hablas en serio sobre necesitar esas respuestas y, generalmente, muchos médicos se tomarán el tiempo entonces o te darán una cita para poder responder tus preguntas. Enfatiza que el seguimiento no puede ser más allá de una semana de tu cita actual.
- **Escríbelo.** Si una de tus preguntas es pedir que te hagan un análisis de laboratorio, escríbelo y di la razón por la que consideras que es necesario (no te preocupes, sabrás qué pedir después de leer este libro; revisa la página 326 para una carta muestra). Muchas veces, los médicos deben justificar los análisis con las compañías de seguros y tu petición escrita puede ayudarles a determinar la razón en el papeleo.
- **Haz copias.** Después de que tengas tus resultados, siempre pide una copia y no te vayas del consultorio sin ella. Muchos consultorios tienen portales en internet donde puedes revisar tus resultados en cualquier momento del día, lo que es todavía más fácil. También, cuando recibas tus resultados, siempre lleva contigo la lista de los análisis que solicitaste. No sabes cuántas veces he solicitado, por ejemplo, siete análisis, y cuando llegan los resultados, sólo hay cinco. Asegúrate de que el papeleo del consultorio de tu médico indique los mismos análisis que se encuentran en tu lista cuando vayas a sacarte sangre. Pide al

personal del laboratorio que revise ambas hojas para asegurarse de que todo esté en orden. Es muy fácil que un laboratorio llame a tu médico para confirmar un análisis adicional si es necesario y que tal vez se omitió en la solicitud. Es mucho más difícil justificar una segunda visita y otra toma de sangre cuatro o seis semanas después, ya que los resultados llegaron y descubriste que no están los que pediste. Mantener buenos registros y ser diligente puede ahorrarte mucho tiempo, dinero y problemas.

- **Conserva tu expediente.** Consigue una copia de tu expediente y llévala contigo a cada cita con tu médico, incluso si tienen una copia en el consultorio también. Siempre siéntate y revísalo mientras esperas tu cita. Necesitas estar cien por ciento actualizado sobre lo que pasa con tu cuerpo y lo que hay en ese expediente antes de que te examinen. Nunca puedes asumir que el médico te conoce tan bien como tú mismo o se acordará de todo lo que has hecho y de cada análisis que te han hecho.

- **No pidas medicamentos.** Aun si los anuncios en televisión dicen lo contrario, *no* entres en el consultorio de tu médico y pidas un medicamento en específico (o cualquiera). Pide análisis y otras pruebas de diagnóstico, y pide consejos médicos y conocimiento educativo sobre lo que te pasa, pero no tengas prisa por empezar a tomar medicamentos. Si realmente necesitas uno, tu médico te lo dirá. Si no, tienes suerte y te iría mejor tratando tu problema con una prescripción alimentaria y cambios en tu estilo de vida. Los medicamentos tienen muchos efectos secundarios dañinos que no son deseables e incluso pueden ser permanentes. Si necesitas el medicamento, lo necesitas, pero éste no es tu escenario ideal.

- **Di todo.** Asegúrate de decirle a tu médico todo lo que estás haciendo. Está bien si no se ponen de acuerdo. Un buen médico no necesita compartir tus opiniones al pie de la letra, por ejemplo, sobre suplementos o prácticas de salud holística, como acupuntura. Estás buscando a una persona que te dará ideas frescas, ideas que tal vez no se te habían ocurrido. Tu médico es parte de tu equipo perfecto, pero no su líder. Ése es tu trabajo. Si tu médico está seriamente en desacuerdo con una terapia que estés realizando, solicita estudios o investigaciones que respalden sus objeciones. ¿La opinión de tu médico encaja con tu modelo de salud? Tal vez tu médico tiene un buen punto y lo que estás haciendo no es bueno para ti, o tal vez tu médico no comprende lo que buscas o simplemente piensa diferente. Siempre vale la pena considerar la opinión experta de un médico. Como puedes imaginar, tengo opiniones muy firmes cuando visito a mis médicos, y he elegido médicos increíblemente inteligentes para ayudarme en mi camino hacia la salud. Agradezco sus opiniones, incluso cuando son opuestas a las mías, porque me dan una nueva forma de ver las cosas o una convicción más fuerte sobre la dirección que estoy tomando.

- **No te rindas.** Recuerda que siempre hay una siguiente oportunidad. Si intentas un protocolo y tu problema no cambia, es una oportunidad de probar algo más. Pregunta sobre otros acercamientos… y nunca tengas miedo de buscar un médico cuyas metas para tu recuperación se parezcan más a las tuyas. Si tu médico trata de intimidarte para no responder algo o hacer un análisis o darte un tratamiento que sabes que necesitas, siempre tendrás el derecho de ir a otra parte.

Hay un libro del escritor egipcio Wael Ghonim sobre revolución, subtitulado *El poder de la gente es mayor que la gente en el poder.* Tú eres el consumidor y así como pides al gerente de una tienda que ofrezca el producto que quieres, puedes pedirle a tu médico que te haga los análisis que quieres o que respete tus preferencias para el tratamiento. Yo vuelvo loco a mi médico, pero he aprendido a lo largo de muchos años como paciente y como colega que debes crear una relación con quien te cuida. La única forma de lograrlo es permitir que el individuo sepa algo de ti. Si no haces más, la siguiente vez que veas a tu médico o especialista, preséntate. Dile algo interesante sobre tu mundo. También, no puedes estar sentado y ser pasivo. A mi sobrino de 15 años le dieron un narcótico en un consultorio hace poco y nadie siquiera le pidió a mi hermana su consentimiento. Tenía una infección en el oído, su tímpano se había reventado y le dieron oxicodona. No estaba en una sala de emergencia, ni siquiera en un hospital. Mi hermana me llamó aterrada porque, al llegar a casa, el pobre niño estaba completamente ido.

Tu médico no te dirá necesariamente todo lo que necesitas o quieres saber, y tampoco personalizará necesariamente un tratamiento para tu situación particular. Tu médico puede que ni siquiera sepa todos los detalles de tu situación individual si no tiene todos los análisis necesarios o ha examinado detalladamente tu historial clínico. No sabes cuántos clientes tengo —personas brillantes; inteligentes; que dirigen compañías, organizaciones y hogares; crean organizaciones de caridad, y son parte de mesas directivas— que toman medicamentos sin tener idea de por qué o qué hacen. O cuántos de ellos tomaban medicamentos que se contraponían con otros, o que no eran los correctos para las manifestaciones individuales del problema de salud de ese cliente.

Puede ser muy difícil hablar con un médico que no te escucha, y puede ser difícil defenderte cuando no eres un experto y no tienes toda la información. Pero debes volver a la ecuación (al "yo" del metabolismo", y eso significa asumir cien por ciento la responsabilidad por comunicar cualquier problema de salud a tu médico. Para hacerlo necesitas información, y eso es lo que yo te daré en este libro, las herramientas y los recursos para que puedas estar a cargo de tu salud. No tengas miedo de hacerte análisis. Si tienes una enfermedad, necesitas saber lo que puedes hacer para darle a tu cuerpo una oportunidad de curarse. Si tienes una predisposición a una enfermedad genética, necesitas saber la mejor forma de prevenir que te suceda. Ése es poder, no impotencia. No permitas que nada ni nadie definan o decidan qué tan saludable puedes estar.

Escucha tu cuerpo en el laboratorio

Otra cosa muy importante que un médico puede hacer por ti es solicitar análisis de laboratorio. Yo utilizo el laboratorio con frecuencia para mis clientes porque, aun si conocen su cuerpo mejor que nadie, los análisis pueden dar una percepción única sobre dónde se encuentra el desequilibrio. Puedes pensar que te sientes bien (especialmente si no estás acostumbrado a escuchar tu cuerpo) y no darte cuenta de que el colesterol se está acumulando en tu sangre o que la glucosa está demasiado alta, o cualquier cifra de esos pequeños cambios que pueden darse en tu cuerpo. Un análisis puede ayudar a revelarlo y validarlo.

Varios de mis clientes van al médico para un examen físico y algunos análisis básicos. Aunque no es requisito —porque a través del autodescubrimiento y la autovaloración podemos señalar un camino claro—, es una opción para ti. Si quieres establecer una base para tu salud y conocer el resultado de los análisis, adelante, hazlos antes de empezar o en cualquier momento durante el proceso. Una revisión básica y algunos análisis estándar para medir tu salud ahora te darán los medios para monitorear qué tan bien estás con tu prescripción nutricional. Si estás trabajando para metabolizar el colesterol más eficientemente, por ejemplo, podrás ver dónde se encuentran tus cifras de colesterol con un análisis inicial y luego verlas bajar después de repetir el análisis una vez que termines el primer mes de tu prescripción. Luego las verás bajar todavía más con cada análisis mensual, hasta que tu colesterol esté justo donde tu médico y tú quieren que esté (en otras palabras, hasta que tu cuerpo *metabolice el colesterol adecuadamente*).

Aunque tu médico puede recomendar algunos análisis adicionales, dependiendo de tu examen físico, éstos son los generales que recomiendo a todos mis clientes para que los hagan al menos una vez al año, para estar pendientes de lo que sucede dentro de ellos y personalizar mejor sus prescripciones nutricionales y sus actividades cotidianas. Estos análisis suelen estar cubiertos por pólizas de seguros como parte de una revisión física básica, anual; sin embargo, asegúrate de decirle a tu médico todos tus síntomas para que pueda justificar cualquier análisis adicional que tu compañía de seguros tal vez no cubra automáticamente:

- **Biometría hemática.** Este análisis suele usarse como una revisión general. Analiza tus glóbulos rojos y blancos, y otros componentes sanguíneos. Los resultados anormales pueden indicar muchas cosas diferentes, así que ésta es una revisión inicial que cualquier médico estaría feliz de realizar anualmente.
- **Química sanguínea.** Analiza tu sangre respecto de una gran variedad de sustancias que pudieran estar anormalmente presentes o ausentes si tuvieras problemas de salud. Es un análisis general, pero es una buena forma de percibir problemas antes de que vayan muy lejos.
- **Panel hepático.** Es una serie de análisis que busca cualquier valor anormal del hígado y puede indicar si tu órgano está sobrecargado o no funciona como debería.
- **Panel de lípidos.** Este análisis busca diferentes clases de grasas en tu sangre. Revisa tus niveles de colesterol, incluyendo HDL, LDL y triglicéridos. Análisis más avanzados descomponen el colesterol en más categorías para analizar más profundamente los problemas de colesterol o de lípidos que pudieran provocar un riesgo o la presencia de enfermedad cardiaca.
- **Hemoglobina glucosilada.** Este análisis es útil para detectar niveles inestables de glucosa o problemas potenciales con la interacción entre la glucosa y la insulina, lo que puede ocurrir en trastornos prediabéticos.
- **Proteína C reactiva.** Este análisis mide la inflamación del cuerpo.

Movimiento base

El cuerpo humano necesita moverse. Está específicamente diseñado para caminar, correr, brincar, nadar, cargar y levantar. Tener la capacidad de movernos es una parte importante de mantener al cuerpo funcional. Como hago con todos mis clientes, la clase de movimiento que quiero que incorpores en tu vida (si no lo has hecho ya) depende de qué sucede contigo. Depende de lo que estés comiendo, de cómo es tu ambiente, de qué problemas de salud tengas y qué secuencias metabólicas estamos intentado reequilibrar.

Para cada una de las prescripciones nutricionales de este libro te daré una prescripción particular de movimiento. Fundamentalmente, sin embargo, todo lo que pido es que incorpores movimiento a tu vida diaria. Esto puede ser un movimiento activo (como caminar) o pasivo (como un masaje). Puede ser un movimiento vigoroso (como una clase de *spinning*) o un movimiento gentil (como estiramientos). Elige qué movimiento se siente bien para ti, pero asegúrate de que cumpla con estos requisitos:

- No debe doler. El dolor promueve las secuencias metabólicas disfuncionales.
- No debe dejarte exhausto. El agotamiento promueve la disfunción de secuencias metabólicas.
- No debe ser sobreestimulante ni estresante negativamente. El estrés negativo promueve las secuencias metabólicas disfuncionales. Si haces ejercicio como un atleta, debes alimentarte como un atleta. Debe haber un equilibrio entre la forma como presionas a tu cuerpo y la forma en que lo nutres.
- Hacer ejercicio para la reparación metabólica (en oposición a entrenar para una competencia, por ejemplo) no debe hacerte sentir enfermo: con náuseas, dolor de cabeza o como si tuvieras fiebre o ganglios inflamados, ya sea durante o después. Todas son señales de que estás utilizando una secuencia metabólica disfuncional y estresando de más a tu cuerpo.

Si el movimiento de tu elección hace cualquiera de estas cosas, te causa dolor, cansancio o sobreestimulación, o si te hace sentir enfermo de cualquier forma, entonces no es el correcto para ti en este momento de tu vida, cuando buscas sanar tu metabolismo. No es el movimiento correcto para ti ahora.

Tal vez sólo te apuntaste para una clase de *spinning* o estás planeando entrenar para un maratón, pero la idea te llena de pánico o tu primera clase o entrenamiento es doloroso, extenuante o te hace sentir enfermo o estresado. Ése no es el movimiento correcto para ti ahora. Las etiquetas farmacéuticas algunas veces incluyen advertencias como: *No opere maquinaria pesada o maneje hasta que conozca el efecto individual de esta prescripción.* Considera tu prescripción de movimiento de la misma forma: hasta que te hayas orientado en tu nueva forma de comer y vivir, sé gentil con el movimiento y acóplalo a tu vida de forma que se sienta bien, no mal.

Leer y escribir tus mapas de comidas

Los mapas de comidas son una parte integral de mi práctica y se los doy a todos mis clientes. Un mapa de comidas es simplemente una tabla que organiza tus comidas. Cada prescripción nutricional en este libro tiene un mapa de comidas único, así que, cuando llegues al tuyo, quiero que comprendas lo que es, cómo funciona y cómo usarlo.

Los mapas de comidas en este libro son tablas con columnas para el desayuno, la comida, la cena y las colaciones. Para algunas de las prescripciones nutricionales comerás cinco veces al día, y para otras, añadirás una colación en la noche, para un total de seis veces al día.

Dentro de cada comida, el mapa te dirá *qué tipo de comida* añadirás en ese espacio. Por ejemplo, tu prescripción particular para el desayuno puede ser algo como esto:

Desayuno

✓ Carbohidratos complejos

✓ Fruta

✓ Grasa saludable

Esto significa que para cada prescripción en particular, para esa comida, debes elegir un grano entero, una fruta y una grasa saludable para tu comida, a partir de la lista de alimentos base al final de este capítulo (y señalando los alimentos que encontrarás en las listas especiales de los mejores 20 alimentos, que son conjuntos secundarios de la lista de alimentos base, específicamente enfocados para cada prescripción).

Una cosa importante que debes comprender mientras eliges los alimentos que llenarán tu mapa:

> Del capítulo 5 al 11, tu prescripción nutricional específica es una combinación de alimentos estratégicos (especialmente los que se encuentran en la lista de los mejores 20 alimentos para tu prescripción, pero también de la lista de alimentos base), estratégicamente colocados en tiempo y forma para cada comida. Esto es lo que trae la reparación metabólica. Quiero que comas de la lista de alimentos base, dando una atención especial a los mejores 20 alimentos, pero estos no son toda la prescripción de ninguna manera. Sigue el mapa de comidas, llénalo con los mejores alimentos y con los básicos, y estarás haciendo todo correctamente.

Estas listas son tus herramientas más valiosas. Son muy importantes porque contienen muchos alimentos enteros, sanos, con micronutrientes adecuados específicamente para la reparación metabólica. También son importantes porque no contienen alimentos que merman el metabolismo, alimentos conocidos por causar problemas ni alimentos que contribuyan con la interferencia de cualquier secuencia metabólica que intentemos despejar. Por ejemplo, la lista de alimentos base incluye salmón salvaje, pero no embutidos, pues están llenos de aditivos químicos. La lista incluye naranjas, pero no jugo de naranja, pues el jugo tiene un índice glucémico demasiado alto y puede elevar la glucosa demasiado rápido. La lista incluye pasta de arroz integral, pero no pasta de trigo, pues puede causar una reacción inflamatoria en muchas personas.

Para este ejemplo de desayuno no puedes elegir nada más allá de lo que está en la lista. Puedes comer pan tostado de granos germinados con mantequilla de almendra y un tazón de moras azules, o avena con duraznos rebanados y leche de coco, pero no puedes añadir tocino de pavo (por ejemplo), porque esta proteína no está en la lista.

De esta forma puedes elegir lo que te gusta, pero comer sólo los componentes de esa comida conforme se te prescribieron. De los capítulos 5 al 11 encontrarás un día muestra con algunas recetas basadas en tu mapa de comidas particular. Esto es para ayudarte a comenzar y mostrarte cómo incorporar los alimentos correctos a la hora correcta. La meta es usar el mapa de comidas para disfrutar los alimentos que te gustan. Sé creativo. Puedes incluso adaptar tus recetas favoritas para que entren dentro de tu prescripción. Si necesitas más inspiración, puedes encontrar más recetas en mi página web: <www.hayliepomroy.com>. Estamos añadiendo recursos continuamente a la página, así que visítala seguido. ¡Estamos allí para ti!

La lista de alimentos base

Es la lista de la que deberías escoger tus principales decisiones alimentarias. La desarrollé a partir de muchos años de práctica clínica, así que puedes estar seguro de que contiene los alimentos más nutritivos y metabólicamente útiles que la naturaleza nos provee. Si comes lo de esta lista la mayor parte del tiempo, ayudarás a elevar tus reservas de micronutrientes y darle a tu cuerpo todo lo que necesita para crear energía, hueso y músculo, y para sanar.

Es una gran lista de alimentos opcionales para cualquiera, pero es particularmente útil cuando estás siguiendo una de mis prescripciones nutricionales. Cada prescripción que escribí para ti en este libro deberá basarse en alimentos de esta lista. Esencialmente, es la farmacia de la que surtirás tus prescripciones nutricionales. Sus micronutrientes crean un metabolismo sano y vigoroso, y contribuyen tanto a reparar como a restaurar.

Algunos de los alimentos en esta lista tienen cualidades especiales enfocadas en problemas específicos. Es por eso que, en los siguientes siete capítulos, para cada prescripción nutricional también encontrarás una lista de los mejores 20 alimentos para esa enfermedad, derivada de la lista de alimentos base. Estos mejores alimentos son los más apropiados específica y estratégicamente para atender problemas en particular. Todo alimento entero tiene un perfil complejo de macronutrientes, micronutrientes y fitonutrientes, y éstos interactúan con otros alimentos enteros de formas únicas mientras se combinan o se consumen en diferentes momentos del día. Cuando llenes tus mapas de comidas, usa estos mejores alimentos tanto como puedas, pero también elige otros de la lista de alimentos base para llenar los huecos y hacer que tus comidas sean deliciosas y disfrutables. Al comer de esta manera, estarás alimentando tu cuerpo, curando tu metabolismo y nutriendo las secuencias metabólicas que ayudarán a que tu cuerpo recupere su equilibrio.

Pero en caso de que estés buscando información sobre nutrientes, aquí no se hace referencia al contenido nutricional de cada alimento y lo que puede hacer. Para mí, tales referencias reflejan un acercamiento simplista y reduccionista que no captura la complejidad innata del cuerpo humano o de la manera en que el metabolismo usa la comida. Nos estamos enfocando en reparar secuencias metabólicas específicas con una variedad de acercamientos específicos que he mezclado en mi propia práctica en una forma que ha demostrado funcionar.

Hay muchas filosofías de alimentación evidentes en la construcción de esta lista y estas prescripciones. Para provocar un cambio clínico tomo de las filosofías de alimentación, combinando, eliminando y rotando las dietas, los tiempos, la modificación de valores glucémicos, la rotación de proteínas y sí, los micronutrientes específicos. Pero estas filosofías se usan todas juntas para crear un plan de nutrición que pueda provocar un cambio metabólico, así que no busques un simple "este nutriente = magia para componer tal enfermedad". En lugar de preocuparte por si la vitamina X hace Y, sígueme hacia el fascinante mundo de los alimentos como medicina y ve cómo tu cuerpo se transforma mientras esta lista de alimentos base se vuelve tu botiquín.

Cómo utilizar las listas de alimentos

Éstos son los alimentos que serán el fundamento de tu dieta diaria. Pueden comerse en cualquiera de los planes para ayudarte a seguir tu prescripción nutricional específica. Incluso si no tienes alguno de los problemas de salud mencionados en este libro y sólo quieres una base sana para comer, escoge tus alimentos de esta lista. Ésta es tu fuente básica de salud.

Verduras

Tamaño de la porción: ilimitadas

- Acelgas
- Alcachofas, todos los tipos, frescas, congeladas, en conserva o enlatadas sin aditivos, sin marinar; alcachofas y agua deben ser los únicos ingredientes mencionados en el paquete
- Apio, incluyendo las hojas
- Arúgula
- Berenjena
- Berros
- Betabel, fresco o enlatado, sin azúcar añadido, hojas y bulbo
- Brócoli
- Calabacitas
- Calabaza de Castilla

- Cebollas, moradas, amarillas, cebollitas de cambray
- Chalotes
- Chícharos chinos
- Col, todos los tipos, incluyendo fermentada, como chucrut y kimchi
- Coles de Bruselas
- Coliflor
- Daikon (rábano blanco)
- Ejotes
- Endivias
- Escarola
- Espárragos
- Espinacas
- Espirulina (tipo de alga)
- Germen de alfalfa
- Germen de bambú
- Germinados, todos los tipos
- Hinojo
- Hojas de diente de león
- Hojas de mostaza
- Hojas verdes (mezcla)
- Hongos
- Jícama
- Kale
- Lechugas, todos los tipos, excepto iceberg
- Nabo
- Okra
- Palmitos
- Pepinos
- Pimientos, dulces y picantes, habaneros, jalapeños, poblanos, serranos, morrones
- Poros
- Rábanos
- Verduras de mar/algas, dulse, hijiki, kelp, kombu, nori
- Verduras fermentadas, todos los tipos, como chucrut, kimchi y pepinillos en escabeche
- Zanahorias

Frutas

(todas las frutas y verduras pueden ser frescas o congeladas, a menos que se indique)

Tamaño de la porción: 1 taza o 1 pieza

Frutas con bajo índice glucémico (0-49)
- Cerezas
- Ciruela pasa
- Ciruelas
- Fresas

- Duraznos
- Jitomates (para nuestro propósito, los jitomates son una fruta, no una verdura)
- Limas
- Limones
- Manzanas, todos los tipos
- Moras azules
- Naranjas
- Peras, todos los tipos
- Toronjas
- Tunas
- Zarzamoras

Frutas con alto índice glucémico (50-100)

- Arándanos
- Chabacanos
- Frambuesas
- Granadas
- Guayabas
- Higos, sólo frescos
- Kiwis
- Mandarinas
- Mangos
- Melón cantalupo
- Melón verde
- Nectarinas
- Papayas
- Piñas
- Sandía

Carbohidratos complejos

Tamaño de la porción: 1 taza de granos cocidos, ½ taza de leguminosas cocidas, 30 gramos de galletas saladas o pretzels, 1 rebanada de pan, 1 tortilla, ½ bagel, 1 camote mediano

- Amaranto
- Arroz integral, negro, rojo, salvaje
- Avena
- Bagels, panes y tortillas de granos germinados
- Camotes, blanco y amarillo (para nuestro propósito, los camotes son carbohidratos complejos, no verduras)
- Cebada, negra o blanca
- Frijoles/leguminosas, blancos, negros, pintos, rojos, alubias; no cacahuates, chícharos ni frijoles de soya
- Harina de centeno
- Harina de trigo sarraceno
- Harina y bagels de trigo kamut

- Harinas de nuez
- Mijo
- Pasta de arroz integral
- Pasto de trigo (porción: 1 *shot*)
- Quinoa
- Sorgo

- Tapioca, como aglutinante en recetas (no el pudín con azúcar añadido)
- Trigo espelta, pasta, pretzels, tortillas
- Trigo freekeh

Proteínas

Proteína animal

Tamaño de la porción: 110 gramos de carne o 170 gramos de pescado

- Almejas
- Animales de caza, venado, alce, faisán, etcétera
- Atún, fresco, congelado o enlatado
- Búfalo
- Calamares
- Callos de hacha
- Camarones
- Cangrejo
- Carne roja, todos los cortes magros, carne molida magra, picaña horneada
- Carnes magras curadas, prosciutto, jamón ahumado (sólo si es libre de nitratos), jamón Selva Negra
- Caviar
- Cecina
- Cecina, de res, búfalo, pavo, alce, avestruz

- Cerdo, lomo, costillas
- Conejo
- Cordero
- Gallina de Guinea
- Huevos, enteros, cualquier tamaño (una porción son 2 huevos)
- Langosta
- Mejillones
- Órganos, hígado de pollo o mollejas, hígado o corazón de res, riñones, etcétera
- Ostiones, frescos, crudos o cocidos, o en agua
- Pavo
- Pescado, salvaje, de cualquier tipo, especialmente bacalao, merluza, halibut, macarela, abadejo, sardinas, robalo, lenguado, trucha (evita los

que se alimentan a nivel de
suelo, pues tienden a estar
más contaminados, como
tilapia, pez mero y bagre)

- Pollo
- Salmón, ahumado, fresco,
  congelado o enlatado

Proteína vegetal

Tamaño de la porción: ½ taza de leguminosas cocidas u hongos cocidos,
½ taza de granos cocidos, ¼ de taza de nueces crudas

Nota: Algunos elementos en esta lista también aparecen en otras listas, como las de carbohidratos complejos, verduras o grasas saludables. Estos alimentos pueden utilizarse para cualquiera de los propósitos en tu mapa de comidas, pero las porciones varían dependiendo de cómo los utilices.

- Arroz salvaje
- Centeno
- Frijoles/leguminosas, blancos, negros, pintos, garbanzos, lentejas, rojos, etc., no cacahuates, chícharos ni frijoles de soya
- Hongos
- Nueces y semillas, sólo crudas, todos los tipos (almendras, nueces de Brasil, chía, nueces pecanas, semillas de calabaza, ajonjolí, nueces de Castilla, etc.), incluyendo sus mantequillas
- Queso de almendra, harina de almendra
- Quinoa
- Salvado

Grasas saludables

Tamaño de la porción: 1 taza de leche de nueces, ¼ de taza de nueces y semillas crudas o coco rallado, ¼ de taza de aceitunas, 3 cucharadas de aderezo, 2 cucharadas de aceite, 2 cucharadas de mantequilla de nueces o semillas crudas

- Aceite de ajonjolí
- Aceite de coco
- Aceite de oliva
- Aceite de semilla de uva
- Aceitunas
- Aguacate, ½ mediano

- Coco
- Humus (⅓ de taza)
- Leche de almendra
- Leche de coco
- Leche de nueces de la India
- Linaza
- Mayonesa, con aceite de cártamo
- Nueces y semillas, sólo crudas, todos los tipos (almendras, nueces de Brasil, chía, nueces pecanas, semillas de calabaza, ajonjolí, nueces de Castilla, etc.), incluyendo sus mantequillas
- Tahini (mantequilla de ajonjolí)

Hierbas, especias, condimentos y alimentos varios

Tamaño de la porción: ilimitadas

- Agar agar
- Ajo, fresco y en polvo
- Ajonjolí
- Aminoácidos de coco
- Arruruz en polvo
- Cacao en polvo, crudo
- Caldos y consomés, caseros o naturales, sin azúcar, de carne de res, pollo, verduras o pavo
- Cebollitas de cambray
- Chile en polvo
- Endulzantes, stevia pura o xilitol de abedul
- Especias de pimientas, cayena, negra, chile en polvo, chile de árbol triturado, páprika, etcétera
- Especias, canela, cilantro, comino, cúrcuma, nuez moscada
- Extracto de vainilla
- Goma xantana (no de maíz)
- Hierbas secas o frescas, eneldo, laurel, semilla de apio, albahaca, menta, orégano, perejil, romero, estragón, tomillo (nota: todas las pimientas, incluyendo las especias de chiles, como el chile de árbol triturado y la pimienta cayena, deben evitarse cuando se sigue la prescripción autoinmune)

- Jengibre, fresco y en polvo
- Levadura nutricional
- Mostaza, todos los tipos
- Pepinillos
- Pimienta negra
- Rábano fresco o fermentado
- Ralladura de lima
- Ralladura de limón, hojas de limón
- Sal de mar
- Salsa Tabasco
- Salsa tamari
- Salsa, incluyendo fermentada
- Vinagre de manzana
- Vinagres, todos los tipos (incluyendo vinagre de coco y de arroz, mientras no contengan azúcares añadidos)

SOBRE LOS LICUADOS Y JUGOS

Soy una gran defensora de los licuados, pero no de los jugos, y la razón es que quiero que comas alimentos *enteros*, y los jugos no lo son. Los licuados son alimentos enteros hechos puré, y los purés pueden ser una forma deliciosa y más digerible de comer tus verduras y frutas. Los jugos eliminan la fibra y también concentran los azúcares de las verduras y frutas, lo que puede causar inestabilidad en la glucosa. En el único caso en que no soy partidaria de comer alimentos enteros es cuando ciertos micronutrientes se usan terapéuticamente en forma de suplementos. En mi vida y en la vida de mis clientes, los suplementos han proveído un verdadero cambio clínico sin azúcares concentrándose en el cuerpo. Así que prepara todos los licuados que desees, pero mantén el extractor de jugos en tu alacena.

Ahora estás listo para elegir tu prescripción nutricional. Si ya sabes qué problema quieres atender primero, adelante. Si no estás seguro, lee los siguientes siete capítulos. Cada capítulo expone una zona de autodescubrimiento y señala algunas de las formas en que tu cuerpo puede estar murmurando, hablando o gritando algo. Ve qué mensajes te parecen más familiares. ¡Sé curioso! En el capítulo 12 encontrarás un cuestionario de diagnóstico de todo el cuerpo para ayudarte a descubrir dónde te sugiere éste que empieces; eso puede ser todo lo que necesitas para decidir de dónde partir.

Si tienes más de uno de estos problemas de salud, empieza con el que te molesta más o empieza por el principio, con el capítulo del tracto gastrointestinal, y sigue progresivamente, uno a la vez. Todas estas prescripciones serán una curación metabólica beneficiosa y terapéutica, así que no hay margen de error.

Tu cuerpo puede hacer cosas fantásticas. Cada vez que respiras y cada vez que comes son nuevas oportunidades de curar, equilibrar o limpiar potencialmente una secuencia metabólica. Recuerda: todo lo que haces tiene el potencial de crear salud, así como tiene el potencial de crear desequilibrio. Sin importar qué tan lejos te hayas salido del camino, nunca es demasiado tarde para retomarlo.

TODO CRUDO Y REMOJADO

Las nueces y semillas son algunas de mis colaciones saludables favoritas. Contienen la clase de grasa que promueve la quema de grasa y tienen nutrientes que alimentan algunas de tus secuencias metabólicas más importantes. Sin embargo, sólo come nueces y semillas crudas, previamente remojadas.

Puede que las nueces tostadas te sepan bien porque estás acostumbrado a ellas, pero pueden contener grasas y químicos añadidos, llamados acrilamidas, los cuales se forman durante el proceso de horneado y son carcinógenos. Las nueces y semillas crudas no contienen estas sustancias; sí tienen, sin embargo, ácido fítico, el cual puede bloquear la absorción de los nutrientes de las nueces. Para deshacerte del ácido fítico y generar enzimas útiles dentro de las nueces y semillas, debes remojarlas antes de comerlas de la siguiente manera: coloca tus nueces y semillas en un frasco de vidrio y cúbrelas con agua purificada. Guárdalas en el refrigerador durante 24 horas. Cuélalas, enjuágalas, déjalas secar y guárdalas en porciones de ¼ de taza en bolsas de plástico selladas en el refrigerador hasta por una semana, o en el congelador hasta por dos meses. ¡Colación rápida!

Si quieres alcanzar tu salud, ¡necesitas comer alimentos que ayuden a tu metabolismo! Cada día pregúntate: "¿Hoy comí para lograr mis metas de salud?" En lo referente a la comida, sé de lo que hablo. Puedo ayudarte. Úsame, usa mi experiencia. Puedo darte el poder de lograr que tengas buena salud, y junto con ella, puedo darte el cuerpo que quieres, en el tamaño y la forma que quieres, con el peso que quieres. Puedo ayudarte a desempeñarte mejor en los deportes, con tu pareja, en tu vida. Puedo optimizarte. ¡Déjame hacerlo! Elige tus problemas de salud y márcalos en tu lista de pendientes para que nunca tengas que pensar en ellos otra vez. ¡Empecemos!

SEGUNDA PARTE

Tu cuerpo murmura

Capítulo 5

Disfunción gastrointestinal, indigestión y síndrome de intestino irritable

Cada vez que comes hay un proceso que permite que la comida entre en tu sistema y tu cuerpo la digiera y metabolice transformándola en energía y nutrientes que tu cuerpo puede usar para sanar, reconstruir y recrearse a sí mismo. Dado que el metabolismo es la conversión de alimentos en combustible y acción, y dado que la digestión es el proceso a través del cual podemos absorber los alimentos en nuestro ecosistema interno, piensa que tu tracto gastrointestinal es el gran portero. Si los alimentos son medicina y no puedes procesar alimentos, no puedes tener la medicina que necesitas para atender ninguno de los problemas descritos en este libro. Cualquier prescripción de aquí en adelante, entonces, *depende de los nutrientes*. Si no puedes recibir nutrientes, no podrás obtener los beneficios.

Tu tracto gastrointestinal es tu forma de entrega de esta poderosa medicina. Imagina si necesitaras un medicamento inyectado pero no tuvieras una aguja o una jeringa. Ese medicamento sería inútil. Imagina si tuvieras un medicamento de toma oral, pero te rehusaras a abrir la boca. Ese medicamento sería inútil. De la misma forma, las prescripciones que requieren nutrientes en este libro no funcionarán si tu cuerpo no digiere, asimila y absorbe los alimentos tan bien

119

como puede, o si no elimina los desechos tan bien como debería. Tu tracto gastrointestinal es la primera interacción de tu cuerpo con los alimentos que comes. Es la línea de avanzada, donde te proteges a ti mismo de lo que es dañino y te movilizas para usar lo que es beneficioso. Simplemente *tiene* que funcionar.

Pero como sucede con cualquier sistema del cuerpo, algunas veces las cosas salen mal, y en lo que respecta a la digestión, las cosas suelen ir mal. De hecho, se estima que una de cada seis personas en Estados Unidos, por ejemplo, o casi 50 millones de ellas, sufre de síndrome de intestino irritable,[14] una enfermedad común que vuelve el estreñimiento, la diarrea, los calambres estomacales, los gases y la inflamación eventos asociados regularmente con el acto de comer.[15] Muchas otras personas sufren de alguna clase de indigestión, como reflujo o acidez. Algunos sufren de un sobrecrecimiento bacteriano en el intestino delgado, de una proliferación de bacterias en el intestino delgado que deberían estar en el colon o de disfunciones estructurales, como diverticulitis.

Las enfermedades digestivas pueden volverse severas. Cuando el sistema inmunológico se involucra, condiciones como la enfermedad celiaca pueden dañar el tracto gastrointestinal, aplanando y matando las vellosidades que absorben los nutrientes de los alimentos que comes. Enfermedades crónicas serias, como la enfermedad de Crohn y otras formas de síndrome de intestino irritable pueden causar molestias extremas, llevándote a sentir que han tomado el control de tu vida.

Pero en muchos casos las molestias digestivas pueden parecer relativamente leves. Son murmullos. Puedes simplemente preparar un remedio común para tu acidez o tu estreñimiento y darte cuenta de que no es para tanto. Algunos de los medicamentos más comunes y más vendidos se enfocan en dichos problemas digestivos; de hecho, la gente toma más antiácidos, productos antigases, laxantes y remedios para la diarrea que cualquier otro medicamento de venta libre.[16] Cuando tienes esta clase de problemas, especialmente síndrome de intestino irritable, indigestión, inflamación o gases después de comer, tu cuerpo está murmurando que algo no está equilibrado. Si ignoras estos murmullos, los mensajes se volverán más y más fuertes. Para cuando hayas desarrollado alguna enfermedad autoinmune, como la celiaca o un caso extremo de intestino inflamado, como la enfermedad de Crohn, ya se habrán vuelto gritos. En otras palabras, *ignora esos murmullos bajo tu propio riesgo.*

Cuando hay un desequilibrio en el tracto gastrointestinal, por ejemplo, algo entra que causa una reacción, como un alergénico o un virus, o el cuerpo no puede metabolizar totalmente o utilizar los nutrientes de los alimentos, incluyendo grasa, proteína, azúcar y micronutrientes, esto puede disparar un proceso de enfermedad. La deficiencia nutricional como resultado de problemas de absorción puede introducir una serie de otros problemas, incluyendo:

- La reparación y reconstrucción inadecuadas de hueso y músculo
- Mal mantenimiento de órganos
- Problemas en el sistema de desintoxicación del cuerpo
- La liberación adecuada de hormonas que gobiernan la mayoría de los procesos corporales
- El equilibrio de las bacterias intestinales que influyen en el estado de ánimo
- La probabilidad del cuerpo de lanzar un ataque sobre sí mismo y desarrollar una enfermedad autoinmune, como artritis reumatoide
- La tendencia del cuerpo a guardar grasa en lugar de quemarla

La disfunción gastrointestinal puede ser *la primera señal de que algo anda mal,* incluso si no es el primer paso en la cadena de reacciones que se está dando dentro de tu cuerpo. Tu cuerpo no está manejando los alimentos que comes de la forma como debería, y eso puede desencadenar una reacción de problemas de salud que se vuelva cada vez más difícil de resolver. Recuerda: la naturaleza y la salud de tu ecosistema interno determinan si los nutrientes de los alimentos que comes, las enzimas digestivas producidas por tus órganos y la serotonina producida por tu intestino pueden hacer lo que necesitan hacer. Si quieres un buen manejo y una verdadera salud, no puedes sólo tomar un laxante y pensar que ahí terminó.

La zona de autodescubrimiento

Puede que no sepas con toda seguridad cuál es la naturaleza de tus problemas gastrointestinales, pero tu cuerpo lo sabe y está tratando de decírtelo. Éstos son algunos de los síntomas que puedes estar experimentando, y que pueden ayudarte a determinar si tienes problemas digestivos o no. Estos síntomas pueden venir de reacciones alimentarias, insuficiente producción enzimática o un desequilibrio en la flora intestinal, pero sin importar la causa subyacente, tu cuerpo te está murmurando: "¡Oye, no todo está bien con la digestión! ¿Podrías hacer algo al respecto?"

* Adelgazamiento de las pestañas, sin una razón aparente (esto puede sonar como algo bueno pero, especialmente en niños, en realidad es una señal de reacciones alimentarias)
* Adelgazamiento y debilitamiento de uñas y cabello
* Alergias
* Alimentos sin digerir en tus evacuaciones
* Asma
* Celulitis que se forma repentinamente y en grandes cantidades
* Chaparreras u otras acumulaciones de grasa en áreas donde no tenías grasa antes
* Comezón en el recto
* Comezón en la parte interna de tus brazos
* Congestión nasal después de comer

- Dolores de articulaciones o un diagnóstico de artritis
- Dolores estomacales o un "estómago nervioso"
- Eczema
- Erupciones de la piel frecuentes e inexplicables, que pudieran ocurrir en cualquier parte, desde tu rostro hasta tus pies
- Estreñimiento o diarrea frecuentes (o alternancia entre ambas)
- Evacuaciones largas y delgadas
- Gases y flatulencias
- Infecciones fúngicas frecuentes
- Inflamación después de comer, incluso hasta el extremo de que parezca un embarazo
- Lipomas (pequeños sacos de grasa en lugares extraños, como bajo tus párpados)
- Molestias frecuentes de úlceras
- Moretones por alergias; esos círculos oscuros e inflamados bajo tus ojos
- Piel seca o manchada
- Reflujo o acidez después de comer o después de pasar mucho tiempo sin comer
- Resfriados frecuentes u otras infecciones virales

Si cualquiera de éstos te suena familiar, probablemente tienes alguna clase de disfunción gastrointestinal, incluyendo síndrome de intestino irritable o indigestión, o ambas. Tu cuerpo quiere llamar tu atención y te está enviando un mensaje claro. Démosle a tu cuerpo lo que realmente necesita, pero ya.

Lidiar, no sanar

Los desórdenes gastrointestinales o digestivos están entre las quejas más comunes que se escuchan en los consultorios médicos, y también en las salas de emergencia. Los médicos escuchan mucho sobre dolores estomacales, gases e inflamación, acidez y reflujo, estreñimiento, diarrea y náusea. Los problemas digestivos incluso se confunden algunas veces con ataques al corazón. Con un problema tan extenso, probablemente piensas que todos nos iríamos por la solución fácil y obvia (cambiar lo que comemos), pero en cambio, los médicos tienden a prescribir medicamentos. Por ejemplo, la indigestión, la acidez y el reflujo se tratan típicamente con medicamentos que inhiben la producción de ácido, inhibidores de la bomba de protones, como Prevacid, Prilosec y Nexium. ¡Ni se considera que estos inhibidores pueden aumentar tu riesgo de diabetes y también son un riesgo para tu corazón!

Otros medicamentos bloquean el ácido. Llamados bloqueos H2, éstos incluyen medicamentos como Pepcid, Zantac y Tagamet. El estreñimiento se trata generalmente con laxantes o suplementos de fibra, aun cuando los laxantes químicos pueden descomponer realmente tu equilibrio de electrolitos y pueden incluso llevar a molestias cardiacas. Para las úlceras pépticas, el tratamiento usual incluye antibióticos junto con más medicamentos antiácidos.

En otras palabras, los medicamentos son la respuesta convencional para estas enfermedades. Algunos médicos pueden mencionarte que tomes un suplemento de fibra, pero más allá de eso, probablemente no te dé ningún consejo sobre tu estilo de vida. Incluso puede decirte que tu enfermedad es algo con lo que deberás vivir y que todo lo que puedes realmente hacer es intentar controlar tus síntomas. Tonterías.

Secuencias elegidas para reparación

Hay toda una escuela de pensamiento que dice que la digestión es la raíz de toda la salud, y que sin curar el intestino no puedes curar ninguna enfermedad. Hay mucho mérito en este punto de vista porque, como he explicado, cuando tu digestión no trabaja, puede que no estés absorbiendo los nutrientes bien y eso puede impedir el

LO QUE LA CIENCIA DICE QUE ES CIERTO

Tu intestino contiene 100 mil billones de microbios, y esos microbios contienen 10 veces más células de las que tienes en el resto de tu cuerpo. Ahora se sabe que estos microbios intestinales afectan el metabolismo de gran manera, desde la habilidad del cuerpo de procesar los diversos alimentos, hasta la regulación hormonal o la fuerte del sistema inmune mismo. Los microbios intestinales han demostrado tener una influencia ¡sobre el comportamiento y las preferencias alimentarias!* Un estudio de 2013, publicado en *Science*, demostró que "la exposición microbiana y las hormonas sexuales tienen efectos potentes sobre enfermedades autoinmunes, muchas de las cuales son más prevalecientes en mujeres". El estudio demostró que "exposiciones microbianas a temprana edad determinan los niveles de hormonas sexuales y modifican la progresión de la autoinmunidad" en ratones. El microbioma también determina qué tan bien puedes absorber los micronutrientes de los alimentos que comes. De acuerdo con un estudio en *Science Translational Medicine*, "el valor nutricional de los alimentos está influido en parte por la comunidad microbiana de una persona (microbiota) y sus genes componentes (microbioma)", y el contenido de la comunidad microbiana del cuerpo puede cambiar significativamente en muy poco tiempo, basado en cambios en la dieta. En otras palabras, el contenido bacteriano de tu tracto gastrointestinal tiene un efecto directo en tu salud de múltiples formas, y la ciencia apenas empieza a comprender su importancia.

La buena noticia es que ya sabemos que podemos cambiar la composición de nuestras bacterias intestinales por medio de los alimentos, nutriendo a las que sean útiles y promuevan la salud, y creando un ambiente menos acogedor para las bacterias intestinales que promueven la enfermedad y nos empujan hacia elecciones menos nutritivas de alimentos. De hecho, las bacterias intestinales pueden cambiar significativamente sólo 24 horas después de hacer un cambio en la dieta.

---

* J. Alcock *et al.*, "Is Eating Behavior Manipulated by the Gastrointestinal Microbiota? Evolutionary Pressure and Potential Mechanism", *Bioessays*, vol. 36, núm. 10, octubre de 2014, pp. 940-949. L. A. David *et al.*, "Diet Rapidly and Reproducibly Alters the Human Gut Microbiome", *Nature*, vol. 23, enero de 2014, pp. 505 y 559-563.

---

trabajo de otras funciones hasta cierto punto. No siempre estoy de acuerdo con que la digestión es el primer punto que todos deberían resolver, pues algunas veces hay asuntos más importantes que controlar primero. Si tienes una crisis de salud, como diabetes o auto-inmunidad, puedes empezar ahí. Sin embargo, si todos estamos interconectados correctamente con los alimentos, la gente tal vez no desarrollaría colesterol alto, hipertensión, enfermedad cardiaca, diabetes, bolsas de grasa donde no las quiere o desórdenes emocionales, como depresión y ansiedad. Si estuviéramos interconectados con los alimentos correctos en los momentos correctos, probablemente no tendríamos cuerpos que cambian en algo que no reconocemos. Recuerda que la enfermedad, así como los cambios indeseables en la forma del cuerpo, es una *adaptación metabólica* al ambiente interno, y nuestra interconexión con los alimentos es un factor muy importante para establecer ese ambiente.

¿Cómo metaboliza tu cuerpo la comida? ¿Cómo se manifiestan los problemas de salud mientras las adaptaciones metabólicas de tu cuerpo para digerir comida son más o menos efectivas? Esto es lo que quiero considerar mientras exploramos estas preguntas interesantes: ¿Cómo está tu digestión? ¿Se da lo suficientemente rápido, o demasiado rápido? ¿Estás reaccionando de forma negativa *a algo que comiste? ¿Comiste demasiado, o muy poco?*

Para esta prescripción nutricional, nos enfocamos en los mecanismos principales del tracto gastrointestinal y sus funciones tan importantes: digerir, absorber, asimilar y eliminar alimentos. Específicamente, nos enfocamos en:

1. **Secreción de enzimas.** Las enzimas son los catalizadores de las reacciones bioquímicas en el cuerpo, específicamente (relativas a este capítulo) las que extraen los nutrientes de los alimentos que comemos y los transforman en formas que el cuerpo puede usar para sanar, reparar, reconstruir y recrearse. Las enzimas se producen a lo largo del tracto gastrointestinal y en varios órganos, así que hay muchas secuencias que controlan su producción y secreción, y hay diferentes enzimas responsables por digerir distintas clases de alimentos,

carbohidratos y azúcares, proteínas y grasas, y muchas subcategorías dentro de éstas más amplias.

2. **Salud de tejidos.** Las vellosidades en el intestino delgado y la pared que cubre todo el tracto gastrointestinal debe ser fuerte y estar sana para que haya una adecuada absorción de nutrientes. El movimiento en el tracto digestivo mismo es también una parte importante de la salud de los tejidos. Si no tienes una buena acción muscular en el tracto gastrointestinal, puedes tener problemas para eliminar desechos, lo que puede afectar a todo el sistema.

3. **Población del microbioma.** El microbioma es el ecosistema del intestino. Tu tracto gastrointestinal contiene miles de millones de bacterias que actúan de miles de formas para promover la salud, desde la secreción de enzimas y la absorción de nutrientes, hasta equilibrar el estado de ánimo y controlar el apetito. De muchas formas, somos producto de las bacterias en nuestro intestino, así que es extremadamente importante nutrir las poblaciones bacterianas que benefician la salud.

Remueve, repara y restaura

Para nutrir y sanar más eficientemente las secuencias señaladas para reparación, nos enfocamos en alimentos que promuevan la secreción de enzimas y bacterias saludables en el microbioma, así como los que contribuyen más a reducir la irritación y promover la curación de los tejidos del tracto gastrointestinal. Éstos son nuestros objetivos:

1. Quitar estresores potenciales para el sistema digestivo, incluyendo alimentos reactivos y poco amigables para la flora intestinal, como bacterias, parásitos o levaduras.

2. Reparar cualquier daño a la mucosa intestinal del tracto gastrointestinal, incluyendo las vellosidades y las células secretoras, y repoblar el intestino con bacterias sanas.

3. Restaurar la eliminación saludable de toxinas y el desecho de alimentos al promover una función intestinal sana.

LO ÚLTIMO SOBRE IMPLANTES FECALES

Suena como una mala broma —¿hacer que te implanten las heces de alguien más en tu colon?—, pero esto no es sólo un nuevo tratamiento de moda, también es altamente efectivo para infecciones bacterianas serias, como *Clostridium difficile*, e incluso para pérdida de peso entre quienes pueden pagar tales tratamientos. También ha sido utilizado experimentalmente para tratar el síndrome de intestino irritable y ciertas enfermedades neurológicas, como Parkinson. Aunque todavía es un tratamiento nuevo, las pastillas fecales y los trasplantes pueden volverse un tratamiento estándar algún día para toda clase de desórdenes gastrointestinales.

A. Anathaswamy, "Fecal Transplant Eases Symptoms of Parkinson's", *New Scientist*, vol. 106, 19 de enero de 2011, p. S352.

Lineamientos para tu prescripción de reparación gastrointestinal

Para seguir tu prescripción del tracto gastrointestinal correctamente, asegúrate de comer exactamente de acuerdo con el plan y seguir estos parámetros:

- Tomarás la prescripción seis veces al día (comerás seis veces al día). En otras palabras, tendrás tres comidas estratégicas para equilibrar el tracto gastrointestinal y tres colaciones enfocadas en equilibrar tu energía cada día, y tomarás tu prescripción (comerás) cada tres o cuatro horas durante tu tiempo en vigilia.

- Para restaurar el ecosistema y equilibrar y sanar completamente la mucosa, muchos de mis clientes usan esta prescripción durante seis u ocho meses. Un alivio de síntomas suele darse en los primeros dos meses, pero los síntomas vuelven rápidamente si el apoyo se retira demasiado rápido, pues no se da suficiente tiempo para que crezcan y se regeneren nuevos tejidos sanos. Así que quédate con este plan a largo plazo si quieres un efecto de reparación gastrointestinal duradero.

- Si tienes problemas con algún alimento de ese plan, como alergias o simple falta de gusto (especialmente si tienes alguna clase de reacción digestiva individual), sustitúyelo por otro de la lista de los mejores 20 alimentos para la reparación gastrointestinal, y luego de la lista de alimentos base si todavía no has encontrado un sustituto que te agrade. Por ejemplo, podrías cambiar las zanahorias por ejotes, o las lentejas por semillas de calabaza.

- Dile a tu médico que quieres usar una dieta para trabajar en tus problemas gastrointestinales. Seguramente estará abierto a esto, con o sin un tratamiento de medicamentos complementarios, si eso es necesario para un alivio de síntomas inmediato. Tu médico tal vez querrá hacer algunos análisis, pero también pide los análisis que menciono al final de este capítulo para tener una idea clara de dónde te encuentras y monitorear tu progreso.

- Siempre viaja con tus listas de alimentos y tus mapas de comidas. Puedes sacarles copias y guardarlos en tu bolsa o en tu auto, o tomarles una foto con tu teléfono. De esa forma siempre sabrás qué alimentos enfocados en la digestión puedes comer, incluso cuando salgas de casa.

- No olvides beber un tercio de tu peso corporal en decilitros de agua de manantial cada día, con un máximo de tres litros al día.

Come tu medicina: tu prescripción para la reparación gastrointestinal

Sigue esta prescripción al pie de la letra para tener los mejores resultados; no te saltes ninguna comida o colación, incluso si no tienes hambre. Primero, ésta es tu lista de los mejores 20 alimentos:

LOS MEJORES 20 ALIMENTOS PARA LA REPARACIÓN GASTROINTESTINAL

Estos alimentos, extraídos de la lista de alimentos base, son tus elecciones primordiales para llenar tus mapas de comidas. Estos alimentos están enfocados específicamente para tu prescripción de reparación gastrointestinal, así que úsalos cuando tengas la oportunidad.

- Aceite de coco
- Albahaca
- Apio
- Calabacitas
- Camotes
- Ciruelas pasas
- Col fermentada (como kimchi y chucrut)
- Col morada
- Coliflor
- Ejotes
- Hinojo
- Lentejas (idealmente, germinadas)
- Manzanas verdes
- Menta
- Peras
- Piñones
- Romero
- Salmón
- Semillas de calabaza crudas
- Zanahorias

Para el mapa de comidas, enfatiza las comidas sencillas con elementos digeribles para calmar la irritación; elige alimentos que sean fáciles de digerir para tener una mejor absorción de nutrientes y que inciten al colon a mover todo. Este plan también promueve la proliferación de las bacterias intestinales buenas y evita los alérgenos comunes.

Considera que no nos enfocamos en grasas sanas en esta prescripción. Está bien cocinar con aceites que se encuentren en la lista de alimentos base. Los alimentos altos en grasa, sin embargo, incluso los que tengan grasas saludables, pueden ser muy pesados para que un tracto gastrointestinal estresado los procese.

Mapa de comidas para la reparación gastrointestinal, días 1-7

Desayuno	Colación	Comida	Colación	Cena	Colación
Fruta (índice glucémico alto o bajo) Grasa saludable	Verdura (cocida)	Carbohidratos complejos Proteína Verdura	Verdura (cocida)	Carbohidratos complejos Proteína Verdura (de preferencia cocida	Fruta (cocida, índice glucémico alto o bajo)

Un día en la vida de la reparación gastrointestinal

Ahora exploremos cómo puedes implementar esta prescripción. Ésta es una muestra de un día comiendo los alimentos de ambas listas, con especial énfasis en la lista de los mejores 20 alimentos. También incluí recetas para un día de muestra, sólo para ayudarte a comenzar. Las recetas aparecen en negritas dentro de la muestra del mapa de comidas.

Muestra de un día para la reparación gastrointestinal, días 1-7

Desayuno	Colación	Comida	Colación	Cena	Colación
Manzana verde con mantequilla de almendra	Ejotes cocidos	Ensalada de cangrejo y quinoa	Brócoli cocido	Bacalao con puré de camote y ensalada de hojas verdes	Duraznos cocidos

Recetas

En cada una de las recetas de esta prescripción utilicé al menos uno de los mejores 20 alimentos para impulsar los alimentos de la lista base. Al crear tus propias comidas y recetas (o explorar las de mi página web), incorpora esos alimentos cada vez que tengas oportunidad. Pero recuerda: esta prescripción es una combinación de los micronutrientes en los alimentos que seleccioné y de la forma y el tiempo para comerlos, para reparar las secuencias metabólicas en las que nos estamos enfocando.

|◉| Manzana verde con mantequilla de almendra

Rinde 1 porción

1 manzana verde, sin semillas y rebanada (ve la nota)
2 cucharadas de mantequilla de almendra

Unta la mantequilla en las rebanadas.

Nota:
Otra alternativa es quitar el corazón de la manzana y rebanarla a la mitad horizontalmente (como un bagel de manzana), luego untar la mantequilla de almendra en una pieza y cubrirla con la otra mitad de la manzana para preparar un sándwich.

|◉| Ensalada de cangrejo y quinoa

Rinde 2 porciones

1 taza de quinoa
2 tazas de agua
340 gramos de carne de cangrejo
6 tazas de ensalada de hojas verdes
1 taza de zanahoria rallada
1 taza de jitomates cherry cortados a la mitad

1 taza de pepino pelado, picado en cubos

3 cucharadas de jugo de limón

Sal de mar

Pimienta negra recién molida

En una olla mediana, hierve la quinoa y el agua sobre fuego alto. Tapa la olla, baja la flama a fuego lento y déjala hervir hasta que la quinoa esté suave, alrededor de 15 minutos. Cuélala bien; la quinoa guarda mucha agua, así que debes colarla varias veces.

Coloca la quinoa en un tazón grande y déjala enfriar. Cuando esté a temperatura ambiente, añade la ensalada, las verduras y el jugo de limón, y revuelve para mezclar. Salpimienta al gusto.

|◉| Bacalao con puré de camote y ensalada de hojas verdes

Rinde 2 porciones

2 camotes amarillos medianos, lavados

1½ cucharaditas de páprika

Sal de mar

Pimienta negra recién molida

2 filetes de bacalao (170 gramos, cada uno)

1 limón, cortado en cuartos, sin semillas

2 tazas de caldo de verduras

2 chalotes pequeños, rebanados

4 dientes de ajo rebanados

1 manojo de col rizada, sin tallos, con las hojas picadas

¼ de cucharadita de canela en polvo

Precalienta el horno a 200 °C. Coloca los camotes en una charola para hornear y hornéalos durante 45 o 60 minutos, o hasta que puedas picarlos fácilmente con un tenedor.

Mientras tanto, en un tazón pequeño, mezcla la páprika, ¼ de cucharadita de sal y ¼ de cucharadita de pimienta negra. Sazona el bacalao con la mitad del sazonador. Coloca el bacalao sobre una charola para hornear. Exprime la mitad del limón sobre el bacalao y hornéalo entre 12 y 15 minutos, hasta que se desmenuce.

Mientras, en una olla pequeña sobre fuego alto, mezcla el caldo de verduras, los chalotes, el ajo, la col y el resto del sazonador. Cocina durante 10 minutos o hasta que el líquido se absorba. Sazona al gusto con más sal y pimienta.

Pela los camotes y aplástalos para formar el puré. Añade la canela y una pizca de sal si lo deseas. Sirve los filetes de bacalao, el puré de camote y la col en platos individuales. Decora cada uno con un cuarto de limón.

Restaura el equilibrio gastrointestinal: tres estrategias principales sin alimentos

Aunque la comida es tu primera línea de defensa mientras preparas tu tracto gastrointestinal para digerir mejor y asimilar nutrientes, hay otras acciones efectivas que puedes hacer para facilitar este trabajo y acelerar tu progreso. Éstas son algunas de mis estrategias de estilo de vida favoritas para mejorar la digestión:

- **Mastica cantando "Las mañanitas".** Una de las cosas más baratas, fáciles y efectivas que puedes hacer para mejorar la habilidad de tu cuerpo de digerir totalmente tus alimentos es masticarlos muy bien. Un truco que me gusta decirles a mis clientes es que canten "Las mañanitas" mientras mastican cada bocado (no fuerte por supuesto; la gente puede pensar que estás loco, ¡y tienes la boca llena!). No tragues hasta que la canción termine. Este hábito puede hacer una enorme diferencia en qué tan bien digieres la comida. Tomar el tiempo de masticar estimula más jugos digestivos que cuando comes rápido, echando la comida por tu garganta. Además de que masticar también te permite moler realmente los alimentos con saliva, para que el proceso digestivo comience antes de que tragues. Mis clientes me dicen que esto ha curado prácticamente todo, desde acidez hasta estreñimiento, y será mucho menos probable que encuentres alimentos sin digerir cuando evacues (asqueroso). ¡No subestimes el poder de la masticación!

Ideas de colaciones para la reparación gastrointestinal

Colaciones de la mañana y la tarde

Cada una de estas colaciones es una verdura cocida, la cual puedes preparar de la forma que gustes, al vapor, cocida o incluso salteada en algún aceite permitido. Puedes hacer puré tus verduras para preparar una sopa y llevártela al trabajo en un termo, o sólo cocerlas la noche anterior (o usa sobras de la cena) y ponerlas en un contenedor para llevártelas al trabajo. Las verduras horneadas frías son deliciosas, o puedes calentarlas en el microondas.

* Acelgas cocidas
* Coles de Bruselas cocidas
* Espárragos cocidos
* Espinacas cocidas

Colaciones de la noche

Como puedes ver, todas estas colaciones de la noche son frutas cocidas. Puedes hornear estas frutas o cocerlas en un poco de agua hasta que se ablanden. O incluso asarlas o saltearlas en un poco de aceite.

* Cerezas cocidas
* Ciruelas cocidas
* Peras cocidas
* Manzanas cocidas

- **Disfruta comer.** Tu experiencia de comida es crucial cuando tienes una disfunción gastrointestinal. No comas de prisa o cuando estés molesto o presionado. En cambio, siéntate y disfruta tu comida. Pon atención a lo que comes. No me importa si también estás viendo la televisión o escuchando música, y espero que tengas el tiempo de disfrutar una conversación durante tu comida. El punto es sentir placer mientras comes. Las hormonas del placer abren las secuencias metabólicas que te permiten digerir los alimentos más eficientemente. Así que ve una comedia o cuenta un chiste, o ríete con tu familia y amigos durante la cena. Tu tracto gastrointestinal te lo agradecerá.

- **Escribe el detalle de tus comidas y tus síntomas.** Si escribes todo lo que comes y cómo te sientes después de cada comida y en general, relativo al tracto gastrointestinal, empezarás a reconocer patrones. Llevar un diario de tus comidas y de tus síntomas te dará información sólida que puedes compartir con tu médico o tu practicante de medicina natural cuando solicites análisis o quieras un consejo adicional sobre algún síntoma molesto.

Informa a tu equipo perfecto

Tu médico puede decidir hacer algunos análisis para llegar al fondo de tus problemas digestivos, pero hay otros que me parecen útiles y que los médicos no siempre solicitan. Pide los siguientes análisis de laboratorio. No olvides escribir tu petición e incluir una lista de tus síntomas para que tu médico pueda dársela a tu compañía de seguros como justificación por ordenar los análisis. En mi clínica uso los resultados del laboratorio de la misma forma en que algunas personas usan una báscula para dar un seguimiento a su peso. Los uso para medir el éxito de la prescripción nutricional de mis clientes.

Hacer análisis también puede mostrar importantes problemas de salud que necesitan atenderse. Si tus resultados dan positivo para alguna enfermedad, habla con tu médico sobre posibles medidas. Si esto sucede, también necesitarás saber que estás tomando la prescripción correcta.

- **Análisis de *Helicobacter pylori*.** Éste es un análisis de aliento o heces para la bacteria que causa la inflamación de las paredes estomacales y también está vinculada con úlceras estomacales. Una muestra normal no contendrá la bacteria *H. pylori*.
- **Coprología completa.** Este análisis detecta la presencia de levaduras, parásitos y bacterias que pueden contribuir a enfermedades crónicas y disfunciones neurológicas.
- **Análisis de enfermedad celiaca.** Es una enfermedad autoinmune pero, particularmente, el cuerpo ataca al intestino delgado, dañando tu habilidad de digerir y absorber nutrientes. Si tienes esta enfermedad, nunca puedes comer algo con gluten, así que es importante saber si la padeces. Diferentes médicos pueden decidir realizar distintos análisis, y hay una gran variedad de ellos que pueden indicar enfermedad celiaca, así que sigue el consejo de tu médico sobre el que sea mejor para ti. Los análisis de sangre atienden reacciones inmunitarias a las proteínas del gluten y son el primer paso para determinar si pudieras tener enfermedad celiaca. Si esos análisis regresan negativos, una biopsia intestinal puede confirmar el diagnóstico. Considera que debes estar comiendo gluten para que los resultados sean precisos. Si ya dejaste de comer gluten, tu resultado puede ser un falso negativo. Si tienes enfermedad celiaca, podrías empezar con la prescripción autoinmune (ve el capítulo 11).
- **Escáner colorrectal.** El cáncer de colon es inusual, pero es una causa posible de problemas digestivos. Normalmente involucra una colonoscopía, pero también puede incluir un análisis

de sangre en quienes, por alguna razón, no pueden soportar una colonoscopía.

- **Proteína C reactiva.** Este análisis mide la inflamación. Se realiza generalmente para determinar el riesgo de enfermedad cardiaca, pero también puede decirte si tu pared intestinal está inflamada crónicamente, pues mide la inflamación a nivel sistémico.

- **Panel de alergias alimentarias en adultos.** Este análisis es controversial y hay médicos que te dirán que los resultados no son confiables o no están relacionados con síntomas clínicos. Sin embargo, a mí me gusta hacer los análisis de inmunoglobulinas y de inmunoglobulina G para alergias alimentarias. Pueden dar falsos negativos, pero vale totalmente la pena evitar alimentos o rotar en tu dieta a los que reaccionas positivamente.

Algo en qué pensar

A veces la gente dice: "Eres lo que comes". En realidad eres lo que tienes la habilidad de extraer de tus alimentos. Cuando hagas tus mapas de comidas y te acerques a nuestra comunidad para más recetas, o inventes las tuyas, siempre ten en mente que la meta es explotar el bien en los alimentos que comes, no elegir alimentos por lo que les falta.

Éste es un cambio de paradigma. Muchas personas se emocionan al elegir un alimento y ver que sólo tiene 100 calorías o un gramo de grasa. Nos han enseñado que debemos emocionarnos sobre alimentos que "tienen menos…" o "no tienen…", como "tienen menos azúcar", "tienen menos calorías" o "no tienen grasa". En cambio, lo que quiero que consideres es "tiene más", como "tiene más densidad nutricional". Quiero que pienses en la *calidad* de todo lo que pones en tu boca. Haz lo que puedas por valorar y apreciar esa calidad, ya sea masticando tu comida minuciosamente o eligiendo los mejores alimentos. Asegúrate de hacer ese cambio de paradigma. Cuando mires tu plato, pregunta: "¿Qué has hecho por mí últimamente? ¿Qué puedes hacer por mí hoy?" En lugar de pensar: "¿Qué no tienes?", piensa: "¿Qué *tienes* para aumentar mi salud?"

Capítulo 6

Fatiga, poca energía y agotamiento

Cuando tu energía fluctúa, cuando te sientes fatigado, exhausto o tienes explosiones y falta de energía durante el día, tu cuerpo te está murmurando. La energía debería trabajar para ti. Deberías tenerla cuando la necesitas a lo largo del día, y ser capaz de dormir cuando ese día termina. Cuando ninguna de las dos cosas sucede, tu cuerpo está murmurando que algo está fuera de equilibrio.

Los problemas de energía son considerablemente comunes, y aunque muchas personas hablan con su médico sobre su fatiga y agotamiento, los análisis que los médicos realizan pueden no revelar nada. Tal vez no has manifestado una enfermedad, pero tu cuerpo sólo no se siente bien. Muchos de mis clientes aparecen porque un médico les dijo que todo se veía bien. "¿Por qué no me siento bien entonces?", preguntaron. ¿Por qué casi no pueden levantarse de la cama? ¿Por qué se quedan dormidos en su escritorio? ¿Por qué es tan difícil estar despiertos todo el día? Se les ha dicho que sus síntomas son de estrés, por edad o por falta de sueño, y la recomendación es "sólo duerme un poco" o "no te estreses tanto", o incluso "aprende a vivir con ello".

Yo nunca he sido buena con un acercamiento de "aprende a vivir con ello", y tampoco creo que le puedas decir a alguien "sólo duerme un poco" o "sólo relájate" cuando esa persona no puede dormir o no ha encontrado una estrategia que le ayude a desestresarse. Así que en este capítulo buscamos las respuestas a por qué tu nivel de energía fluctúa. Después de todo quieres sentirte fuerte, bien y con energía, como un cuerpo debería sentirse.

Cuando tu cuerpo carece de algo o tiene demasiado de algo, o no puede procesar o tener acceso a algo, disminuirá su velocidad. Tu nivel de energía baja o se vuelve inestable, aumentando en picos, pero luego bajando drásticamente. Eventualmente, esta fatiga y este agotamiento pueden volverse crónicos. La razón de que esto suceda es que esos organelos minúsculos dentro de la mayoría de tus células, llamados mitocondria, generan energía, llamada trifosfato de adenosina. El trifosfato de adenosina es el término técnico, así que cuando digo "energía", a eso me refiero. Esta energía se produce en la mitocondria usando oxígeno (que entra a tu cuerpo a través de tus pulmones), agua y los micronutrientes de los alimentos que comes.

Sin comida no tendrías energía en lo absoluto, y probablemente puedes adivinar que la calidad y el contenido de los alimentos que comes determinan qué tan bien tu mitocondria puede producir la energía que necesitas. Si no comes combustibles buenos y limpios, tu nivel de energía lo padecerá, y si alguna de las secuencias para el metabolismo de energía está bloqueada, tu producción de energía se reducirá. Imagina que hay una nevada intensa. No puedes manejar a través de la nieve densa que deja en tu calle. Necesitas quitarla con una pala primero para hacer un camino. De la misma manera, para optimizar mejor tu sistema de producción de energía, necesitas darle combustible a tu mitocondria con alimentos precisos para una quema más eficiente y la liberación de las secuencias metabólicas necesarias para que produzcan y utilicen esa energía.

La zona de autodescubrimiento

¿Qué es eso que tu cuerpo te está murmurando? ¿Estás lidiando con fatiga, poca energía y agotamiento? Hay señales sutiles y a veces no tan sutiles de que necesitas una prescripción alimentaria:

- Problemas de concentración o enfoque
- Sentirte cansado a lo largo del día o fatiga durante todo el día
- Bajas de energía en la tarde
- Intolerancia al ejercicio, tu entrenamiento normal de pronto parece más difícil o imposible, o parece que no puedes siquiera caminar una cuadra fácilmente
- Te quedas dormido durante el día, incluso en tu escritorio
- Cabello seco y débil
- Uñas quebradizas
- Experimentas dolores en varias partes de tu cuerpo, como abejas moviéndose
- Poco deseo sexual, simplemente no tienes ganas, parece como demasiado esfuerzo
- Disfunción sexual, tienes problemas para lograr un orgasmo o una erección
- Tu piel está rugosa, cuelga libremente con líneas delgadas o como tela arrugada
- Problemas para dormir, te es difícil quedarte o permanecer dormido durante la noche
- Duermes mucho más de lo normal y tienes problemas para despertarte en la mañana
- Poco desempeño deportivo, puedes ser un atleta pero darte cuenta de que ya no corres tan rápido o ya no juegas tan bien como antes
- Dependencia a los estimulantes, te estás apoyando en estimulantes como el café para poder realizar un trabajo o sólo estar despierto todo el día

- Tienes antojos de azúcar y carbohidratos
- Estás cansado en la mañana, incluso después de que dormiste lo suficiente
- Subes de peso cuando comes carbohidratos y cuando los combinas con grasas
- Poco desempeño en el trabajo, parece que no tienes la energía para darlo todo

Si esto te suena familiar, entonces tu cuerpo está murmurando que lo ayudes. Se adaptó metabólicamente para conservar su producción de energía y está enviándote todas las señales de advertencia correctas. Ahora es momento de reparar el porqué, antes de que tu cuerpo levante la voz.

Lidiar, no sanar

Una de las primeras cosas que les pregunto a mis clientes cuando llegan a mi oficina es: "Si tuviera una varita mágica y pudiera hacer que todo estuviera mejor, ¿qué querrías para tu cuerpo?" De la misma manera, quiero que pienses en grande. Si quieres la energía que tenías a los 20 años o la resistencia para correr un maratón, o dormir profundamente durante toda la noche y despertar verdaderamente refrescado, o sólo ser capaz de estar de pie durante todo el partido de futbol de tu hijo, yo también lo quiero. Cualquiera que sea tu meta, sueña en grande y trabajemos juntos para lograrla. Siempre les digo a mis clientes: "Puede que no seamos capaces de hacer todo, pero ninguna petición es demasiado grande, porque si no pides, definitivamente no podemos lograrlo".

Si vas a ver a un médico quejándote de poca energía o problemas de sueño, lo más seguro es que no te pregunte sobre tu dieta. En cambio, tu médico probablemente (o lo espero) hará algunos análisis para ver si tienes algún desorden que pueda causar baja energía,

LO QUE LA CIENCIA DICE QUE ES CIERTO

De acuerdo con un estudio publicado en el *Journal of Occupational and Environmental Medicine*, los empleados que sufren de fatiga le cuestan a las empresas alrededor de 136.4 mil millones de dólares al año en tiempo productivo perdido relacionado con problemas de salud, y la fatiga estuvo presente en 37.9% de los trabajadores entrevistados.* Somos un grupo muy cansado y hay un costo, pero lo que me concierne más es la gente que pierde la oportunidad de disfrutar de lo que puede hacer con una abundancia de energía.

* J. A. Ricci *et al.*, "Fatigue in the U.S. Workforce: Prevalence and Implications for Lost Productive Work Time", *Journal of Occupational and Environmental Medicine*, vol. 49, núm. 1, enero de 2007, pp. 1-10.

como una función tiroidea baja, anemia o baja de hierro, o una baja de vitamina D. (Al final de este capítulo comparto herramientas estratégicas para compartirlas con tu médico y escuchar incluso con más cuidado, a través de un diagnóstico o análisis, lo que tu cuerpo puede estar diciendo.)

Si los análisis que tu médico elige realizar parecen normales, puede diagnosticarte con un desorden que no se puede probar específicamente, pero eso sucede muy seguido cuando nada es evidente; algo como síndrome de fatiga crónica o fibromialgia si también sientes dolor. O puede que te diga que te relajes, hagas más ejercicio o duermas más. Puede que te dé una prescripción de pastillas para dormir. Éste es un acercamiento reduccionista hacia un desorden metabólico complejo, y es por eso que tantas personas llegan a mi clínica totalmente medicadas, no totalmente bien. Lo que necesitas es una prescripción nutricional para equilibrar cualquiera o todas las secuencias metabólicas para el metabolismo de la energía.

Secuencias elegidas para reparación

La energía es lo que nos da la capacidad de correr más rápido, saltar más alto, respirar más profundamente, crear estructura y vivir nuestra vida sintiéndonos saludables y fuertes, y manifestar las hormonas que nos hacen sentir felices. La energía hace que lata nuestro corazón, mantiene la sangre fluyendo, produce la secreción de hormonas, hace crecer el cabello, fortalece las uñas y construye huesos. La energía no sólo está en el cerebro o en los músculos. Está en cada célula de nuestro cuerpo, y si no tenemos la energía suficiente para fabricar huesos fuertes, músculos y tejidos, eventualmente desarrollaremos problemas de salud, desde uñas débiles y baja densidad ósea, hasta reducción de la tonicidad muscular y desequilibrios hormonales.

La energía es increíblemente importante para una vida exitosa y feliz. Puedes tener todo el dinero y las posesiones y la fama del mundo, pero si no tienes energía, no podrás disfrutar de esas riquezas. Cuando un cliente viene y elige trabajar en restaurar y revivir sus niveles de energía, me enfoco en cuatro secuencias de energía y busco reequilibrarlas por medio de la comida. Veamos estas cuatro secuencias metabólicas básicas que influyen en la energía. Pronto verás cómo funcionan juntas y por qué quieres enfocarte en ellas para tener una producción de energía y un metabolismo óptimos.

Energía esencial

Ésta es una modalidad crítica de la producción de energía, la cual usamos para vivir nuestra vida cotidiana; mantiene el corazón latiendo, los músculos funcionando y el cerebro trabajando. Me gusta llamarla "energía esencial" porque nos ayuda a hacer esas cosas que son esenciales para la vida diaria: ir por agua y hablar por teléfono, preparar la cena y hablar con nuestra familia, y hacer todo lo demás que hacemos durante el día. Así que tienes que hacer algo para obtener esta clase de energía: debes comer. Esta energía viene de la mitocondria usando el oxígeno para quemar el azúcar que viene de los alimentos ricos en carbohidratos. Ésta es la forma más fácil y rápida para que el cuerpo pueda crear energía.

Si tú piensas en toda la producción de energía posible en tu cuerpo como un valor de 100 pesos, la energía esencial valdría alrededor de 30 pesos, o 30% de tu reserva de energía ideal para el día. Así que, si puedes comer carbohidratos, descomponerlos en azúcar y convertirlos en energía, ya tienes recorrido más de un tercio del camino. Para quienes tienen problemas con el metabolismo de energía, sin embargo, es difícil lograrlo. Y recuerda: debes comer para que este proceso funcione. Si no lo haces, tu cuerpo se comerá tus músculos y tu hígado porque son los lugares donde el cuerpo guarda el azúcar.

Energía creada

Ésta es la energía que sentimos surgir del ejercicio y otras clases de actividades físicas. Dado que el ejercicio consume más energía que la vida diaria, indica al cuerpo que se regule o acelere su consumo de energía; quemamos combustible a un paso más rápido en la mitocondria, y eso genera la producción de más energía. Pero esta clase de energía funciona de manera diferente a la energía esencial. Cuando hacemos ejercicio usamos el oxígeno en nuestros músculos. Para la energía esencial necesitamos oxígeno para quemar azúcar, pero dado que durante el ejercicio se merma el oxígeno, el cuerpo abre una nueva secuencia para quemar azúcar y crear más energía. ¡Cuerpo inteligente!

Este nuevo canal abierto se llama "secuencia de ácido láctico". Esto crea un impulso extra de energía y es genial para un ejercicio intenso corto, como *sprints* o repeticiones rápidas o programas de entrenamiento de alta intensidad. No dura mucho sin embargo. No es sustentable, pero puede aumentarse al acondicionarse. Y lee esto: puede aumentarse por lo que comes antes del ejercicio. Aunque es buena energía, en el esquema de la producción total de energía sólo suma alrededor de cinco pesos de esos 100 pesos, o 5% de tu deseo diario de energía. También ayuda a que tanto la energía esencial como la energía metabólica (ve la sección siguiente) trabajen mejor, así que tiene algunos beneficios añadidos; considérala un interés en el banco. El ejercicio tiene un sinfín de beneficios para la salud, pero no creo que aumentar el ejercicio solamente pueda reparar la fatiga, la baja energía y el agotamiento, y sin embargo, a muchos de mis clientes les han dicho: "sólo haz más ejercicio".

Energía metabólica

Ésta es la mejor clase de energía, es lenta, constante, rica y estable. Nos hace sentir físicamente fuertes, y cuando su secuencia metabólica está fluyendo, calma abundantemente la sed del cuerpo por energía. Es como un río de agua comparado con una botella. Nos sentimos ilimitados, no ligeramente estimulados. Es la diferencia entre sentirte bien y sentirte increíble. La energía metabólica puede hacerte sentir estable y con suficiente combustible durante todo el día, y viene de quemar la grasa para combustible en lugar del azúcar.

Cuando las mitocondrias queman grasa para producir trifosfato de adenosina, el resultado es mejor (lo que significa que hay pocos productos del metabolismo de energía, como los radicales libres, los cuales pueden causar arrugas y envejecimiento avanzado e inflamación) que cuando quema azúcar. Es la forma de energía más eficiente metabólicamente. Si tienes mucha grasa que quemar, tanto en tu cuerpo como en tu dieta de grasas saludables, puedes pensar en ello como una tonelada de energía potencial. Si tienes paquetes de grasa extra donde no los quieres, esto significa que tus secuencias para quemar grasa no deben estar trabajando tan bien como deberían. Estas bolsas son tu alcancía, tu reserva; si tienes acceso a ellas, ¡puedes quemar grasa y sentirte genial! Pero para empezar la quema de grasa debes comer. Se necesitan enzimas y sales biliares. (Es $A + B = C$ de nuevo.) Dado que esta clase de energía produce mucho más trifosfato de adenosina, te da unos 60 pesos netos, o más de la mitad de tu cuenta de ahorros.

Energía de crisis

Esta última forma de energía es la más ajustable y la más influida por el ambiente, la comida, el estilo de vida y los niveles de estrés. Es el combustible de crisis. No deberíamos necesitar mucha cotidianamente, pero si nos falta energía esencial, creada o metabólica (o las tres), la energía de crisis cubre el déficit.

Esto puede suceder por muchas razones, como no metabolizar el azúcar y la grasa suficientemente, cuando no eres capaz de moverte lo suficiente o cuando estás bajo estrés. El estrés de cualquier clase puede generar energía de crisis; puedes estar estresado por falta de sueño, falta de comida, falta de felicidad, un traumatismo físico o incluso uno emocional. Incluso el buen estrés puede generar energía de crisis; piensa en un nuevo trabajo, una nueva casa, una nueva pareja o un nuevo hijo.

La energía de crisis se genera por la liberación de glucocorticoides, como el cortisol, la epinefrina y la norepinefrina, que suelen llamarse "hormonas de estrés". Esto genera lo que yo llamo "un ciclo de energía inútil", donde tu cuerpo empieza quemando todo lo que puede para tener suficiente energía para manejar la crisis que siente que está experimentando, ya sea que consuma músculo, hueso, cabello, piel o dientes.

Muchas personas están viviendo en una producción de energía de estrés. Cuando dependen de ella, crea una cascada de rupturas de secuencias metabólicas correlacionadas con todo, desde la depresión y los desórdenes autoinmunes hasta el cáncer. En un ser humano sano, la energía de crisis debe valer alrededor de cinco pesos, o 5% de su energía, pero desafortunadamente muchas personas sufren de estrés crónico al grado de operar con 75% o más de energía de crisis.

Esto agota al cuerpo, especialmente a las glándulas suprarrenales y a todo lo que sigue.

Remueve, repara y restaura

La meta es desarrollar una prescripción nutricional que apoye la habilidad de tu cuerpo de metabolizar el azúcar, los carbohidratos (energía esencial) y la grasa (energía metabólica), y que maximice tu esfuerzo físico (energía creada) y baje la necesidad de tener acceso a energía por medio de hormonas de estrés (energía de crisis). Quieres restablecer un equilibro más sano de energía. Para hacerlo:

1. Quita los bloqueos del metabolismo de azúcar y grasa.
2. Repara la función mitocondrial con alimentos precisos.
3. Restaura los mecanismos saludables para la quema de grasa y azúcar como combustibles.

Lineamientos para tu prescripción de reparación energética

Esto es lo que necesitas saber sobre comer para tener energía:

- Tomarás esta prescripción cinco veces al día (en otras palabras, comerás cinco veces al día). También dividirás cada semana en dos partes, comerás de una forma durante cuatro días consecutivos y de otra durante tres días consecutivos. Luego repetirás este patrón de alimentación.
- Mis clientes suelen hacer este programa durante un mínimo de tres meses, o al menos durante un mes por cada año que han tenido murmullos relacionados con cualquier tipo de energía, o con todos. Dado que cada uno de los grupos saludables

de alimentos está representado en esta prescripción, muchas personas siguen comiendo de esta forma permanentemente; no tienes por qué dejarlo si te funciona. Pero no olvides revisar la zona de autodescubrimiento en este capítulo para que puedas seguir escuchando los murmullos y notar cuando se detengan.

- Si eres alérgico, no te gusta o tienes alguna objeción religiosa o ética a cualquiera de los alimentos en la lista, simplemente evítalo y sustitúyelo con diferentes alimentos en la misma categoría de la lista de los mejores 20 alimentos para la reparación de energía. Por ejemplo, puedes cambiar los espárragos por espinacas, o el melón cantalupo por frambuesas.

- Dile a tu médico que estás utilizando una prescripción alimentaria para tratar tus problemas de energía. Es difícil recibir apoyo en esto por parte de la mayoría de los médicos, pero lo que puedes decir es: "Noté un cambio en mi salud y por eso estoy preocupado; no es un cambio que voluntariamente ignoraría". También puedes ser más específico; por ejemplo, puedes agregar: "Solía ser capaz de correr dos kilómetros, y ahora sólo puedo correr uno", o "Sólo necesitaba ocho horas de sueño y he estado durmiendo 10 o 12 horas, o no puedo funcionar, y esto me preocupa". Esto le indica a tu médico que quieres ayuda y entonces tal vez esté más dispuesto a hacer los análisis que pides (los cuales encontrarás hacia el final de este capítulo). Recuerda beber un tercio de tu peso corporal en decilitros de agua de manantial cada día, o un máximo de tres litros diarios.

Come tu medicina: tu prescripción para la reparación de energía

En la siguiente página se encuentran los alimentos en los que debes enfocarte cuando elijas con qué llenar tus mapas de comidas. En cuanto a éstos, esta prescripción tiene un mapa de comidas de dos partes. La primera parte que seguirás durante los primeros cuatro días de la semana, o los días 1-4, y la segunda que seguirás durante los últimos tres días de la semana, o los días 5-7. Sigue este patrón durante tres meses, a menos de que tu baja de energía sea muy reciente (en ese caso puedes seguir la regla de comer de esta forma durante un mes por cada año que hayas sentido estos murmullos). No te salgas del orden y las categorías de alimentos como se exponen aquí, pero puedes cambiar los alimentos específicos seleccionados para cada categoría. Sólo asegúrate de que, por ejemplo, los primeros cuatro días incluyan una fruta de alto índice glucémico y una grasa saludable como colación. Esa regla no es negociable.

Mi estrategia para los primeros cuatro días de este mapa de comida es estimular la producción de energía al proveer al cuerpo tanto con el azúcar natural de la fruta (pero no granos) como grasas sanas para un mejor metabolismo de grasas, y quitar los carbohidratos complejos en forma de granos, mientras usamos verduras colocadas estratégicamente para simular las enzimas que estabilizan el índice de azúcar consumido de la fruta.

LOS MEJORES 20 ALIMENTOS PARA LA REPARACIÓN DE ENERGÍA

Enfatiza estos mejores alimentos, incorporándolos a tus comidas cada vez que puedas.

- Aceite de coco
- Apio
- Avena
- Carne roja magra, todos los tipos
- Chiles
- Coles de Bruselas
- Coliflor
- Espárragos
- Espinacas
- Frambuesas
- Huevos
- Jengibre, fresco o en polvo
- Lentejas
- Limones
- Melón cantalupo
- Nueces, crudas
- Pepinos
- Pescado, salvaje, excepto tilapia, pez mero o bagre
- Quinoa
- Toronja

Mapa de comidas para la reparación de energía, días 1-4

Desayuno	Colación	Comida	Colación	Cena
Proteína Grasa saludable	Fruta (alto índice glucémico) Grasa saludable	Proteína Fruta (alto índice glucémico) Verdura	Fruta (alto índice glucémico) Grasa saludable	Proteína Fruta (alto índice glucémico) Verdura

Este plan estimula el metabolismo de las grasas digeridas en la primera parte de la semana. Durante la segunda mitad de la semana, o los últimos tres días, la estrategia es sacar las grasas en la dieta, para que el cuerpo empiece a catabolizar o descomponer la grasa acumulada por energía, estimulando la secuencia natural de la energía metabólica. Éste es un trabajo muy importante, por lo que necesitas realizar el ciclo de la semana de la forma prescrita, fluctuando entre momentos de descanso y restauración, y luego reconstruyendo y estimulando.

Mapa de comidas para la reparación de energía, días 5-7

Desayuno	Colación	Comida	Colación	Cena
Carbohidrato complejo Verdura Fruta (bajo índice glucémico	Carbohidrato complejo Verdura	Proteína Verdura Fruta (bajo índice glucémico	Carbohidrato complejo Verdura	Proteína Verdura

Un día en la vida de la reparación de energía

Veamos una muestra de un día para cada una de las partes de la semana y cómo puedes usar la lista de alimentos base mencionada con la lista de mejores alimentos enfocados en la energía para crear tu propio plan de comidas. El día 1 muestra cómo puedes comer durante la primera parte de la división 4/3, y el día 5 muestra cómo puedes escoger tu comida durante la segunda parte. Después de la muestra de cada mapa de comidas están algunas recetas para ayudarte a empezar. Los elementos en negritas indican las recetas incluidas aquí.

Día de muestra para la reparación de energía, días 1-4

Desayuno	Colación	Comida	Colación	Cena
Aguacate horneado con huevo	Rebanadas de mango con pistaches	Ensalada de cantalupo	Pera y leche de almendras	Sofrito de piña

Recetas

Considera que incorporé opciones de la lista de los mejores 20 alimentos en estas recetas para aumentar el poder de la prescripción. Conforme te sientas más cómodo comiendo de esta forma y explores más recetas, recuerda añadir estos alimentos cada vez que puedas, pero también que el tiempo y los tipos de alimentos para cada comida son igualmente importantes para esta parte de la prescripción.

|◉| Aguacate horneado con huevo

Rinde 2 porciones

1 aguacate mediano
2 huevos grandes
2 cucharaditas de jugo de limón
Sal de mar
Pimienta negra recién molida
1 cucharada de cebollitas de cambray rebanadas finamente
    (la parte blanca)

Precalienta el horno a 220 °C.

Rebana el aguacate a la mitad y quita el hueso. Saca un poco de la pulpa del centro de cada mitad, sólo lo suficiente para que un huevo quepa en la cavidad (y no lo tires, ¡come la parte que sacaste!). Coloca las mitades de aguacate en una charola para hornear pequeña; haz lo mejor que puedas para asegurarte de que quepan justas para que no se volteen. Rompe un huevo en cada mitad de aguacate, vertiendo la yema primero y luego dejando que la clara llene el espacio. Hornéalos durante 15 o 20 minutos. (El tiempo de cocción varía dependiendo del tamaño de tus aguacates; sólo asegúrate de que la clara esté lista).

Saca el aguacate del horno, rocía cada mitad con jugo de limón y sazona al gusto con sal y pimienta. Decora cada mitad con cebollita picada y sirve.

|◎| Ensalada de cantalupo

Rinde 2 porciones

2 tazas de melón cantalupo picado en cubos (pícalo en cubos
  de 1.5 o 2 centímetros)
225 gramos de prosciutto, jamón Selva Negra o jamón ahumado
  (sólo si es libre de nitratos)
3 cucharadas de jugo de lima
3 cucharadas de menta fresca, picada
2 cucharaditas de ralladura de lima
1 cucharadita de jengibre fresco, rallado
Sal de mar

Coloca el melón en un tazón grande. Pica el prosciutto o el jamón, y añádelo al tazón. Rocía el jugo de lima, la menta y la ralladura de lima, y revuelve. Incorpora el jengibre, luego añade sal al gusto. Refrigera la ensalada hasta el momento de servir, moviendo ocasionalmente.

|◉| Sofrito de piña

Rinde 4 porciones

½ taza de caldo de pollo o de verduras

¼ de taza de salsa tamari

½ cucharada de jengibre fresco picado finamente

1 taza de piña fresca picada en cubos (en trozos de 1.5 centímetros)

1 pechuga de pollo sin piel, sin hueso (consigue una pechuga grande que pese alrededor de 450 gramos; si la encuentras empacada en mitades, usa 2), picada en cubos de 1.5 centímetros

½ taza de cebolla rebanada

1 taza de zanahoria rallada

½ taza de apio rebanado finamente

1 taza de chícharos en vaina, sin las puntas

1 pimiento morrón rojo, pequeño, sin semillas, desvenado y rebanado

2 limones cortados a la mitad, sin semillas

2 cucharadas de cebollitas de cambray rebanadas finamente, la parte verde y la blanca

Sal de mar

Pimienta negra recién molida

En una olla mediana sobre fuego alto, mezcla el caldo, la salsa tamari, el jengibre y la piña. Déjala hervir y baja la flama a fuego medio. Cocínala durante 10 minutos o hasta que el líquido se reduzca a la mitad.

En una sartén o un wok sobre fuego alto, coloca tres cucharadas de la salsa de piña y añade el pollo. Cocínalo entre cinco y seis minutos. Quita la sartén del fuego y pasa el pollo a un plato.

Coloca la sartén de nuevo sobre fuego alto. Agrega la cebolla, las zanahorias, el apio, los chícharos, el pimiento morrón y la salsa restante. Exprime dos de las mitades de limón en la mezcla y añade las mitades. Cocínalo hasta que las verduras estén suaves, entre tres y cuatro minutos. Quita la sartén del fuego, luego saca y desecha las mitades de limón.

Agrega el pollo y mezcla. Sirve el sofrito en platos individuales y decora con la cebollita y las mitades restantes de limón, cortando cada mitad a la mitad. Sazona con ½ cucharadita de sal y ¼ de cucharadita de pimienta, o al gusto.

Ideas de colaciones para la reparación de energía, días 1-4

- Cubos de piña revueltos con coco rallado, cerezas y almendras crudas
- Rebanadas de manzana con mantequilla de nuez de la India
- Rebanadas de naranja con canela y coco rallado
- Rebanadas de durazno y nueces de Castilla

Día de muestra para la reparación de energía, días 5-7

Desayuno	Colación	Comida	Colación	Cena
Burrito de espinacas y hongos	Galletas de arroz integral y tallos de apio	Sopa de pollo hawaiana	Pretzels de espelta y floretes de coliflor y brócoli crudos	Salmón empapelado

Recetas

|◎| Burrito de espinacas y hongos

Rinde 4 porciones

280 gramos de hongos blancos, crimini o baby bella, limpios y rebanados

280 gramos de espinacas baby frescas

1 taza de agua

2 jitomates saladet picados

¼ de taza de cebolla picada

1 cucharada de ajo picado finamente

2 cucharadas de perejil fresco, picado

1 cucharada de cilantro fresco, picado

Sal de mar

Pimienta negra recién molida

2 tortillas de granos germinados o espelta

1 taza de germen de alfalfa

Salsa de tu elección (opcional)

Mezcla los hongos, la mitad y las espinacas y el agua en una sartén grande sobre fuego alto. Cocínalos durante dos o tres minutos, o hasta que los hongos se suavicen y las espinacas se marchiten. Añade los jitomates, la cebolla, el ajo, el perejil y el cilantro, y cocina durante un minuto. Añade la espinaca restante, sazona al gusto con sal y pimienta, y cocina hasta que la espinaca se marchite. Mientras, calienta las tortillas en una sartén sobre fuego bajo.

Sirve un poco de la mezcla de espinacas sobre las tortillas. Decora cada una con ¼ de taza de germen de alfalfa. Añade salsa si lo deseas. Enrolla las tortillas y dobla los bordes para cerrar.

|◎| Sopa de pollo hawaiana

Rinde 4 porciones (porción a servir: dos tazas)

3 tazas de piña fresca picada en cubos

3 tazas de agua

1 lata de 400 gramos de caldo de pollo bajo en sodio

1 trozo de 3 centímetros de jengibre fresco, rebanado

2 dientes de ajo aplastados

1 cucharada de aminoácidos de coco

Ralladura de 2 limones

1 taza de setas picadas, o usa hongos ostra o shiitake rebanados finamente

450 gramos de muslos de pollo sin piel, sin hueso, picados en cubos

½ chile serrano

1 cucharadita de sal de mar

Pimienta negra recién molida

1 cebollita de cambray rebanada finamente

Licua una taza de piña con el agua hasta que esté suave, alrededor de un minuto. Cuélala hacia una olla grande. Añade el caldo, el jengibre, el ajo, los aminoácidos de coco y la ralladura de limón. Déjala hervir sobre fuego medio, tapada, hasta que los sabores se hayan incorporado, entre 10 y 15 minutos. Cuela y desecha los sólidos.

Devuelve la mezcla del caldo a la olla y añade las otras dos tazas de piña, los hongos, el pollo y el chile. Cocina sobre fuego medio hasta que el pollo esté firme, alrededor de 10 minutos. Añade la sal y sazona al gusto con pimienta. Sirve en tazones decorados con la cebollita.

|◉| Salmón empapelado

Rinde 2 porciones

2 filetes de salmón salvaje de 170 gramos cada uno

Sal de mar

Pimienta negra recién molida

1½ cucharadas de mostaza de grano

1 cucharada de estragón fresco picado

2 tazas de espárragos picados

2 limones, cada uno cortado en cuartos

Precalienta el horno a 220 °C.

Sazona el salmón con ½ cucharadita de pimienta. En un tazón, mezcla la mostaza y el estragón. Esparce la mezcla sobre el salmón.

Corta dos hojas de papel aluminio lo suficientemente largas para cubrir cada filete de salmón cuando se doblen hacia el centro y las puntas. Coloca las piezas de papel en una charola para hornear grande y coloca una taza de espárragos en el centro de cada papel; sazona con un poco de sal y pimienta, y coloca dos cuartos de limón. Coloca los filetes de salmón encima de los espárragos, con la piel hacia abajo. Coloca dos cuartos más de limón encima de cada filete. Dobla los bordes del papel hacia el salmón y aprieta para sellar. Dobla los bordes juntos en ambos bordes para crear paquetes herméticos.

Hornea los paquetes de salmón entre 15 y 20 minutos, o hasta que esté bien cocido pero húmedo. Pasa los paquetes a platos individuales. Abre la parte de arriba de los paquetes con cuidado, liberando un poco de vapor, y rocía cualquier jugo acumulado sobre el pescado.

Ideas de colaciones para la reparación de energía, días 5-7

- Galletas de arroz integral y rebanadas de pimiento morrón
- Tortilla de espelta enrollada con ensalada de verduras (puedes añadir un poco de aceite de oliva y vinagre de manzana o jugo cítrico si lo deseas)
- Pan tostado de granos germinados y bastones de jícama
- Sobras de arroz integral o salvaje, mezclado con col rizada fresca, picada, o lechuga romana y zanahoria rallada
- Ensalada pequeña de espinacas con crotones de granos germinados (puedes usar un poco de aceite y jugo cítrico encima si lo deseas)

Restaura el equilibrio energético: tres estrategias principales sin alimentos

Además de tu prescripción alimentaria, hay algunas estrategias poderosas con las que puedes llenar tu cuerpo con energía y equilibrar tus secuencias de producción y metabolismo de energía. Añade una, dos o las tres a tu vida, y siente la energía fluyendo de nuevo.

Haz ejercicio para tener más energía

Los médicos y otros profesionales de la salud suelen recomendar un aumento de ejercicio como remedio para los problemas de energía, pero lo último que quieres cuando tienes poca energía es cargar más tu cuerpo con ejercicios extenuantes. Sin embargo, el ejercicio puede ser una herramienta valiosa para restaurar la energía. Sólo tienes que tomarlo con calma. Aquí hay algunos lineamientos:

1. Mantén tus latidos bajos. Hacer ejercicio a un paso bajo es más probable que estimule la quema de grasa que la quema de glucógeno en tus músculos y órganos, lo que sucede con el ejercicio vigoroso, así que hazlo tranquilo. La mejor manera de medir esto es monitorear tu ritmo cardiaco durante el ejercicio. Mantén tu corazón latiendo entre 125 y 135 pulsaciones por minuto a lo largo del entrenamiento. Un simple monitor de corazón o monitor de ejercicio puede medir el pulso para ayudarte a hacer esto. Algunos aparatos en el gimnasio también lo hacen.

   También puedes monitorear tu saturación de oxígeno con un oxímetro de pulso. Este equipo es un poco más difícil de conseguir, pero su precio está bajando entre más popular se vuelve. Recuerda que la energía esencial requiere oxígeno para quemar azúcar, así que una meta importante de la restauración de energía no es quemar demasiado oxígeno durante el ejercicio; no hasta que hayas restaurado la salud de tu metabolismo de energía. Mide tu saturación de oxígeno en descanso y luego durante el ejercicio; no dejes que baje más de dos o tres puntos. Si baja más de eso, deja de hacer ejercicio, toma algunos minutos para restaurar el oxígeno y luego empieza otra vez. Cinco puntos es el máximo absoluto que debes tener si estás haciendo ejercicio para restaurar.

2. Haz ejercicio temprano, de preferencia antes de las 2:00 p.m., en lugar de en la tarde o noche. Temprano en el día, tu secreción suprarrenal tiende a funcionar mejor; más tarde, produce las hormonas que disparan la energía de crisis.

3. Come ya sea una fruta alta en índice glucémico y una grasa saludable (si estás en los primeros cuatro días de la semana) o un carbohidrato complejo y verdura (si estás en los últimos tres días de la semana) 30 minutos antes de hacer ejercicio. Esto provee a tu cuerpo con una cantidad adecuada de azúcares de los alimentos para que sirvan de combustible a los músculos y tu cuerpo pueda usarla como combustible en lugar de devorar el tejido muscular.

Duerme para tener más energía

Cómo, cuándo y bajo qué condiciones duermes puede hacer una diferencia real en qué tan bien maneja tu cuerpo la producción y el metabolismo de energía. Estas estrategias te ayudarán a hacer que tu sueño sea tan poderoso y rejuvenecedor como sea posible:

1. **Aleja la estimulación electrónica de tu ambiente.** Cuando sea posible, deshazte de computadoras, despertadores, televisiones y teléfonos para que no estén en el cuarto donde duermes. Los aparatos electrónicos estimulan el cuerpo y pueden evitar que tengas un sueño profundo.

2. **Mantén tu ambiente oscuro.** La glándula pineal, justo detrás de tus ojos, responde bien a la oscuridad. Ésta es la glándula que produce melatonina, la cual regula tus ciclos de sueño. Los párpados son un poco translúcidos, así que incluso con los ojos cerrados, un ambiente iluminado influirá negativamente en la glándula pineal. No sólo las televisiones y las luces interfieren con el sueño, sino la luz de las ventanas. Considera cortinas gruesas.

3. **Duerme ocho horas.** ¿No terminaste de limpiar toda la casa? ¿Todavía no ves tu programa favorito? Cuando estás trabajando para reparar tu baja energía, fatiga y agotamiento, esas cosas pueden esperar. Necesitas un mínimo de ocho horas de sueño cada noche cuando estás rellenando tu alcancía de energía. Si esto es imposible (o incluso es posible pero todavía te sientes fatigado), una siesta entre 15 y 45 minutos en la tarde también puede restaurar mucho. Recuerda, estás intentando sanar, no sólo lidiar con ello. Incluso si sólo puedes tomar una siesta durante las primeras dos semanas de este programa, harás una enorme diferencia en tu proceso curativo. Idealmente, lo harás durante los tres meses, porque cada vez que tomes una siesta, es como poner dinero en esa alcancía.

Reducción pasiva del estrés

Hay muchas técnicas para reducir el estrés, pero algunas toman más energía y están más vinculadas con lo físico y mental que otras. Aunque soy fanática de cosas como el yoga y la meditación, pueden ser estresantes para algunas personas. Requieren esfuerzo, concentración y compromiso, y representan una cosa más que poner en la agenda, lo que puede hacerte sentir estresado. En cambio, ahora, mientras trabajas en restaurar tu energía, enfócate en técnicas pasivas para reducir el estrés, cosas que te sucedan en lugar de cosas que tengas que hacer. Si sólo puedes aparecer, acostarte en una mesa y dejar que alguien masajee tu espalda o haga otras cosas que te hagan sentir mejor, entonces no hay de qué estresarse. Cualquiera de los siguientes ejemplos es bueno si tienes acceso a profesionales que los apliquen (toma su consejo sobre cómo proceder con ellos, pues estas terapias son altamente individuales):

- Masaje
- Aceites esenciales
- Homeopatía
- Acupuntura

Estas actividades pasivas te ayudarán a cambiar la habilidad de tu cuerpo para reequilibrar tus secuencias de energía. Recuerda que el ejercicio vigoroso, el yoga, la meditación, la respiración por fosas alternas y muchas otras técnicas para manejo de estrés, que son tan populares hoy en día, son maravillosas por muchas razones, pero para la restauración de la energía, mantente pasivo. Si todo lo que puedes hacer cada semana es un masaje, está perfecto. Si un profesional es muy caro, enlista a un ser querido. Acuerda tomar turnos. Sólo el hecho de ser tocado es terapéutico.

Informa a tu equipo perfecto

Si no te sientes como tú mismo, no lo tomes a la ligera. Junto con tu revisión física anual y tus análisis básicos que el médico pueda recomendar, éstos son algunos análisis más que pueden ser de ayuda. Éstos no son inusuales, pero tu médico puede que no los solicite a menos de que los pidas, pues puede no creer que tu baja de energía sea necesariamente digna de un laboratorio. Sin embargo, los resultados de estos análisis pueden ser muy educativos. Buscarás cosas que puedan faltar tradicionalmente en otros análisis, cosas que estén fuera de equilibrio desde una perspectiva química. Pero no descartes tus síntomas incluso si tus análisis son normales; a veces el cuerpo puede estar significativamente fuera de equilibrio y eso no necesariamente se reflejará en una química sanguínea. Debes querer descartar cualquier cosa que pueda necesitar un apoyo adicional y tener las herramientas objetivas para medir tu éxito.

- **Nivel de ferritina.** La ferritina es una proteína producida por el hígado que se adhiere al hierro. Es esencial para llevar y entregar el hierro y el oxígeno del torrente sanguíneo a las células, y se necesita para convertir los carbohidratos, los azúcares y las grasas en energía. Algunas veces una persona puede no parecer anémica cuando se miden sus niveles de hierro, pero puede haber un problema de ferritina, que hace más difícil que el cuerpo entregue el hierro y el oxígeno. Los niveles bajos de ferritina suelen asociarse con fatiga, así que pide un análisis de niveles de ferritina incluso si tienes cifras normales de hierro y hemoglobina.
- **Nivel de creatiquinasa.** La creatiquinasa se encuentra en la sangre específicamente cuando el tejido muscular se descompone. Los niveles normales significan que el cuerpo no está descomponiendo mucho el músculo. Si el nivel es alto, esto puede ser indicador de que el cuerpo está usando las secuencias metabólicas para descomponer músculo como energía. Esto puede suceder cuando no estás bien hidratado; asimismo, algunas personas son propensas a devorar el músculo en lugar de la grasa.
- **Nivel de testosterona.** Éste es un análisis importante tanto para hombres como para mujeres cuando la energía es un problema. Si está bajo, además de tener problemas de libido, esto puede ser señal de que una persona no está teniendo sueño reparador. Si estás durmiendo ocho horas, pero te despiertas sintiéndote como si no hubieras dormido en absoluto, tu sueño probablemente no te está restaurando y probablemente no

produces suficiente testosterona. Si tienes baja testosterona, puedes beneficiarte de un suplemento de melatonina además de los otros consejos sobre sueño que di en este capítulo. No puedo decirte cuántos de mis clientes vienen con apnea de sueño y baja testosterona. Cuando reparamos su apnea de sueño, ¡los niveles de testosterona se fueron al techo! Ésta es la razón de que no esté generalmente a favor de simplemente tomar suplementos de testosterona, lo que muchos profesionales de la salud recomiendan. No es que me oponga diametralmente a un tratamiento de remplazo hormonal, pero creo que debemos optimizar al cuerpo antes de considerar ese tratamiento. Prefiero llegar al fondo del motivo por el que el cuerpo de mi cliente no está produciendo suficiente testosterona o por qué no se utiliza, y arreglar eso. Luego, con un poco de ayuda limpiando los receptores y restaurando las secuencias con los micronutrientes correctos de los alimentos, el cuerpo será más propenso a arreglar los niveles hormonales por sí mismo. (Abordo más ampliamente el tema de la testosterona y otras hormonas reproductoras en el capítulo 7.)

Algo en qué pensar

El cambio de paradigma más grande que he visto en mis clientes cuando estamos trabajando en esta prescripción es comprender el valor de la restauración del descanso. Gran parte del proceso de reparación sucede cuando el cuerpo duerme. Mientras intentas tener más energía, no quieras quemar muy rápido ese recurso recién creado. Cuando tengas suficiente descanso que empieces a tener un poco más de energía extra, ése es el momento en que debes descansar para que esa energía pueda hacer el trabajo completo de reparación.

Cuando hago que mis clientes salgan de extremas carencias de energía, siempre noto que mientras su energía aumenta, también lo hace su lista de pendientes. ¡Oh, no, amigo mío! Estás haciendo esto para que puedas reparar las frágiles secuencias metabólicas que te llevaron a este estado. El tiempo de descanso nunca es tiempo perdido. Cada día que empieces a sentir más energía, ten una hora designada de descanso en la tarde.

Sé constante sobre dónde va esta energía. Comprende que no es cuestión de "hacer de más", pero al permitir que la preciada energía regenere el tejido sano —tu piel, cabello, uñas, hueso, músculos y órganos—, habrá más estresores en camino —químicos, físicos, emocionales o de cualquier clase—. Entre más energía vital puedas crear hoy, viajando a través de tus secuencias funcionales, mejor podrá adaptarse tu cuerpo a los cambios en su ambiente.

TERCERA PARTE

Tu cuerpo habla

Capítulo 7

Síndrome premenstrual, perimenopausia, menopausia y andropausia

Querer abordar todos los síntomas hormonales en un solo capítulo es una locura, ¿cierto? Bueno, recuerda que no estamos persiguiendo síntomas. Estamos llegando al corazón del mensaje que tu cuerpo te está enviando y buscamos la esencia o la raíz, el porqué. Nos enfocamos en las principales secuencias metabólicas que apoyan todas las funciones o disfunciones hormonales. Las hormonas se comportan como un acto equilibrista complejo e interconectado. Cuando ocurre un desequilibrio, una variedad de síntomas puede aparecer, desde aumento de peso hasta pérdida de cabello y dolor; estos síntomas pueden sentar el escenario para enfermedades crónicas peores. Cuando tu cuerpo empieza a hablar sobre desequilibrio hormonal, ése es un mensaje que necesitas escuchar.

Hay muchas hormonas en el cuerpo, pero en este capítulo nos enfocamos en las que llamamos "hormonas sexuales". Estas hormonas tienen una influencia mayor en muchos sistemas y funciones corporales, y cuando esas secuencias se interrumpen, el cuerpo te lo hace saber. Por ejemplo, cuando tu cuerpo está guardando esa grasa difícil que no quiere desaparecer y estás sufriendo de cambios de estado de ánimo y dolores que parecen esporádicos, puedes tener un desequilibrio hormonal. Las hormonas son extremadamente poderosas, pueden influir en muchos sistemas más a la alarga, así que detener en seco los desequilibrios con una prescripción nutricional *ahora* no sólo puede hacer que tengas un síndrome premenstrual más tranquilo y enfríe tu cuerpo para que no te den bochornos, sino que puede hacerte sentir como tú otra vez durante todo el mes (¡a los hombres también!). Los síntomas pueden venir de otras secuencias en el cuerpo, pero cuando suceden por hormonas, hay una prescripción nutricional específica para ti.

La zona de autodescubrimiento

Si tus hormonas están desequilibradas, puede que estés fabricando, desintoxicando, reciclando o metabolizando muy poco o demasiado de alguna clase de hormona, como estrógeno, progesterona o testosterona (o una combinación de cualquiera de éstas). Tus hormonas de estrés o las hormonas que regulan la glucosa también pueden influir o inhibir las hormonas sexuales. Cuando esto sucede muchos otros sistemas quedan afectados en el camino, así que es importante atender cuando tu cuerpo habla, antes de que lo obligues a gritar. Éstas son algunas cosas específicas que pueden empezar a suceder en tu cuerpo cuando las hormonas están fuera de equilibrio:

- Los senos se sienten sensibles o dolorosos, y pueden cambiar de forma o densidad, ya sea cíclicamente o permanecer así
- Menos energía o fatiga
- Niebla mental
- Olvido
- Bochornos
- Insomnio u otros problemas de sueño
- Hombres: no tener una erección matutina

- Cambios de estado de ánimo, cambiar rápidamente de un estado elevado a irritación o enojo
- Sudoración nocturna
- Periodos que se vuelven pesados o forman coágulos grandes
- Periodos que se vuelven irregulares, ya sea más o menos frecuentes
- Síntomas de síndrome premenstrual que empeoran, más inflamación, más dolor, más irritabilidad y cambios de ánimo
- El deseo sexual disminuye o desaparece
- Goteo de orina cuando se estornuda, tose o ríe
- Resequedad vaginal incómoda o que interfiere con la actividad sexual
- Sensibilidad excesiva o lloriqueo
- Aumento de peso rápido y repentino

Si tienes muchos de estos síntomas, tu cuerpo te está hablando, diciéndote que algo está fuera de balance. Incluso si tu química sanguínea básica se ve estable y está dentro de rangos normales, si tu cuerpo experimenta estos síntomas, debes ponerle atención. Puede significar que tu sistema hormonal no está trabajando correctamente, lo que causa problemas a los cuales te estás adaptando metabólicamente. Arreglemos la situación para que el problema no avance hacia algo crónico y más difícil de resolver.

Lidiar, no sanar

No creo que debas "aguantarte" para superar la menopausia o luchar con una libido baja. Hasta que tengas 100 años, no aceptaré la excusa de que una molestia hormonal es "lo que sucede" cuando envejeces. Las hormonas cambian todo el tiempo, pero eso no significa que debas conformarte con menos, sin sentirte bien, incluso frente a las fluctuaciones hormonales.

Si no atiendes a tus hormonas, los desequilibrios empeorarán; no se irán simplemente. No tienes que aceptar no tener el control de tu cuerpo o vivir con una cintura blanda. Los desequilibrios hormonales no son algo que uno "sólo soporta". Dado que las hormonas regulan y activan muchas otras secuencias metabólicas, como las que causan el cáncer, la enfermedad cardiaca y posiblemente incluso el Alzheimer, necesitamos tomar en serio estos mensajes que nuestro cuerpo nos está enviando y comer de manera que reequilibremos las secuencias metabólicas.

¿No sería fantástico si tu síndrome premenstrual pudiera desaparecer? ¿Si pudieras dejar atrás la menopausia sin dolor ni molestias? ¿Si pudieras disfrutar de la energía, el vigor y el deseo sexual que sientes con niveles normales de testosterona? Tienes derecho de querer estas cosas, y están al alcance de tu mano.

Si tienes un desequilibrio hormonal, el cual tu médico diagnosticará si tus análisis de laboratorio muestran un exceso anormal o una deficiencia de hormonas sexuales, el tratamiento común involucra medicamentos: pastillas anticonceptivas, terapia de remplazo hormonal, parches de progesterona o dispositivos intrauterinos, suplementos de testosterona e incluso antidepresivos. Es poco probable que la comida entre en la discusión, incluso si sabemos que los alimentos tienen un efecto profundo en el equilibrio hormonal y la habilidad del cuerpo para fabricar y metabolizar las hormonas que controlan tantos procesos metabólicos importantes del cuerpo.

Secuencias elegidas para reparación

Las hormonas disparan la actividad metabólica de tantas formas que cualquier desequilibrio hormonal, si no se corrige, eventualmente resultará en una gran cantidad de problemas, desde aumento de peso hasta una enfermedad crónica. Para tu prescripción nutricional hormonal:

LO QUE LA CIENCIA DICE QUE ES CIERTO

La gente que tiene muchas reservas de grasa tiende a tener más hormonas circulando por su torrente sanguíneo que la gente con menos grasa, y no están usando, metabolizando o desintoxicando activamente estas hormonas. Esto es porque las células grasas pueden producir sus propias hormonas. Esto puede llevar a niveles desbalanceados y más síntomas incómodos de síndrome premenstrual y perimenopausia, así como un aumento del riesgo de cáncer de mama con receptores de hormonas positivos. Sin embargo, un estudio de 2012 demostró que esta situación puede remediarse.* El estudio dividió en cuatro grupos a 439 mujeres posmenopáusicas con sobrepeso u obesidad que eran generalmente sedentarias. A un grupo se le dio una dieta sana y se reunía diariamente con un nutriólogo. Otro grupo tenía un plan de ejercicio moderadamente vigoroso. El tercer grupo tenía la dieta y el ejercicio. Y el cuarto grupo no tenía ninguna instrucción en particular (el grupo de control). Los investigadores monitorearon los niveles hormonales de todas estas mujeres y los resultados de los grupos con la dieta y con dieta y ejercicio mostraron reducciones significativas de estrógeno y estradiol (ambas formas de estrógeno), y de testosterona, así como aumentos significativos de la globulina transportadora de hormonas sexuales, la cual se adhiere a las hormonas y las transporta fuera del cuerpo. (Esto es lo que quieres si tus células grasas están sobreproduciendo hormonas.) El grupo con ejercicio mostró un poco de mejoría en estos factores, pero mucho menos que el grupo que tenía sólo la dieta. El grupo de dieta más ejercicio fue el claro ganador, disminuyendo las hormonas y aumentando los niveles de globulina más que los otros.

---

* K. L. Campbell et al., "Reduced-Calorie Dietary Weight Loss, Exercise, and Sex Hormones in Postmenopausal Women: Randomized Controlled Trial", *Journal of Clinical Oncology*, vol. 30, núm. 10, 1° de julio de 2012, pp. 2314-2326.

1. Estimular las secuencias que metabolizan las reservas de grasa del cuerpo

La grasa acumulada en el cuerpo interrumpe el equilibrio de las hormonas sexuales, así como la regulación de la glucosa y la función inmunitaria. Quieres que tu cuerpo devore la grasa acumulada porque esta grasa está creando un exceso de hormonas. Normalmente las glándulas sexuales —ovarios y testículos—, así como algunas de las otras glándulas en tu cuerpo, producen o disparan la producción de estrógeno. Sin embargo, si tienes grasa corporal extra, tus células grasas también están creando hormonas compensatorias. Entre más grasa tengas, más hormonas se producirán, y puede que no estén disponibles para su uso, creando cantidades excesivas en la sangre, típicamente de estrógeno (incluso en hombres). Esto puede interferir con el peso, el estado de ánimo, el comportamiento y muchos aspectos de la función metabólica.

2. Apoyar la producción de pregnenolona (hormona maestra)

El cuerpo convierte las moléculas de colesterol en una hormona maestra llamada pregnenolona, la cual es precursora de todas las otras hormonas. Para que la pregnenolona pueda hacer su trabajo, sin embargo, debemos metabolizar efectivamente el colesterol primero, para que pueda entonces convertir la pregnenolona en estrógeno, progesterona y testosterona, todas las hormonas sexuales, así como las hormonas reguladoras de la glucosa, las hormonas de estrés y las hormonas reguladoras inmunológicas. Cuando hay un problema con la producción de hormonas a partir del colesterol, el metabolismo de colesterol puede verse afectado. El colesterol es esencial para la creación de hormonas, y cuando no puedes metabolizarlo, lo más probable es que desarrolles una deficiencia hormonal (por lo general de progesterona o testosterona, pero también de estrógeno).

3. Mejorar la producción, la reserva o el metabolismo de vitamina D

La vitamina D es un componente crucial de la función y creación hormonal, así que si hay un problema con la habilidad del cuerpo

ANDROPAUSIA: ¿DICHO O HECHO?

Aunque las discusiones médicas sobre cuestiones hormonales suelen centrarse en las mujeres y sus fluctuaciones mensuales, los hombres también están sujetos a desequilibrios hormonales, lo que se conoce como *andropausia*. Esta condición ocurre cuando el cuerpo masculino comienza adaptarse de manera irregular al crear desequilibrios en la producción hormonal y el metabolismo. Clínicamente, esto ocurre en los varones hacia el final de sus años treinta. Los síntomas incluyen: pérdida de masa muscular; ensanchamiento de las caderas; pectorales más blandos grasos; acumulación de colesterol sérico; poca energía; cambios en la libido; eyaculación precoz y otros problemas de desempeño sexual; adelgazamiento capilar en la cabeza y el cuerpo; fatiga; falta de inspiración y motivación; problemas cognitivos y de memoria, y el paso de un abdomen marcado a una panza de barril.

La capacidad de los hombres para convertir las hormonas es muy buena, pero esas mismas ágiles secuencias de conversión metabólica también cambian rápidamente la testosterona en estrógeno a medida que envejecen. Los varones también son susceptibles a las afecciones inflamatorias, como la homocisteína elevada y la proteína C reactiva. A menudo los médicos se preocupan por las implicaciones cardiovasculares de estos indicios, que efectivamente pueden aumentar el riesgo de padecer enfermedades del corazón. Sin embargo, estos cambios también son un indicador importante de la conversión hormonal disfuncional.

Los hombres también son afectados por ciclos hormonales, pero éstos tienden a ser estacionales más que mensuales. Existen muchas teorías sobre por qué esto es así, incluyendo la idea de que el hombre primitivo pasaba mucho más tiempo en el exterior, lo que lo hizo más vulnerable al cambio de las estaciones mientras cazaba. No confío totalmente en esta teoría, pero sí he observado, como médico, que estos cambios estacionales ocurren en mis pacientes masculinos.

de producir, guardar o metabolizar vitamina D, puede haber una deficiencia o un desequilibrio hormonal. Necesitamos limpiar los receptores efectivamente para que las hormonas puedan llegar a las células adecuadas, reencendiendo la demanda del cuerpo para más producción hormonal. Esto suena complejo, así que me gusta describírselo a mis clientes de la siguiente manera: si yo te preguntara si tienes alimentos en tu refrigerador, si abriéramos tu refrigerador y estuviera lleno de comida, no tendrías la necesidad de ir al supermercado. Incluso si los alimentos hubieran expirado, estuvieran podridos —no que quisieras comértelos— o no fueran sanos, tu primer instinto sería ver que el refrigerador está lleno. Pero cuando limpiamos el refrigerador y te deshaces de todo lo que está podrido, lleno de hongos o más allá de su fecha de caducidad, te das cuenta de que tienes una demanda de suministros. Oye, ¡el refrigerador está vacío!

Así que vamos de compras. Con hormonas, los receptores pueden atascarse, confundiendo al cuerpo con tener suficiente de una hormona cuando en realidad está deficiente, los metabolitos de la hormona están incompletos o las hormonas están en formas disfuncionales y no pueden utilizarse. El refrigerador se ve lleno, pero no lo está. Al pensar que sí, el cuerpo empieza a bajar su producción hormonal. Cuando tú limpias tus receptores y sacas toda la basura, restableces la demanda natural de tu cuerpo por producción y luego puedes restablecer una homeostasis saludable con una producción hormonal adecuada. La vitamina D es importante en este proceso por su capacidad de fabricarse y guardarse en el cuerpo. Por esta razón siempre digo que cuando veo un resultado bajo de vitamina D sérica en sus análisis, sospecho que un desequilibrio hormonal lo está provocando. No queremos sólo usar suplementos; queremos entender la causa.

4. Alimentar las glándulas responsables de la secreción hormonal

Es muy común en mi práctica ver clientes cuyas glándulas suprarrenales, ovarios, testículos, pituitaria y tiroides no se nutren adecuadamente. El cuerpo empieza a depender de las células grasas para solventar esta falta de producción hormonal. Así que debemos alimentar las glándulas que producen el equilibrio hormonal adecuado de la forma más eficiente y productiva.

Remueve, repara y restaura

Nuestro objetivo con esta prescripción es ayudar a tu cuerpo para que fabrique y utilice las hormonas de la forma más eficiente posible. A veces las personas buscan terapias de remplazo hormonal para lograrlo, sin embargo, mientras que la terapia hormonal (como para los síntomas de menopausia o para los que tienen baja testosterona) puede ayudar a corregir una deficiencia, cuando dejas de añadir las hormonas la deficiencia permanece. La terapia hormonal no cura el desequilibrio. Prefiero restaurar un equilibrio natural del cuerpo al apoyar las secuencias metabólicas para la producción y el metabolismo de las hormonas. Luego, si todavía se necesitan suplementos, el cuerpo está en la mejor condición posible para usarlos.

Tu cuerpo te está hablando, así que hagamos caso de esa conversación. La mejor forma de hacerlo es con alimentos. En esta prescripción usamos los alimentos para:

1. Remover las barreras del metabolismo hormonal al estimular las enzimas que limpien los receptores y libren al cuerpo del exceso de grasa acumulada que está inhibiendo un balance adecuado de hormonas.
2. Reparar los mecanismos para una producción hormonal adecuada al alimentar las glándulas que producen hormonas con los nutrientes que necesitan. Activaremos las enzimas para la síntesis, conversión y desintoxicación del exceso de hormonas.
3. Restaurar la producción y asimilación normal de hormonas con tres estrategias de estilo de vida.

Lineamientos para tu prescripción
de reparación hormonal

Para seguir adecuadamente tu prescripción nutricional hormonal, asegúrate de hacer lo siguiente:

- Tomarás esta prescripción cinco veces al día (al comer cinco veces cada día). Tomarás tres comidas estratégicas para equilibrar las hormonas y dos colaciones específicas para equilibrar las hormonas cada día.
- Tomarás tu prescripción (comerás) cada tres o cuatro horas.
- Dividirás cada semana en dos partes, comiendo de acuerdo con un plan de comidas durante cuatro días consecutivos y después con otro plan durante tres días consecutivos. Luego repites el patrón.
- Generalmente, mis clientes necesitan quedarse en esta prescripción entre tres y seis meses, mínimo. Notarás muchísimos beneficios dentro de los primeros 30 días, pero realmente necesitas darle a tu cuerpo el tiempo suficiente para sanar y crear una nueva homeostasis.
- Si no deseas comer alguno de los alimentos por la razón que sea, sólo sustitúyelo con un alimento diferente de la lista de alimentos base o de la lista de los mejores 20 alimentos para la reparación hormonal. Por ejemplo, podrías sustituir las naranjas por piñas o los huevos por salmón.
- Lee toda la prescripción antes de comenzar y asegúrate de revisar la zona de autodescubrimiento periódicamente para evaluar tu progreso. Ten en mente que puede haber otras secuencias en otros capítulos que necesitas nutrir también y eso puede estar relacionado con tu desequilibrio hormonal.
- No es extraño que mis clientes expresen su preocupación hormonal a su médico y éste les ofrezca una prescripción para un tratamiento de remplazo hormonal como primera y única

opción de alivio. Esto se hace seguido sin siquiera solicitar análisis, y los médicos tienden a decir cosas como: "Las hormonas fluctúan, así que los análisis son inútiles". Yo insisto mucho en esto. *Siempre* es importante tener una base estable de valores antes de introducir cualquier hormona en el sistema, de la forma que sea. Eso incluye pastillas anticonceptivas, chochitos, parches, dispositivos intrauterinos, cremas e inyecciones de progesterona o testosterona, y Viagra. Una vez que empiezas a afectar las hormonas desde afuera, se vuelve difícil saber qué es normal para ti. Por esta razón, te recomiendo que hables con tu médico sobre comenzar este programa y le pidas esos análisis de todas maneras. Ponlo por escrito, incluyendo la razón por la que quieras los análisis (es decir, tus síntomas) junto a la petición. Es fácil, sólo vuelve a la zona de autodescubrimiento. Una vez que tengas esa base, dile a tu médico que te gustaría usar una terapia alimentaria para maximizar la habilidad de tu cuerpo de estabilizar tus hormonas antes de intentar una terapia de remplazo. Sólo quieres remplazar lo que ya necesitas. No olvides beber un tercio de tu peso corporal en decilitros de agua de manantial cada día, o un máximo de tres litros al día.

Come tu medicina: tu prescripción para la reparación hormonal

Para empezar, ésta es tu lista de los mejores 20 alimentos. Úsalos además de los que se encuentran en la lista de alimentos base para encender tu prescripción alimentaria para la reparación hormonal.

Esta prescripción tiene dos partes, con dos mapas de comidas claramente diferentes. Sigue el primer mapa durante cuatro días seguidos, luego cambia al segundo mapa de comidas durante los últimos tres días de la semana. Hazlo durante todo el tiempo que sigas esta prescripción. No alteres el orden ni las categorías como se exponen, ¡hay un método en mi locura!

Mi estrategia durante los primeros cuatro días es añadir niveles terapéuticos de grasas saludables como cimiento para la producción hormonal, mientras añadimos verduras con mucha fibra y ricas en celulosa que estimulan a las enzimas para limpiar los receptores y convertir los alimentos en micronutrientes para el metabolismo hormonal.

LOS MEJORES 20 ALIMENTOS PARA LA REPARACIÓN HORMONAL

- Aceite de oliva
- Aguacates
- Ajo
- Betabel
- Brócoli
- Camote
- Canela
- Col blanca
- Cúrcuma
- Huevos, enteros (no sólo las claras), orgánicos
- Jengibre, fresco o en polvo
- Leguminosas
- Linaza
- Manzanas
- Moras azules
- Naranjas
- Nueces, crudas
- Pimienta negra
- Piñas
- Salmón, salvaje

Mapa de comidas para la reparación hormonal, días 1-4

Desayuno	Colación	Comida	Colación	Cena
Proteína	Proteína	Proteína	Proteína	Proteína
Verdura	Verdura	Verdura	Verdura	Verdura
Grasa saludable	Grasa saludable	Grasa saludable		

Durante los últimos tres días de la semana mi estrategia es añadir azúcares naturales de frutas y carbohidratos complejos para ayudar a las hormonas de adaptación de las suprarrenales y el ciclo de insulina, leptina y adiponectina con las células grasas, estimulando el metabolismo de grasas para fabricar hormonas y crear una homeostasis en las secuencias metabólicas para la reparación hormonal.

Mapa de comidas para la reparación hormonal, días 5-7

Desayuno	Colación	Comida	Colación	Cena
Proteína Verdura Fruta (bajo índice glucémico) Carbohidrato complejo	Proteína Verdura	Proteína Verdura Fruta (bajo índice glucémico)	Proteína Verdura	Proteína Verdura Carbohidrato complejo

Un día en la vida de la reparación hormonal

Ahora demos un vistazo más de cerca a la forma como puedes implementar esta prescripción. Puedes combinar los alimentos como gustes, y puedes mantener tus comidas tan sencillas o tan elaboradas como quieras, mientras sigas los mapas de comidas. Enfócate en los mejores alimentos, y anexa elementos adicionales de la lista de alimentos base. Mientras sigas al pie de la letra los mapas de comidas, tendrás éxito.

Para comenzar, ésta es la muestra de un día para los primeros cuatro días de la semana, con las recetas correspondientes para el desayuno, la comida y la cena, y algunas ideas geniales para colaciones (las recetas que se dan aparecen en negritas en el mapa de comidas). Éste es un día que creó uno de mis clientes.

Día de muestra para la reparación hormonal, días 1-4

Desayuno	Colación	Comida	Colación	Cena
Licuado verde	Rebanadas de jamón de pavo libre de nitratos con rajas de pimiento morrón verde y ¼ de taza de almendras crudas	Ensalada de camarón	Rebanadas de pollo envueltas en lechuga romana	Filete New York a la parrilla

Recetas

Estas recetas usan los mejores alimentos periódicamente, además de la lista de alimentos base. Mientras más tiempo pases en esta prescripción, descubrirás tus propias grandes recetas (o explorarás las nuevas en mi página web). Incorpora los mejores alimentos en tu plan tanto como puedas, pero también recuerda que seguir el estilo y las categorías de los alimentos es igualmente importante en esta prescripción.

☐ Licuado verde

Rinde 2 porciones

1 pepinillo picado

1 manzana verde sin semillas y picada

4 tazas de espinacas baby frescas

1 taza de leche de almendras

1 taza de agua fría

2 cucharadas de chía

½ cucharadita de stevia, más la necesaria al gusto
Jugo de ½ limón

Licua todos los ingredientes hasta que adquieran una consistencia suave. Si no tienes una licuadora potente, licua los ingredientes de dos en dos, luego mezcla. Es mejor beber el licuado tan pronto como lo prepares, pero también puedes guardarlo en refrigeración y consumirlo hasta ocho a 12 horas después.

|◎| Ensalada de camarón

Rinde 2 porciones

1 pimiento morrón rojo
2 cucharaditas de vinagre de manzana
2 cucharadas de aceite de oliva
340 gramos de camarones pelados y desvenados
    (21-25 camarones)
1 cucharada de ajo picado finamente
1 cabeza de lechuga mantequilla picada
½ aguacate mediano, rebanado
1 taza de germen de alfalfa
¼ de taza de rábanos rebanados finamente
2 cucharadas de tomillo fresco
Sal de mar
Pimienta negra
½ limón cortado en cuartos

Precalienta el horno a 260 °C. Coloca el pimiento morrón en una charola para hornear y rostízalo hasta que la piel esté negra y quemada. Sácalo del horno y usa pinzas para meter el pimiento en una bolsa de papel y ciérrala. Cuando se enfríe lo suficiente para manipularlo, quita la piel y las semillas.

En un procesador de alimentos, o usando un cuchillo y picando finamente, haz puré el pimiento horneado y el vinagre.

En una sartén grande sobre fuego alto, mezcla el aceite de oliva, los camarones y el ajo. Cocínalos dos o tres minutos, o hasta que los camarones cambien de color.

En una ensaladera grande, mezcla la lechuga, el aguacate, el germen y los rábanos con los camarones y el puré de pimiento. Decora con el tomillo, y salpimienta al gusto. Sirve con los cuartos de limón.

|◉| Filete New York a la parrilla

Rinde 1 porción

¼ de cucharadita de chile en polvo
⅛ de cucharadita de páprika
⅛ de cucharadita de cilantro molido
⅛ de cucharadita de comino molido
⅛ de cucharadita de mostaza seca
1 cucharadita de orégano fresco picado,
    o ¼ de cucharadita de orégano seco
1 filete New York de 120 gramos
1 o 2 tazas de floretes de brócoli
Jugo y ralladura de 1 limón
Sal de mar
Pimienta negra recién molida
1 cucharada de perejil fresco picado

Precalienta una parrilla o calienta una sartén de hierro sobre fuego alto.

Mezcla el chile en polvo, la páprika, el cilantro, el comino y la mostaza en un tazón pequeño. Cubre el filete con las especias. Asa o saltea el filete hasta que su temperatura interna sea de 55 °C para un término rojo, 57 °C para un término medio, 63 °C para un término tres cuartos y 68 °C para un término bien cocido. Quita el filete de la parrilla y reserva.

Cocina el brócoli en la parrilla durante dos o tres minutos, o hasta que esté suave. Pásalo a un tazón y exprime la mitad del jugo de limón sobre el brócoli, luego sazona con ½ cucharadita de sal y pimienta al gusto. Revuelve con la ralladura de limón y rocía el resto del jugo de limón.

Decora el filete con el perejil y sirve con el limón y el brócoli.

Ideas de colaciones para la reparación hormonal, días 1-4

Colación de la mañana

En estos días, recuerda elegir una grasa saludable, verdura y proteína para tu colación.

* Taco de lechuga romana con rebanadas de aguacate y pollo cocido
* Tallos de apio: rellena dos con mantequilla de almendra y dos con humus
* Ensalada de espinacas chica con fajitas sobrantes de filete y rocíala con aceite de oliva y vinagre balsámico

Colación de la tarde

Como indica el mapa de comidas, esta colación debería contener sólo una proteína y una verdura.

* Rollitos de jamón de pavo libre de nitratos rellenos de rajas de pimiento morrón
* Sobras de filete cortado en fajitas con salsa
* Tazón pequeño de sopa de lentejas, decorado con zanahoria y apio rallados

Día de muestra para la reparación hormonal, días 5-7

Desayuno	Colación	Comida	Colación	Cena
Sándwich de huevo pochado con moras azules	Cecina de pavo y zanahorias baby	Guisado de pollo a la parrilla y verduras	Huevos cocidos y rajas de chile poblano	Arroz frito con carne

Recetas

|◉| Sándwich de huevo pochado con moras azules

Rinde 1 porción

2 cucharadas de vinagre blanco

2 huevos grandes

2 tazas de espinacas baby

Sal de mar

Pimienta negra recién molida

½ bagel de granos germinados o espelta

Salsa Tabasco (opcional)

1 cucharadita de levadura nutricional (opcional)

1 taza de moras azules frescas

Calienta tres centímetros de agua en una olla mediana profunda. Añade el vinagre y hiérvela sobre fuego medio. Rompe los huevos, uno a la vez, en una taza o un tazón pequeño, luego usa el mango de una espátula o una cuchara para remover rápidamente el agua en una dirección hasta que esté girando. Vierte el huevo con cuidado en el centro del agua; el remolino evitará que la clara se expanda en la olla. Después de agregar ambos huevos, apaga la flama, tapa la olla y déjalos cinco minutos sin mover para pocharlos.

Calienta una sartén mediana sobre fuego alto, añade las espinacas y ¼ de taza de agua. Sazona al gusto con sal y pimienta, y cocina las espinacas dos o tres minutos, hasta que se marchiten.

Tuesta la mitad del bagel si lo deseas.

Acomoda las espinacas y los huevos pochados sobre el bagel. Rocía salsa Tabasco y levadura nutricional. Sirve acompañando con moras azules.

|◉| Guisado de pollo a la parrilla y verduras

Rinde 4 porciones

3 tazas de caldo de pollo

¼ de cabeza de col blanca, sin corazón y rebanada

1 zanahoria picada en cubos

½ taza de cebolla amarilla rebanada

1 tallo de apio picado en cubos

1 cucharada de ajo picado finamente

⅛ de cucharadita de semillas de apio molidas en mortero

3 tazas de jitomates maduros picados

1 pizca de pimienta cayena

Sal de mar

Pimienta negra recién molida

4 muslos de pollo con piel, con hueso (450 gramos en total)

1 cucharada de chile en polvo

1 cucharada de perejil fresco picado

Calienta el caldo de pollo en una olla grande sobre fuego alto y hiérvelo. Baja la flama a fuego bajo y agrega la col, la zanahoria, la cebolla, el apio, el ajo, las semillas de apio molidas, los jitomates, la pimienta cayena, ½ cucharadita de sal y ¼ de cucharadita de pimienta. Cocínalo durante 20 minutos.

Mientras, precalienta una parrilla de gas o de carbón hasta que esté muy caliente.

Coloca el pollo en un tazón o una bolsa de plástico, añade el chile en polvo y remueve para cubrir el pollo con el sazonador. Sazona el pollo con un poco de sal y pimienta y ásalos con la piel hacia abajo durante seis a ocho minutos. Voltea los muslos y ásalos cinco minutos más del otro lado, o hasta que la temperatura interna alcance los 74 °C.

Sirve las verduras en un plato y cubre cada porción con un muslo de pollo. Decora con perejil y sirve.

|◉| Arroz frito con carne

Rinde 4 porciones

¾ de taza de cebada cruda
½ taza de arroz salvaje crudo
1 filete de carne de res sin hueso, de 450 gramos, picado en
    cubos de 2 centímetros
Sal de mar
Pimienta negra recién molida
½ taza de caldo de carne
¾ de taza de apio rebanado finamente
1 taza de zanahorias rebanadas finamente
½ taza de chícharos chinos frescos o congelados
1 cucharada de ajo picado finamente
2 cucharaditas de jengibre fresco rallado
2 cucharaditas de vinagre de arroz
¼ de cucharadita de chile de árbol triturado
3 cucharadas de salsa tamari
¼ de taza de cebollitas de cambray rebanadas
    finamente

Calienta la cebada y tres tazas de agua en una olla sobre fuego alto y hiérvela. Baja la flama a fuego lento, tapa la olla y cocina la cebada hasta que esté suave y la mayor parte del líquido se haya absorbido, entre 20 y 25 minutos. Déjala reposar cinco minutos.

Vierte dos tazas de agua en otra olla sobre fuego alto y hiérvela. Añade el arroz salvaje, y baja la flama a fuego lento. Tapa la olla y cocina hasta que esté suave, entre 20 y 25 minutos. Cuela.

Sazona el filete con sal y pimienta. En una sartén grande sobre fuego alto, cocina el filete hasta que esté dorado de todos lados, dos o tres minutos. Quita la carne del fuego.

Añade el caldo de carne a la sartén y hiérvelo, revolviendo para quitar lo que esté pegado en el fondo de la sartén. Agrega el apio, la zanahoria, los chícharos, el ajo y el jengibre, y cocínalos hasta que todo el líquido se absorba. Añade la cebada y el arroz salvaje y cocina durante un minuto para calentarlos. Agrega el vinagre, el chile de árbol, la salsa tamari y la carne. Sazona al gusto, revuelve y cocina dos o tres minutos más. Sirve, decorando con las cebollitas.

Ideas de colaciones para la reparación hormonal, días 5-7

Ambas colaciones, en la mañana y la tarde, deben contener una proteína y una verdura:

- Jamón de pavo libre de nitratos y floretes de brócoli
- Huevos cocidos picados con apio y pepinillos
- Tacos de hojas de lechuga romana rellenos de fajitas de carne
- Alubias cocidas, machacadas, sobre rebanadas de pepino
- Ensalada de col rizada fresca con garbanzos

Restaura el equilibrio hormonal: tres estrategias principales sin alimentos

Tu prescripción alimentaria siempre es la prioridad, pero hay muchas cosas que puedes hacer para mejorar tu producción y tu metabolismo de hormonas. Añade algunas o todas estas ideas a tu rutina diaria además de tu prescripción alimentaria, y aumentarás la habilidad de tu cuerpo de regular y equilibrar tus hormonas.

Cardio ligero + pesas

Cuando estás equilibrando tus hormonas, la clave es un ejercicio cardiovascular ligero, como levantar pesas dos veces a la semana, en pequeños intervalos, para estabilizar y apoyar las glándulas suprarrenales. Al hacer esto estás llamando a las hormonas de reparación del cuerpo al crear un microtrauma en el músculo. Esto baja las hormonas de crisis y estimula las hormonas para reconstruir, reparar y restaurar. Es bueno incluir el cardio también para promover el flujo sanguíneo y el flujo linfático del músculo, para que tu tejido no se vuelva demasiado ácido. También, desarrollar músculo al levantar pesas causa que las células de grasa se descompongan, esto es de mucha ayuda con esta prescripción porque menos exceso de grasa significa menos producción excesiva de hormonas.

Reducción activa de estrés

Mientras que algunas prescripciones requieren técnicas más pasivas para reducir el estrés, la reparación hormonal necesita una reducción activa del estrés. Llevar un diario, hacer mapas mentales, yoga, meditar, la biorretroalimentación, desensibilización y reprocesamiento por movimientos oculares (DRMO), neurorretroalimentación y terapia hablada son excelentes formas de manejar el estrés cuando te enfrentas a un desequilibrio hormonal. Elige tus favoritos e intenta hacer algo que alivie tu estrés cada día, cualquier cosa en la que tomes un papel activo en aliviar tu propio estrés. Haz una cita en tu agenda, esto es importante. La reducción activa del estrés involucra al cerebro cognitivo y ayuda a crear nuevos patrones para los procesos de pensamiento, los cuales pueden ser un ancla para el sexo, el estrés y el equilibrio de las hormonas cerebrales.

Practica la felicidad

Experimentar felicidad puede hacer una profunda diferencia en tu desequilibrio hormonal. ¿Te sorprende? Cada vez que estimulas las hormonas para sentirte bien ayudas a abrir y revitalizar sus secuencias metabólicas hormonales. Así que para esta prescripción te recomiendo ver comedias, contar chistes, tener sesiones de cosquillas, cantar y hacer cualquier cosa que te encante hacer. Para mí, montar a caballo me hace feliz. Así que encuentra lo que ames hacer; si piensas que no tienes tiempo para ello, vuélvelo *una prioridad* en tu vida. Puede ser tan simple como encontrarte con un amigo que siempre te hace reír para comer o buscar memes graciosos en internet, o tan complejo como realizar un pasatiempo intrincado que hace que vuele el tiempo y te ponga de buen humor.

Informa a tu equipo perfecto

Algunos médicos pueden decir que los análisis hormonales no son necesarios porque los resultados cambian muy seguido. Es verdad que las hormonas fluctúan. Hay un rango de valores normales para las hormonas sexuales en las mujeres, dependiendo de dónde están en el ciclo menstrual o incluso si todavía tienen uno o no. Si siempre te haces un análisis en el mismo momento de tu ciclo, puedes tener una buena idea de cualquier deficiencia, exceso y tendencia. Mi ideal cuando reviso hormonas sexuales, para quienes todavía tienen un ciclo menstrual, es revisar tres días después de que inicia el periodo.

Éstos son algunos de los análisis que recomiendo. Recuerda escribir tu petición oficial junto con tus síntomas:

- **Análisis de estradiol.** Un análisis de estradiol mide la cantidad de estrógeno en tu sangre. El estradiol ayuda con el crecimiento de los órganos sexuales femeninos y controla la forma en que la grasa se distribuye en el cuerpo de la mujer. En los hombres ayuda con la fertilidad y el deseo sexual. Este análisis revisa qué tan bien funcionan los ovarios o las glándulas suprarrenales.

- **Análisis de testosterona, libres y totales.** Este análisis de sangre mide el nivel de testosterona que tu cuerpo produce. Puede ayudar a diagnosticar trastornos como una baja del deseo sexual e infertilidad en ambos géneros.
- **Análisis de globulina transportadora de hormonas sexuales.** Ésta es una proteína transportadora que indica cómo se están llevando las hormonas en el cuerpo y cómo se entregan a sus receptores. Los bajos niveles de esta globulina pueden estar relacionados con la obesidad y la diabetes tipo 2, mientras que los niveles altos pueden relacionarse con hipertiroidismo y baja testosterona.
- **Análisis de vitamina D.** Este análisis muestra los niveles de vitamina D en la sangre. Puede ayudar a diagnosticar o monitorear problemas que ocurren con la deficiencia de vitamina D, como debilidad ósea y mala absorción de alimentos.
- **Análisis de la hormona foliculoestimulante.** Esta hormona ayuda a controlar el ciclo menstrual de una mujer y estimula la producción de óvulos. Analizar esta hormona puede ayudar a diagnosticar la menopausia o los problemas para embarazarse. También estimula la producción de esperma en los hombres y puede señalar problemas con la infertilidad masculina.
- **Análisis de la hormona luteinizante.** Este análisis es útil incluso en mujeres posmenopáusicas. La glándula pituitaria en el cerebro produce esta hormona. Ayuda con la liberación de los óvulos durante el ciclo menstrual y puede ayudar a señalar cuando estás ovulando. Algunas personas creen que no pueden tener una elevación de la hormona luteinizante si no están ovulando, pero esta cifra puede indicar homeostasis de la

EL DEBATE DE LA VITAMINA D

Para la mayoría de los análisis de laboratorio que mencioné en este libro, los rangos considerados normales o anormales por los laboratorios que analizan las muestras te dirán si necesitas preocuparte sobre esos valores o discutirlos con tu médico. Hay una excepción, sin embargo, y es la vitamina D. Hay una variedad de opiniones sobre lo que constituye un nivel normal de vitamina D. Por lo general las personas con un metabolismo hormonal sano tienen niveles entre 50 y 80 ng/ml, pero muchos laboratorios no consideran la homeostasis hormonal en su evaluación y aceptan como normales niveles abajo de 50. Puede que te digan que tu nivel de 30 de vitamina D es "normal". Sin embargo, yo creo para un metabolismo hormonal y una reparación hormonal ideales los niveles de vitamina D deben estar entre 50 y 80.

pituitaria, incluso en mujeres posmenopáusicas, así que insiste en ello.

- **Análisis de progesterona.** Esta hormona se produce principalmente en los ovarios y trabaja junto con el estrógeno para equilibrar el ciclo hormonal. Los niveles de progesterona se elevan y caen mensualmente.
- **Análisis de proteína C reactiva y homocisteína.** Estos dos análisis se usan por lo general para determinar el riesgo cardiovascular, pero también son señales de inflamación y desequilibrio hormonal, especialmente en hombres.

Algo en qué pensar

Las hormonas son rítmicas. Las mujeres obviamente tienen un ciclo mensual antes de llegar a la menopausia, pero incluso las mujeres que son posmenopáusicas y ya no ovulan tienen ciclos hormonales. Muchas mujeres posmenopáusicas todavía tienen un cambio en sus secreciones vaginales, en la sensibilidad de sus senos, en sus patrones de sueño y en su libido a lo largo del mes, muchos de los mismos cambios que suceden cuando una mujer tiene su periodo. Los hombres tienen ciclos hormonales que parecen ser más de temporada, pero el ciclo existe.

Medir este ritmo puede decir mucho. Soy una gran aficionada a usar aplicaciones o un calendario para marcar tu ciclo y tus síntomas. Los desequilibrios hormonales suelen tener tendencias, y si puedes empezar a verlas en tu cuerpo, podrás saber dónde descansar un poco y cuando exigirte más. Por ejemplo, soy muy diligente en la segunda mitad de mi ciclo porque después de la ovulación es cuando parece que mi cuerpo se retrae más significativamente y experimento más síntomas hormonales; ahí es cuando aumento mis mejores alimentos. Estar consciente de estos ciclos y registrar las tendencias de estos ciclos te permitirá apoyar preventivamente a tu cuerpo para que los ciclos se vuelvan oportunidades de florecer, no de decaer.

Capítulo 8

Colesterol alto, inflamación y otras señales de un metabolismo de lípidos dañado

Tal vez tienes la impresión de que la grasa y el colesterol son malos. En realidad, la grasa es buena y el colesterol es un oro bioquímico. Sin el colesterol circulando en nuestro torrente sanguíneo, nos volveríamos locos y luego moriríamos. El sistema entero del cuerpo fallaría y se apagaría. Así que ¡agradece que haya colesterol! Necesitamos cierta cantidad de colesterol circulando en nuestro torrente sanguíneo todo el tiempo. Pero no demasiado, especialmente en presencia de inflamación. El valor exacto que representa un nivel saludable de colesterol sérico probablemente se debatirá durante siglos, pero lo que la ciencia está diciendo ahora es que el colesterol se vuelve más dañino en la presencia de inflamación, pues ésta es lo que hace que se pegue a las paredes arteriales. La inflamación actúa como el guante de un pícher; cuando el colesterol empieza a pegarse a las arterias y a endurecerse se vuelve un factor de riesgo para enfermedad cardiaca. El sistema inmune regula la inflamación y las glándulas suprarrenales regulan la inflamación, así que es una de las razones de que muchas personas con una inflamación que está causando otros problemas (como autoinmunidad o depresión, por ejemplo) parezcan tener un riesgo mayor de enfermedad cardiaca también.

Pero decir que no deberíamos *comer* grasa ni colesterol si tenemos el colesterol sérico alto o porque queremos prevenirlo es como decir que debemos deshacernos de toda el agua del mundo sólo porque tuvimos una inundación, o en caso de que podamos tener una en el futuro. Por supuesto, no podemos deshacernos de toda el agua; necesitamos el agua o moriremos. Cuando los niveles de agua en la tierra aumentan, encuentras formas de captación y utilización de ese valioso recurso para devolverlo a los lugares donde debe estar, en lugar de dejarlo arrasar con todo. Ésta es la razón de que construyamos presas y reservaciones, o instalemos tanques y torres de agua; de que construyamos puentes y túneles para ir por encima y debajo de las vías fluviales, y que usemos plantas de tratamiento de aguas para poder usar la que recolectamos. Sí, una inundación puede ser destructiva y el colesterol puede ser destructivo, pero el agua y el colesterol son recursos valiosos que dan vida.

Un nivel elevado de colesterol no es señal de que estás comiendo demasiado colesterol o grasas. Es señal de que tienes problemas para metabolizar el colesterol. No estás utilizando esta sustancia extremadamente valiosa para alimentar tu producción hormonal.

Estamos hablando del metabolismo de lípidos, y hay otras consideraciones también. Los triglicéridos, los cuales están hechos de una molécula de grasas y tres moléculas de azúcar, son un indicador de que el cuerpo está luchando por metabolizar el azúcar. Un nivel alto de triglicéridos, por ende, es una advertencia tremenda de que el cuerpo va hacia un estado diabético. Esto es algo que no responde bien con la intervención farmacéutica. Cuando el cuerpo empieza a unir azúcares con grasa, en lugar de utilizar esos azúcares, esto puede causar que la sangre se vuelva pegajosa. Sin embargo, estabilizar la glucosa a lo largo del día comiendo de una forma en particular (como con esta prescripción) parece bajar los niveles elevados de triglicéridos mejor que cualquier otro método.

Cuando no estás metabolizando los lípidos como deberías, tu cuerpo te hablará al generar algunos síntomas bastante incómodos, como desequilibrios hormonales, problemas de memoria y cognición, depresión y diabetes, así como enfermedad cardiaca coronaria. De hecho, la gente con problemas relacionados con el metabolismo del colesterol probablemente suma 50% de mi práctica. Necesitas que el colesterol funcione y mejore, y todo lo que el cuerpo fabrica a partir del colesterol es casi increíble. Todas las hormonas sexuales, la química cerebral, las hormonas que regulan la glucosa y la presión sanguínea, las hormonas inmunológicas, las hormonas que manejan la inflamación y las hormonas que permiten que el cuerpo se adapte al estrés son sólo algunos ejemplos de lo que el colesterol hace posible en el cuerpo.

Mucha gente dirá que si tienes el colesterol alto, todo lo que necesitas es tomar un medicamento y seguir con tu vida. Sin embargo, el exceso de colesterol en la sangre es una bifurcación tan significativa en el camino de tu salud que repararlo debería ser *la mayor prioridad* y un medicamento sólo debería tomarse *en una situación crítica*. El colesterol sérico elevado es la única situación seria de salud por la que un medicamento se prescribe casi despreocupadamente. Sin embargo, el metabolismo de colesterol —o la falta de— puede manifestarse en una cantidad significativa de enfermedades crónicas. Esto no es algo que debas desatender o con lo que debas jugar. Esto es serio.

Los niveles altos de colesterol significan que hay una deficiencia en el metabolismo del colesterol. Si no metabolizas bien el colesterol o si no produces el suficiente, o si inhibes la producción de colesterol con un medicamento, puedes desarrollar presión alta, escasa vitamina D en la sangre, baja producción de ácido biliar y mal metabolismo de grasas, y este último causa un aumento en las reservas de grasa. El cuerpo humano responde generalmente a esta clase de situación creando más hormonas proinflamatorias. Esto lleva a placa en las arterias e incluso a lo que llaman "lodo" en el cerebro, causando cosas como demencia, enfermedad de Alzheimer y problemas de memoria y cognición. Estas condiciones pueden eventualmente llevar a enfermedad cardiaca e infarto.

Pero ésta es la parte que me encanta: el metabolismo de colesterol ¡es enteramente *dependiente de nutrientes*! Sí, lo tenemos. Los médicos y los científicos lo saben muy bien, pero la prescripción nutricional que suele darse es eliminar la grasa y el colesterol de la dieta. Y déjame decirte que ésa es una prescripción muy, muy equivocada para tu salud.

Bajar el colesterol sérico al reducir el consumo de colesterol para prevenir una enfermedad coronaria (como muchos libros y médicos populares recomiendan) deja fuera la parte sobre tener un cuerpo dinámico. Necesitas memoria, cognición, inmunidad y todas las otras habilidades que el colesterol hace para ti. Siempre me gusta ver a los médicos enfocarse más en la comida que en los medicamentos, pero no puedes enfocarte en *A* e ignorar *B*. Quitar el colesterol y la grasa de la dieta no repara la causa, el porqué el cuerpo no está metabolizando el colesterol. Y también te impide darte cuenta de todos los increíbles beneficios de salud que obtienes cuando conviertes ese oro bioquímico. Debemos usar los alimentos para reparar las secuencias metabólicas para el metabolismo del colesterol, y que así puedas desenterrar esa gema.

La zona de autodescubrimiento

Hay muchas señales diferentes de que pudieras estar lidiando con problemas de metabolismo de colesterol. Las señales son amplias porque el metabolismo de colesterol influye en muchas secuencias hormonales diferentes, pero éstas son algunas de las señales más claras:

- Apetito fuera de control
- Presión arterial muy alta
- Densidad ósea muy baja o un diagnóstico de osteoporosis u osteopenia

- Un diagnóstico de diabetes o prediabetes (véase también el capítulo 10)
- Pliegues en el lóbulo de la oreja
- Acumulación de grasa alrededor de tu abdomen y cintura (como un caldero, una llanta de refacciones o una lonja), sin ser capaz de abrochar tus pantalones
- Niveles de colesterol HDL sérico demasiado bajos
- Problemas hormonales, incluyendo poco deseo sexual, irregularidades menstruales, impotencia, infertilidad y síndrome de ovario poliquístico (véase también el capítulo 10)
- Niveles de colesterol LDL sérico demasiado altos
- Niveles de vitamina D sérica demasiado bajos
- La piel se vuelve seca, especialmente alrededor de los labios y en los codos
- Resistencia al sudor, no sudas fácilmente durante el ejercicio
- Niveles de testosterona demasiado bajos
- Triglicéridos demasiado altos
- Retención de líquidos, tus calcetines, tu reloj y tus anillos dejan marcas

Lidiar, no sanar

El colesterol es un gran problema en nuestra sociedad. Hace muchos años surgieron estudios espeluznantes que vinculaban un nivel de colesterol sérico alto con enfermedad coronaria. De hecho, los factores de riesgo de enfermedad cardiaca son (nota que todos, con la posible excepción del cigarro, están relacionados con desequilibrios de las secuencias metabólicas):

- Fumar
- Colesterol en la sangre alto
- Presión arterial alta

- Inactividad física
- Obesidad o sobrepeso
- Diabetes

Muchas veces la primera línea de defensa contra el colesterol alto era tratarlo con medicamentos de estatinas, para acallarlo en el torrente sanguíneo. Pero el hecho de que estemos simplemente acallándolo da miedo. Un medicamento para bajar el colesterol no resuelve el problema del metabolismo de colesterol. Si lo hiciera, la gente podría tomarlo durante algún tiempo y dejarlo después, y estarían curados. Sólo hace que los análisis de laboratorio salgan mejor; es un arreglo temporal. Por eso no vemos los beneficios que esperábamos ver en los medicamentos. A pesar de tener mejores valores en los análisis, el medicamento de colesterol no es el salvador que todos esperábamos que fuera; ya no se asocia fuertemente con una reducción del riesgo de enfermedad cardiaca, lo cual anula por completo el propósito del medicamento.

Con mis clientes, el medicamento era especialmente preocupante dados sus fuertes efectos secundarios. Los Institutos Nacionales de Salud de Estados Unidos han dicho que los efectos secundarios pueden incluir problemas intestinales, daño hepático, inflamación muscular, pérdida de memoria, confusión mental y elevación de la glucosa, y su uso también puede estimular el desarrollo de diabetes tipo 2.

Afortunadamente, cuando se trata de colesterol alto, triglicéridos altos y enfermedad cardiaca, en mi experiencia clínica descubrí que los médicos son mucho más receptivos sobre estrategias nutricionales. No siempre estoy de acuerdo con sus recomendaciones nutricionales, pero al menos se abre la puerta al diálogo. A veces le digo a un médico: "Sólo dame 45 días", o "Sólo dame 90 días sin intervención médica. Déjame intentar revertir esta situación nutricionalmente".

Esto es porque siempre estoy motivada a mantener a mis clientes lejos de las estatinas. Estos medicamentos tienen una función principal: *específicamente bloquean la producción de colesterol en el hígado*. Si bien puedes pensar que eso suena bien, ¿qué pasaría si remplazo la palabra *colesterol* en esa oración con la definición de lo que el colesterol le hace al cuerpo, el fundamento de todas las hormonas esteroides? La nueva oración diría: *las estatinas específicamente bloquean la producción de tus hormonas sexuales, tu memoria y cognición, y tu habilidad de regular tu glucosa y tu inmunidad.*

¡Caray! ¿Tocarías ese medicamento aunque fuera con un palo? El colesterol es el fundamento de todas estas cosas, así que si eso es lo que hacen realmente las estatinas, no queremos tener nada que ver con ellas. Debemos encontrar una mejor forma.

LO QUE LA CIENCIA DICE QUE ES CIERTO

Desde hace mucho tiempo se cree equivocadamente que comer alimentos con colesterol causa colesterol sérico alto, pero las investigaciones no apoyan esto. Hay un amplio debate sobre si el colesterol sérico alto equivale a un aumento en el índice de enfermedad cardiovascular; mi opinión al respecto es que depende. Parece que una combinación de colesterol sérico elevado, inflamación y falta de ciertas enzimas crea la tormenta cardiovascular perfecta. Sin embargo, si reparamos el metabolismo del colesterol, no necesitamos preocuparnos de que el colesterol alto cause enfermedad cardiaca porque estaremos transformando el colesterol en salud.

Un análisis reciente de las investigaciones indica que la información de epidemiología ha demostrado claramente que *el colesterol en la dieta no está correlacionado con el aumento de riesgo de enfermedad cardiaca coronaria,*[*] y mientras algunas personas son particularmente sensibles al colesterol (alrededor de 25% de la población de Estados Unidos) y sí experimentan un aumento del colesterol "malo" LDL con un aumento del consumo de colesterol en la dieta, también experimentan un aumento simultáneo del colesterol "bueno" HDL. El análisis concluye con una recomendación sobre considerar limitar el colesterol en la dieta.

---

[*] M. L. Fernández, "Rethinking Dietary Cholesterol", *Current Opinion in Clinical Nutritional and Metabolic Care*, vol. 15, núm. 2, marzo de 2012, pp. 117-121.

Secuencias elegidas para reparación

El metabolismo del colesterol se da en el hígado. Cuando el hígado se estresa porque tiene que filtrar demasiado material tóxico, puede dejar de poner atención al metabolismo del colesterol. En ese momento, el colesterol puede empezar a acumularse en el torrente sanguíneo. En algunas personas con una inhabilidad genética para desintoxicarse eficientemente el problema se agrava (yo soy una de esas personas). Por ejemplo, quienes tienen una deficiencia de glutatión (una deficiencia en ciertas enzimas, asociadas con la desintoxicación del hígado) o 5MTHFR (una incapacidad genética de metabolizar enteramente los folatos) tienen una tendencia hacia la producción elevada de colesterol cuando el hígado está luchando. Las personas con problemas intestinales o problemas del tracto gastrointestinal, como el intestino permeable (donde las partículas de alimentos se salen a través de lesiones en la mucosa), pueden tener una absorción avanzada de colesterol en el intestino, así que el colesterol consumido puede absorberse demasiado rápido, llevando a altos niveles de colesterol. Las personas que sufren de alergias alimentarias tienen una tendencia a tener una absorción elevada de colesterol a través del intestino también, y muchos también pueden tener niveles muy altos de colesterol en la sangre.

El problema con el colesterol en el torrente sanguíneo es que una vez que está ahí, el cuerpo lo tiene que descomponer. Si se entrega demasiado rápido y el hígado no puede seguir el paso o si el hígado está bloqueado por hacer otros trabajos, el problema se vuelve peor y peor, y los niveles del colesterol sérico suben y suben.

Y eso es malo. Cuando dejamos de metabolizar el colesterol, algunas cosas empiezan a suceder:

• El colesterol malo empieza a acumularse en lugar de ser metabolizado en las hormonas que estimulan el estado de ánimo, la energía, la producción de hormonas sexuales, la estabilización de la glucosa, la función inmunitaria, la regulación de la presión arterial y el desarrollo y la reparación de la estructura corporal.

- El colesterol bueno empieza a disminuir, creando una demanda por sustancias proinflamatorias parecidas a las hormonas (prostaglandinas) e inhibiendo la producción de hormonas sexuales.

- La modulación inmunológica, o la capacidad de adaptación del sistema inmune, se comprometen, lo cual aumenta la acumulación de células grasas, reduciendo la memoria y la cognición.

- Se compromete la producción de sales biliares, disminuyendo la capacidad del cuerpo de descomponer las moléculas de grasa y colesterol, lo cual cera una deficiencia hormonal y de vitamina D, y efectos adversos en la química sanguínea, indicando al cuerpo que detenga todavía más el metabolismo de colesterol.

Muchas veces vemos empezar esta disfunción cuando las mujeres pasan por la menopausia. Empiezan a tener desequilibrios hormonales y cambios en sus perfiles de lípidos, ya sea un nivel de colesterol LDL (malo) más alto, un nivel de colesterol HDL (bueno) más bajo, una elevación total de colesterol, una elevación de proteína C reactiva (indicando inflamación) o todas las anteriores. Son señales de alerta. Pero el mensaje no es retocar las hormonas, la inflamación o el colesterol en la sangre. Eso es tratar el problema a la larga. El mensaje es ir a la raíz, mejorar el metabolismo de colesterol para que estos procesos puedan regularse a sí mismos. Y si tu médico y tú deciden que un medicamento es necesario en tu caso particular, esto puede darle a ese medicamento la mejor posibilidad de funcionar.

Remueve, repara y restaura

Nuestra meta conjunta es apoyar la producción sana de colesterol, adecuar la absorción, la eliminación eficiente del exceso y equilibrar las secuencias metabólicas que convierten el colesterol en las hormonas esteroides. Nutriremos y ayudaremos al hígado en particular al proveer los micronutrientes que necesita y al liberar los otros sistemas de desintoxicación del cuerpo para que el hígado pueda hacer su trabajo. Específicamente:

1. Remover los obstáculos en el hígado y en las secuencias de desintoxicación del cuerpo para promover el metabolismo sano de colesterol, para que puedas producir todas las hormonas que necesitas para estar mejor. ¡Vamos a tomar ese colesterol y convertirlo en oro!

2. Reparar las secuencias metabólicas del metabolismo de lípidos en el cuerpo y también reparar la inflamación que puede ocurrir en la membrana mucosa cuando el colesterol se acumula en la sangre.

3. Restaurar la capacidad natural del cuerpo de producir colesterol adecuadamente por medio de cambios fáciles en el estilo de vida.

Lineamientos para tu prescripción de reparación del metabolismo de lípidos

Para seguir adecuadamente tu prescripción del metabolismo de colesterol, asegúrate de hacer lo siguiente:

• Tomarás esta prescripción seis veces al día (al comer seis veces cada día). Esto es, tres comidas y tres colaciones. También comerás un plan de comidas durante los siete días de cada semana.

- Si tienes un diagnóstico reciente de colesterol alto y tu médico piensa que debes tomar medicamentos, intenta que te dé 90 días en un programa de nutrición, revisando los análisis a la mitad del camino para ver si el desequilibrio se está corrigiendo sin químicos. En casos particulares, tu médico puede querer revisar tus niveles de lípidos cada cuatro semanas, hasta que se estabilicen. Éste también puede ser el caso si tu médico está intentando guiarte para eliminar el medicamento (como en casos donde el paciente empieza a mostrar efectos en la memoria y la condición, lo que a veces sucede con las estatinas).

- Por lo general, mis clientes necesitan quedarse en esta prescripción entre tres y seis meses. Después de eso, los tengo en un ciclo de un mes de esta prescripción cuatro veces al año para mantener abiertas esas secuencias. Tu cuerpo no será capaz de restaurar las secuencias metabólicas para el metabolismo de colesterol más rápido que esto, así que hazla durante el tiempo necesario y tendrás tus niveles de colesterol bien y estables.

- Si no quieres comer alguno de los alimentos por cualquier razón, sólo sustitúyelo con un alimento diferente de la lista de alimentos base o de los mejores 20 alimentos para la reparación del metabolismo de colesterol. Por ejemplo, puedes sustituir las zanahorias por espinacas o el pollo por sardinas u otro pescado.

- Avisa a tu médico antes de empezar este programa. Para obtener el mejor resultado de tu esfuerzo y mejorar tu progreso, pide los análisis que recomiendo al final de este capítulo, luego repítelos después de hacer esta prescripción para ver si tu médico todavía cree que necesitas medicamento. Pídele que te dé 90 días para bajar tu colesterol antes de probar con las estatinas. Algunos médicos quieren volver a revisar después de 45 días y estoy de acuerdo. Dile que estás intentando atender esto específicamente y a tu médico probablemente le agradará.

- Bebe un tercio de tu peso corporal en decilitros de agua de manantial cada día, o un máximo de tres litros.

Come tu medicina: tu prescripción para el metabolismo de lípidos

Empecemos con tu lista de mejores alimentos para tratar el colesterol alto, la inflamación y el metabolismo de lípidos dañado. Usa estos alimentos tanto como puedas, además de la selección de la lista de alimentos base para esta prescripción. Cuando enfatizas particularmente estos alimentos y los incorporas en tus comidas o tus colaciones cada vez que puedes, estás ayudando a alimentar las secuencias del metabolismo de colesterol.

Sigue este mapa de comidas con exactitud para tener mejores resultados, pero elige los alimentos que te gusten; usa libremente la lista de los mejores 20 alimentos.

Mi estrategia con este programa de alimentación en particular es estimular las enzimas digestivas para ayudar a que descompongan las moléculas de colesterol al aumentar el contenido de verduras y frutas crudas. Las verduras crudas te ayudarán a estimular las enzimas digestivas que necesitas, y un consumo estable de fruta te ayuda a mantener la glucosa estable. Ambas añaden fibra para ayudarte a sacar el colesterol de la sangre y del cuerpo a través del colon.

También estabilizaremos tu glucosa con un consumo estable de grasas saludables, como aceite de oliva, aguacate y nueces de Castilla. Las grasas saludables, en combinación con las enzimas de verduras crudas y altos niveles de fibra, elevan la cantidad de sales biliares que apoyan el metabolismo de grasa y regulan el equilibrio de sal y agua en la sangre. También nos enfocaremos en fuentes de proteína ricas en taurina y glicina, las cuales también ayudan con la producción de bilis, apoyando el sano metabolismo de colesterol, e incluso dándole un impulso a tu cerebro, tu memoria y tu cognición.

LOS MEJORES 20 ALIMENTOS PARA LA REPARACIÓN DEL METABOLISMO DE COLESTEROL

- Aguacate
- Ajo
- Avena
- Cebollas
- Cerdo, magro y libre de nitratos
- Ciruelas pasas
- Ejotes
- Espinacas
- Hongos
- Jitomates
- Leguminosas, lentejas, frijoles negros, alubias, garbanzos
- Moras, como frambuesas, moras azules, zarzamoras
- Naranja
- Nueces de Castilla
- Peras
- Pescado, de cualquier clase
- Rábanos
- Romero
- Sardinas
- Zanahorias

Harás este plan de comidas durante toda la semana y lo repetirás el tiempo que sea necesario para lograr que se equilibre tu colesterol nuevamente.

Mapa de comidas para la reparación del metabolismo de lípidos

Desayuno	Colación	Comida	Colación	Cena	Colación
Proteína Carbohidrato complejo Grasa saludable Fruta (cruda, alto o bajo índice glucémico)	Fruta (cruda, alto o bajo índice glucémico) Grasa saludable	Proteína Verdura (cruda, mínimo dos a cuatro tazas) Fruta (cruda, alto o bajo índice glucémico) Grasa saludable	Verdura Grasa saludable	Proteína Verdura (cocida o cruda, mínimo dos a cuatro tazas) Grasa saludable	Verdura (cruda)

Un día en la vida de la reparación del metabolismo de lípidos

Éste es un ejemplo de cómo puedes usar la lista de alimentos base para crear tu propio plan de comidas usando el mapa de esta reparación. A diferencia de muchas de las otras prescripciones, no cambiarás tu estilo de comer durante la semana; comerás el mismo patrón equilibrado cada día. Para esta prescripción en particular, el ritmo del día y la combinación de las categorías de alimentos son muy importantes.

Este día de muestra indica cómo puedes elegir comer durante cada semana de tu prescripción. Le siguen las recetas (resaltadas en negritas en el mapa de comidas) de las preparaciones mencionadas en este mapa de muestra.

Día de muestra para la reparación del metabolismo de lípidos, días 1-7

Desayuno	Colación	Comida	Colación	Cena	Colación
Avena de coco y huevos	Rebanadas de naranja con coco rallado	Ensalada de carne y espinacas	Chícharos chinos y nueces de la India	Burritos de col rizada y carnitas de cerdo	Zanahorias

Recetas

Estas recetas surgen de la lista de los mejores 20 alimentos para impulsar la lista de los alimentos base. Conforme hagas esta prescripción, pronto aprenderás a crear tus propias comidas y encontrarás recetas que funcionen en el plan de comidas (como las que se encuentran en mi página web). Al hacerlo, incorpora estos mejores alimentos cada vez que puedas, pero también recuerda que el tiempo de las comidas y las categorías alimentarias para cada comida son partes extremadamente importantes de esta prescripción.

|◉| Avena de coco y huevos

Rinde 2 porciones

4 huevos grandes

2 tazas de avena

2 tazas de leche de coco

1 cucharadita de stevia (opcional, para endulzar más)

⅛ de cucharadita de sal de mar

1 taza de moras azules frescas

2 cucharadas de semillas de girasol

¼ de cucharadita de canela molida

Coloca los huevos en una olla pequeña y llénala con agua. Deja que hierva sobre fuego alto, apaga la flama y déjala reposar durante 10 minutos.

En una olla mediana sobre fuego alto, mezcla la avena, la leche de coco, la stevia y la sal. Deja que hierva, baja la flama a fuego lento y déjala cocinar, sin tapar, durante cinco minutos, moviendo ocasionalmente. Quita la sartén del fuego. Si lo deseas, tapa y déjala reposar dos minutos antes de servir. (Esto permite que la avena absorba cualquier líquido sobrante.)

Sirve la avena en un tazón y decora con las moras azules, las semillas de girasol y la canela. Sirve acompañando con los huevos cocidos.

|◉| Ensalada de carne y espinacas

Rinde 1 porción

110 gramos de filete de res sin hueso

Sal de mar

Pimienta negra recién molida

2 cucharadas de aceite de oliva

1 pera sin corazón y rebanada

½ pimiento morrón rojo, sin semillas y cortado en rebanadas
de 1 centímetro

¼ de taza de cebolla morada rebanada finamente

3 tazas de espinacas baby frescas

1 cucharada de vinagre balsámico

1 cucharada de perejil o cilantro fresco picado

Sazona el filete con sal y pimienta. Déjalo a temperatura ambiente.

En una sartén de hierro, calienta una cucharada de aceite de oliva y sella el filete por ambos lados. Continúa la cocción hasta que la temperatura interna alcance 55 °C para un término rojo, 57 °C para un término medio, 63 °C para un término tres cuartos y 68 °C para un término bien cocido. Saca el filete de la sartén y déjalo reposar durante cinco minutos.

Corta la carne contra la veta en cubos o fajitas de dos centímetros.

En un tazón, mezcla la pera, el pimiento morrón, la cebolla y la espinaca. Añade la carne, la cucharada restante de aceite y el vinagre, y revuelve. Sazona al gusto con sal y pimienta, y decora con perejil o cilantro.

◉ Burritos de col rizada y carnitas de cerdo

Rinde 6 porciones

1½ cucharadas de chile en polvo

Sal de mar

½ cucharadita de comino molido

¼ de cucharadita de canela molida

1 paleta o jamón de cerdo de 2¼ kilos

2 cebollas amarillas rebanadas finamente

4 dientes de ajo picados finamente

1 taza de caldo de pollo

Pimienta negra recién molida

6 hojas de col rizada

Mezcla el chile en polvo, dos cucharaditas de sal, el comino y la canela en un tazón pequeño. Seca la carne con toallas de papel y luego esparce la mezcla por toda la superficie.

En una olla eléctrica, acomoda la cebolla y el ajo, luego la carne encima y vierte el caldo. Tapa la olla y cocina lentamente, hasta que el cerdo esté listo; entre seis y ocho horas en alto o entre ocho y 10 horas en bajo. Apaga la olla y saca el cerdo a una tabla para picar.

Coloca un colador de malla fina sobre un tazón de vidrio o cerámica mediano. Vierte la mezcla de la olla eléctrica a través del colador, luego devuelve los sólidos a la olla y reserva el líquido.

Cuando la carne esté lo suficientemente fría para manejarla, usa dos tenedores para deshebrarla en trozos pequeños, descartando cualquier parte grande de grasa. Mide seis tazas de carne deshebrada y coloca el resto de la carne cocida en el refrigerador o el congelador para otro uso. Devuelve las seis tazas de carne deshebrada a la olla eléctrica. Poco a poco, añade suficiente del líquido reservado para humedecer la carne. Sazónala al gusto con más sal y pimienta.

Prepara un baño María a la inversa, agregando cubos de hielo a un tazón con agua. Hierve una olla grande con agua sobre fuego alto. Agrega la col y cocínala durante un minuto. Sácala e inmediatamente sumérgela en el baño María inverso. Una vez que las hojas se hayan enfriado, sácalas del baño de hielo y sécalas con toallas de papel.

Coloca una cucharada de carne en el centro de cada hoja, enróllala y dobla los bordes para cerrar. Sirve inmediatamente.

Ideas de colaciones para la reparación del metabolismo de lípidos

Colación de la mañana

Considera que todas las colaciones de la mañana deben incluir una fruta cruda y una grasa saludable, de acuerdo con tu mapa de comidas.

- Moras azules y almendras

- Rebanadas de manzana con mantequilla de almendra
- Piña y coco rallado

Colación de la tarde

Como puedes ver, todas las colaciones de la tarde deben incluir una verdura y una grasa saludable.

- Bastones de zanahorias crudas y almendras crudas
- Ensalada de espinacas pequeña, con aderezo de aceite de oliva
- Apio y pimiento morrón con humus

Colación de la noche

El mapa de comidas indica que la colación de la noche debe ser verdura cruda, como las siguientes:

- Rebanadas de pepino
- Tallos de apio
- Floretes de brócoli y coliflor

Restaura el sano metabolismo de lípidos: tres estrategias principales sin alimentos

Comer es la mejor forma de sanar el metabolismo de colesterol y ayudar a desintoxicar el cuerpo, pero hay algunas estrategias que al aplicarlas al estilo de vida pueden añadir poder y fuerza a tu prescripción. Intenta mis favoritas:

- **Confúndelo para perderlo con ejercicio.** Rota tu rutina de ejercicio entre cardio, entrenamiento de fuerza y relajación durante la semana, y no hagas ejercicio más de cuatro días a la semana. Si eres alguien que hace más ejercicio, intenta al menos darle a tu cuerpo unos días de descanso y restauración. Esto es muy importante para la reparación del colesterol. Si estás haciendo ejercicio como loco y tu colesterol está alto, debes cambiar algo porque lo que haces no está funcionando. Por ejemplo, puedes hacer cardio los lunes y viernes, entrenamiento de fuerza los miércoles y algo relajando, como yoga o caminar, el fin de semana. Los otros días, descansa. En los días que hagas ejercicio, por supuesto, no te extralimites o hagas algo que no puedes hacer sin lastimarte o sin estresarte. Recuerda, eres una persona dinámica teniendo una experiencia biodiversa, y tus necesidades serán únicas para ti.

- **Toma fibra.** Evacuar es extremadamente importante para desintoxicar el cuerpo y le quitará un poco de carga al hígado. Los suplementos de fibra, como una cucharada de fibra de psyllium, semillas de linaza o chía cada noche antes de acostarte, pueden ayudar a que todo salga sin problemas.
- **Practica la integración del lado derecho e izquierdo del cerebro u otra estimulación mental.** La actividad mental estimula la demanda de la hormona maestra pregnenolona, y esto ayudará a estimular que las secuencias del metabolismo de colesterol cumplan esa necesidad. Intenta jugar cualquier juego que requiera estrategia, como ajedrez, damas chinas o incluso futbol. También puedes realizar cualquier actividad que requiera coordinación con ambos lados del cuerpo, como bailar o yoga. La neurorretroalimentación pasiva (una forma fácil de entrenamiento de ondas cerebrales) o la desensibilización y reprocesamiento por movimientos oculares (un tipo de psicoterapia excelente para liberar estrés) también pueden ser buenas opciones para los que sean menos inclinados a lo físico.

Informa a tu equipo perfecto

Cuando tu cuerpo te está hablando, diciéndote que tus lípidos están fuera de equilibrio, puedes investigar más. El muy fácil que tu médico pueda hacer los análisis de laboratorio que te sugiero aquí, pero recuerda que necesitas darle razones para ello. Vuelve a tu zona de autodescubrimiento y haz una lista por escrito de los síntomas que estás experimentando. Júntala con los análisis que pides o que tu médico pueda querer solicitar durante tu examen físico y entérate de qué sucede con tus lípidos. Por supuesto, si tienes colesterol alto, tu médico sabe que es porque ya te hiciste un análisis completo de colesterol, con los niveles de colesterol LDL y HDL, y triglicéridos. Hay otros análisis que pueden ser muy ilustrativos, sin embargo. Pide a tu médico que solicite éstos también:

- **Análisis de proteína C reactiva.** Esto mide la inflamación, la cual se considera ahora como un factor de riesgo cardiovascular y puede relacionarse con altos niveles de colesterol sérico.
- **Análisis de aldosterona.** Es específicamente bueno para personas con hipertensión, para indicar si es de origen suprarrenal o no. La aldosterona es una hormona secretada por las glándulas suprarrenales que ayuda al cuerpo con la regulación de la presión arterial. Si tus niveles de esta hormona no están dentro del rango normal, puede llevar a cosas como presión difícil de controlar o baja presión arterial al levantarte. Tus niveles también varían cuando te levantas, te sientas y te acuestas, de acuerdo con tu consumo de sodio, así que pregunta a tu médico sobre los resultados.
- **Niveles de la hormona adrenocorticotrópica.** Es útil cuando se encuentra involucrada la hipertensión. La glándula pituitaria libera esta hormona en el cerebro. Ayuda a regular la presión sanguínea y los niveles de glucosa. Este análisis puede ayudar a señalar si tu pituitaria y tus suprarrenales están produciendo de más o de menos esta hormona.
- **APOE (apolipoproteína E).** Éste es un análisis genético que puede indicar una susceptibilidad heredada mayor hacia la enfermedad cardiaca. Todo mundo tiene dos genes apoe. Dos genes APE-3 se considera normal, pero tener uno o dos genes apoe-4 se asocia con un metabolismo ineficiente de grasas.

- **Niveles de glucosa y de insulina en ayunas.** Estos análisis requieren que no comas nada al menos ocho horas antes de que te saquen sangre y escaneen la posibilidad de diabetes y prediabetes. Son importantes porque los triglicéridos elevados son señal de un inicio de prediabetes o diabetes.

- **Vitamina D.** Cuando los niveles están bajos, puede indicar desequilibrios hormonales. Este análisis puede ayudar a diagnosticar o monitorear problemas que ocurren cuando hay una deficiencia de vitamina D, como debilidad ósea y mala absorción de alimentos.

- **Hormonas.** Los análisis de estrógeno, progesterona, E2, testosterona completa y testosterona libre son de mucha ayuda. El colesterol es el cimiento principal de estas hormonas sexuales, las cuales se producen al metabolizar el colesterol. Si no lo estás haciendo, estas secuencias pueden estar dañadas, causando otros problemas.

- **Apolipoproteína A.** Ésta es una proteína que lleva el HDL, o el colesterol "bueno". Ayuda con el proceso de eliminar el colesterol "malo" de tu cuerpo, reduciendo tu riesgo cardiovascular.

Algo en qué pensar

El cambio de paradigma más grande sucede cuando se atienden los problemas de colesterol o de lípidos, y la solución es ver el panorama más amplio, todo el cuerpo y las metas a largo plazo. Es fácil enfocarse y quedarse aterrado por esa pequeña cifra, así como sentirse presionado para empezar un tratamiento de estatinas inmediatamente, pero recuerda que no estamos estudiando para un examen que necesitamos aprobar, estamos estudiando juntos la alimentación para mejorar toda tu vida. En lugar de enfocarte en esa cifra de miedo, enfócate en el *porqué*. ¿Por qué estás acumulando colesterol en tu torrente sanguíneo, y cómo puedes resolver esto?

Algunas personas no toman esa pequeña cifra seriamente en absoluto. Dicen: "Oh, mi colesterol está alto, así que me imagino que debería tomar este medicamento". ¡No lo tomes a la ligera! Ésta no es una terapia sin importancia.

Muchas veces les pregunto a mis clientes: "¿Por qué tomas estatinas?"

"¡Porque mi colesterol es de 248!"

"Arreglemos eso", les digo.

"Creí que lo estaba arreglando", me contestan.

Nunca olvides que tu cuerpo te está hablando. Incluso los médicos olvidan esto. Tuve un médico que vino a verme como cliente y le dije: "¿Algún problema de salud?"

"No, no realmente", me dijo. Seguimos hablando y luego dijo: "Oh, bueno, he estado tomando estatinas durante los últimos ocho años".

"¿Entonces tienes el colesterol alto?", le dije.

"No, no tengo el colesterol alto", me respondió.

"Entonces deja de tomar el medicamento", dije.

"Pero entonces tendré el colesterol alto", respondió.

"Tienes un problema de metabolismo de colesterol —dije—, así que arreglémoslo. Estás demasiado joven y tienes mucha vida por delante como para tener este problema, ¡además quiero que vivas mucho tiempo para que puedas ayudar a mis clientes!"

Bajamos sus niveles, dejó de tomar el medicamento y ahora me envía a todos sus pacientes con colesterol alto.

Así que dejemos de arreglar los análisis y empecemos a arreglar las secuencias metabólicas. Empecemos a arreglarte *a ti*.

Capítulo 9

Cambios de ánimo y problemas cognitivos

El cerebro es nuestra última frontera de alguna manera. Es complejo y diverso, y de muchas formas indomable. Una disfunción cerebral puede manifestarse de distintas maneras, con diferentes síntomas, tanto temporales como permanentes, y puede ser intimidante intentar hacer algo al respecto, desde atender cambios en el estado de ánimo, como depresión o ansiedad, hasta problemas cognitivos, como niebla mental, problemas de memoria, problemas de atención o dislexia. Incluso los médicos dicen que no están completamente seguros de por qué los medicamentos prescritos para problemas de ánimo y cognitivos funcionan o cómo muchos lo hacen. Pero hay algo cierto: cuando tienes cambios de ánimo y problemas cognitivos, tu cuerpo te está hablando y deberías empezar a escuchar.

Cuando sientes que tu mente no trabaja como quisieras, esa sensación puede adueñarse de tu vida de formas tan serias, agudas y críticas como cualquier otra enfermedad. De hecho, los cambios en el estado de ánimo y los problemas cognitivos pueden convertirse en emergencias médicas por lo que pueden hacerle a tu vida: pueden robártela y alejarte de tu familia y tu comunidad.

Los problemas cerebrales tal vez no duelan de la forma en que duele una úlcera estomacal. No te tiran al suelo como un ataque al corazón. Pueden no ser detectables en rayos X de la forma en que la osteoartritis lo es, o en un análisis de laboratorio común, como la diabetes. No se reconocen necesariamente como problemas de todo el cuerpo, incluso si la función de las células cerebrales afecta cada órgano, tejido, glándula y hormona secretada en tu cuerpo. Sin embargo, los desequilibrios pueden tener un efecto tan dramático en tu vida como cualquier enfermedad crónica. Si experimentas ansiedad, depresión, distracción crónica, problemas de concentración o niebla mental, o si tienes un problema de aprendizaje, puedes recibir un diagnóstico médico formal indicando un desorden de ansiedad, depresión clínica, desorden de déficit de atención, desorden de déficit de atención e hiperactividad, o dislexia, o incluso puede que te digan que tienes una enfermedad autoinmune. También pueden darte una prescripción. Lo que menos recibirás es un plan de nutrición que pueda limar asperezas y equilibrar tu química cerebral para un éxito óptimo.

Yo tengo muchas experiencias personales con este problema. Mi hija, mi madre y yo, y muchos de mis clientes tenemos un diagnóstico de dislexia u otra dificultad o discapacidad cognitiva, así que puedo decirte de primera mano el impacto que tiene la nutrición. Hay cambios reales físicos y químicos que crean estos desequilibrios en el cuerpo y dependen de los nutrientes de las secuencias metabólicas que afectan esos desequilibrios.

Cualquier terapia que trata un aspecto de la función cerebral debe, sin embargo, adoptar un acercamiento multifacético porque hay muchos químicos que la ciencia ha definido, que influyen en la función cerebral, como la serotonina, la dopamina, la epinefrina y la norepinefrina. Hay químicos que sabemos que nos hacen sentir bien y cuya deficiencia nos hace sentir mal. Hay receptores de células cerebrales a lo largo de todo el cuerpo, incluyendo, y quizá más significativamente, el tracto gastrointestinal. Ésa es una buena noticia para cualquiera buscando estabilizar sus síntomas de estado de ánimo o cognición con alimentos.

Hay una forma de sobrepasar esta complejidad. Si podemos apoyar y abrir las secuencias para la entrega de nutrientes al cerebro y que pueda nutrirse y ser tan funcional como sea posible, entonces podemos dejar que el cuerpo se encargue del resto. Hay muchas formas en las que puede suceder una disfunción cerebral, pero la forma de nutrir el cerebro y todos sus sistemas periféricos es la misma, ya sea que estemos atacando la depresión clínica crónica o ayudando a estabilizar el desorden de déficit de atención e hiperactividad (DDAH).

La ciencia finalmente está empezando a vincular los cambios en el estado de ánimo y los problemas cognitivos con estados físicos medibles en el cuerpo, como la inflamación,[17] la citoquina elevada,[18] los cambios en la flora intestinal.[19] El estado de ánimo y la cognición también pueden estar influidos por el metabolismo de lípidos, lo que ocasiona una disfunción en la modulación hormonal y en el sistema inmunológico, sin mencionar problemas más directamente vinculados, como un desequilibrio en los neuroquímicos, la química cerebral y las hormonas. También hay evidencia de que la depresión clínica tiene un perfil metabólico único y que eventualmente podremos encontrar señales metabólicas que puedan ayudar con un diagnóstico y un tratamiento más objetivos.[20]

No fue sino hasta que estuve trabajando con el brillante doctor McIntosh, en el Centro de Recuperación Cerebral, después del accidente automovilístico, que aprendí algo: entre peor era mi eczema, más empeoraban mi memoria y mi cognición. ¡Había una correlación! El doctor McIntosh me explicó que las secuencias metabólicas que afectan los desórdenes autoinmunes y la inflamación también afectan la cognición, la química cerebral y la función cerebral. Por tanto, la disfunción cerebral puede ser tanto una causa como un síntoma de muchos otros problemas crónicos. Un estudio que recibió mucha atención de los medios sugirió que la depresión es una "reacción alérgica" a inflamación en el cuerpo.[21] Los problemas de estado de ánimo y cognición son efectos secundarios conocidos de enfermedades autoinmunes, y también es sabido que una glucosa inestable inhibe la función cerebral. Así que muchos niños y adultos que tienen un diagnóstico de ansiedad, depresión y desórdenes de concentración también tienen problemas de glucosa o sistemas inmunológicos comprometidos. Pero si decides encargarte de tus problemas cognitivos y de estado de ánimo primero, ya sea que estén relacionados con hormonas, inflamación o tu sistema inmunológico, o no, una prescripción alimentaria puede ayudarte a estabilizar tu situación.

Ayuda es exactamente lo que necesitas si estás en un estado agudo de depresión o ansiedad. Puede que incluso necesites una intervención médica temporal. ¿Pero qué pasa con problemas cognitivos como el DDAH y la dislexia? Una persona diagnosticada con dislexia no va a comer para salir de este problema en particular, lo que puede hacer es comer de forma que estabilice la ansiedad que lo acompaña y por ende cree el mejor ambiente posible para estar bien. Alguien con problemas de concentración o atención puede beneficiarse de la estabilidad de una prescripción nutricional, incluyendo la mejoría en la memoria y el enfoque que los alimentos específicos pueden proveer.

Aunque estos problemas afectan a personas de una gran variedad de maneras, desde estilos de aprendizaje y comunicación, hasta la habilidad de formar y mantener relaciones positivas, la meta es siempre la misma: crear homeostasis o equilibrio, estabilidad y apoyo. La meta no es dormirte o aliviar cualquiera de los rasgos cognitivos o las emociones que tienes todo el derecho de experimentar, sino establecer un ambiente interno que nutra y te sea útil. Si necesitas medicamentos en una crisis, considera que de todas maneras quiero que comas a lo largo de esa crisis porque la esperanza es que no estés en ella para siempre, y cuando salgas, querrás tener el cuerpo más sano posible.

La zona de autodescubrimiento

Si tienes cambios de estado de ánimo o problemas cognitivos, tu cuerpo te está hablando cotidianamente. Lo más probable es que tus amigos, tu familia, tus compañeros de trabajo y tus maestros también te estén hablando. Ésta parece ser la única área de desequilibrio en la que la gente se siente cómoda opinando, incluso cuando casi no comprenden nada sobre lo que te está pasando.

Pero esto no es de sorprendernos porque la mayoría de los médicos generales no tienen mucho entrenamiento en estado de ánimo y cognición tampoco. Los síntomas de cambios de ánimo y problemas cognitivos pueden variar desde sutiles hasta dramáticos, y el diagnóstico puede ser vago. Un ritmo circadiano afectado, problemas con el metabolismo de carbohidratos y desequilibrios hormonales pueden manifestarse de forma que afecten el ánimo y la cognición, y algunas personas simplemente reaccionan a un rango de estímulos con disfunción cognitiva. Típicamente veo a mis clientes y a mí misma como "reactivos multidimensionales". Por ejemplo, los niños que son alérgicos a la hiedra, al roble o al cloro en las albercas, o los que tienen problemas gastrointestinales, como estreñimiento, suelen empezar a manifestar a temprana edad problemas cognitivos también. Como adultos, muchos tienen niveles de concentración de anticuerpos antinucleares (AAN) positivos (señal de una disfunción autoinmune), desequilibrios en la distribución del peso, inflamación sistémica, como eczema o rosácea, y muchos otros problemas crónicos.

Vale la pena explorar esta prescripción para el estado de ánimo y la cognición si estás experimentando alguno de los siguientes síntomas:

- Adormecimiento y hormigueo en las manos y los pies
- Antojos de azúcar en la tarde
- Apetito voraz en la noche, después de las 5:00 p.m.
- Ataques de pánico
- Automedicarte con alcohol, comida o drogas para sentirte calmado o interesado en las cosas
- Bajo nivel crónico de dolor
- Cambios de estado de ánimo: sentirte extremadamente feliz y luego extremadamente triste

- Cambios emocionales: pérdida de emociones o exceso de emociones
- Cansancio crónico
- Comportamientos compulsivos, como tronarse los nudillos, tocarse el cabello, comerse las uñas (o en casos más extremos, cortarse y marcarse)
- Discapacidades de aprendizaje, como dislexia
- Facilidad de enojo o llanto
- Fatiga y letargo después de caminar en la mañana
- Hiperactividad o diagnóstico de DDAH
- Incapacidad de concentrarse en algo o poner atención a algo durante más de un minuto o dos
- Incapacidad de tener un sueño profundo y reparador
- Insomnio
- Manías
- Palpitaciones cardiacas después de acostarse en la noche
- Pensamientos suicidas
- Pérdida de apetito
- Pérdida de interés en cosas que solían emocionarte
- Pérdida de memoria u olvido inusual en ti
- Problemas de atención o diagnóstico de DDA
- Problemas gastrointestinales
- Sensibilidad química (a químicos como productos de aseo personal, productos de limpieza, medicamentos, látex o cloro)
- Sentimientos de ansiedad
- Tremores
- Tristeza o desesperanza, un sentimiento penetrante

Lidiar, no sanar

La mejor forma en que la medicina convencional sabe cómo lidiar con las crisis que parecen ser de comportamiento o psicológicas es a través de medicamentos, como antidepresivos, ansiolíticos, antisicóticos y estimulantes, y estos medicamentos han salvado muchas vidas. La intervención médica puede ser una forma de cuidado agudo muy importante para apoyar al cuerpo que se encuentra en un estado de extremo desequilibrio. Necesitamos apoyar al cuerpo que piensa que no puede continuar ni un minuto más. También necesitamos apoyar al cuerpo que tiene ataques de pánico o ansiedad aguda, al extremo de que no puede funcionar sin sedantes. Necesitamos apoyar al cuerpo que no puede concentrarse, que no puede vivir sin miedo, que no puede calmarse o que no puede salir de la cama. En estas situaciones de emergencia, los medicamentos pueden ser absolutamente esenciales.

Pero un medicamento no es el final de la historia. No puede ser el final porque el problema es demasiado importante como para dejarlo, incluso si los síntomas principales se resuelven. La depresión no es una broma. Los ataques de pánico no son una broma. Los pensamientos suicidas no son una broma. Éstos no son síntomas de un desorden crónico, son síntomas de lo que puede volverse una enfermedad terminal si no se atiende. Cuando tienes un desorden de estado de ánimo, *puedes* morir de ello. También puedes perder todo lo que necesitas y amas a causa de ello. Así que no podemos tomar esto a la ligera.

Tal vez te despidieron de tu trabajo o la gente que amas y necesitas te dejó porque no puedes concentrarte, controlar tus emociones o usar tu mente de la forma en que te gustaría poder hacerlo. Tal vez de niño tenías una maestra en primaria que te regañaba cada clase porque "no te quedabas quieto", y esos eventos desmoralizantes incluso te persiguen hasta este día. Éstas son serias consecuencias. No te despedirían porque tienes enfermedad cardiaca o estuvieras experimentando síntomas de diabetes. Tal vez la ansiedad social te impidió asistir a la universidad o las preocupaciones de memoria o cognición te impidieron estar activo en tu comunidad. La mayoría de las personas no dejan a una pareja por colesterol alto pero, ¿por desorden bipolar? ¿DDAH? Sucede todo el tiempo.

Mientras que los medicamentos pueden ayudar y no es de extrañar que los médicos se apuren en prescribirlos, no resuelven los problemas. Los enmascaran. ¿Qué causó el desequilibrio subyacente? ¿Qué está detrás de esos síntomas?

En la última década y media ha habido un aumento inmenso en el uso de medicamentos para tratar los desórdenes de estado de ánimo. De acuerdo con un reporte de Medco, una compañía de manejo de beneficios farmacéuticos, más de uno de cada cinco estadounidenses y una de cuatro mujeres estuvieron tomando al menos un medicamento para tratar un desorden psicológico o de comportamiento en 2010, con el mayor uso en mujeres de 45 años en adelante, y el mayor aumento en hombres entre 20 y 24 años. Esto se trata de cualquier persona, hermanas, hermanos, madres, padres, primos, compañeros de trabajo, jefes y mejores amigos. Se trata del gerente de la tienda, del abogado, del chofer de camión y del gerente del restaurante, incluso del cirujano. Sin embargo, el medicamento para manipular las diferentes secuencias metabólicas (B) sin una prescripción alimentaria (A) no llevará a una salud verdadera.

El tratamiento de desórdenes de estado de ánimo y problemas cognitivos existe y continúa evolucionando. Alguna vez se pensó que los desórdenes de estado de ánimo "estaban en tu cabeza" y no podían tratarse con medicamentos. Éstos eran los días de tratamientos opresivos de reposo para la "histeria" e internar a la gente en un manicomio por todo, desde depresión y esquizofrenia, hasta epilepsia. Me parece muy gracioso —como estoy segura de que le parecería a otros disléxicos, como Charles Schwab, Cher, Ben Foss y Albert Einstein— que la gente solía pensar que los disléxicos eran "simplemente estúpidos". Ahora comprendemos que hay una base metabólica para muchos de estos problemas y este progreso ha transformado el tratamiento para cambios de estado de ánimo y problemas cognitivos en algo mucho más humano.

Lo que sucedió con este descubrimiento, sin embargo, fue que los medicamentos se volvieron un tratamiento absoluto para curar todo. Los médicos empezaron a dar a sus pacientes medicamentos como tratamiento único, sin mirar otros aspectos de su vida personal. ¿Acaba de morir un ser amado? Toma un medicamento. ¿Perdiste tu trabajo? Toma tu medicamento. ¿No te gustas a ti mismo? Toma medicamento. ¿No puedes concentrarte? Toma medicamento.

Afortunadamente, esto también está cambiando. Aunque muchos psiquiatras todavía acuden a los medicamentos como el tratamiento principal para los desórdenes de estado de ánimo —muchas veces, aunque no siempre, por necesidad—, más médicos también están prescribiendo terapias habladas, DRMO, terapia neuronal, terapia de tacto u otros tratamientos que ayudan al paciente a lidiar con problemas que hayan podido provocar el desequilibrio. Esto puede incluir la exploración de la fuente de la depresión o la ansiedad, ofreciendo estrategias organizacionales de estilo de vida para gente con problemas de concentración y empleando herramientas como meditación o ejercicio para mejorar el estado de ánimo y aclarar la niebla mental. Incluso estamos viendo prescripciones de terapias ocupacionales en niños y adultos que lidian con DDA y DDAH. ¡Bravo! Todos éstos son pasos en la dirección correcta y reflejan un acercamiento más holístico hacia estos problemas, pero todavía hace falta una enorme pieza del rompecabezas.

Todavía no vemos prescripciones alimentarias de parte de los médicos, y sin embargo, los estimulantes para tratar los desórdenes de atención e hiperactividad (y más recientemente los desórdenes alimenticios), los inhibidores selectivos de serotonina para tratar la depresión, los sedantes para tratar la ansiedad y muchos otros medicamentos similares están alterando las secuencias metabólicas de los pacientes. Si un medicamento alivia un síntoma psicotrópico, lo hace al manipular un neurotransmisor fabricado por el metabolismo de grasas. Las compañías farmacéuticas comprenden el metabolismo muy bien, lo vuelven su negocio, pero *cada secuencia metabólica alterada por un medicamento diseñado para tratar un problema de estado de ánimo o cognición depende de nutrientes y puede ser influida fuertemente por los micronutrientes correctos.* En lugar de tratar este rango inmenso de manifestaciones cognitivas y de estado de ánimo, ¿por qué no llegar a la raíz del problema? ¿Por qué no crear homeostasis en la química cerebral al estabilizar las secuencias metabólicas que alimentan al cerebro?

Al establecer esta estabilidad, es posible definir qué clase de intervenciones serán significativas. No estoy diciendo que una persona no deba tomar un medicamento para DDAH o un antidepresivo. Lo que estoy diciendo es que un sistema estable, con secuencias metabólicas abiertas y funcionales, será capaz de usar un medicamento prescrito de la forma más eficiente, en las menores cantidades, sin interrumpir otras secuencias o causar efectos secundarios perturbadores. Eres un ser humano dinámico, biodiverso, y tu cerebro no puede reducirse a un arreglo cualquiera; pero sí puede ser llevado en la dirección correcta para lograr homeostasis, lo que puede ponerte en la mejor posición posible para vivir tu vida exitosamente.

Así que, como dije antes, un médico necesita intervenir con otros medicamentos en una situación crítica, pero una vez que la persona esté estable, vemos quién es, dónde vive, lo que está haciendo, todo el panorama. Particularmente, cuando estás sufriendo de un desorden de estado de ánimo es esencial mantener un suministro adecuado de aminoácidos. También es crucial apoyar al hígado y a las glándulas suprarrenales. Cuando consumes carbohidratos, necesitas ser capaz de metabolizarlos para que puedas recibir sus efectos enriquecedores para el estado de ánimo.

¿Alguna vez has notado cómo tu estado de ánimo cambia si haces una dieta o decides comer mejor? La gente suele hablar sobre un cambio en su psique como bono por perder peso o cambiar su dieta. Pueden decir: "¡Vaya, ahora que estoy comiendo mejor, duermo mejor! ¡Es tan raro!" Créeme, no es raro. Éste no es un efecto secundario misterioso. De hecho, he visto cómo el plan nutricional correcto ayuda a muchas personas a dejar eventualmente los antidepresivos o al menos reducir su dosis. He visto a gente tomar ansiolíticos sin que funcionaran bien hasta que finalmente pudieron ver sus efectos beneficiosos al cambiar los alimentos que consumían. Quiero que recibas todos los beneficios y las promesas que las compañías farmacéuticas hacen, pero para ello puedes necesitar un poco de ayuda. Estos medicamentos manipulan la forma en que el cuerpo usa los micronutrientes, las hormonas y los aminoácidos, pero ¿de dónde vienen los micronutrientes, las hormonas y los aminoácidos? Vienen de los alimentos por supuesto.

LO QUE LA CIENCIA DICE QUE ES CIERTO

Lo que comes tiene un efecto profundo en tu estado de ánimo. La ciencia reconoce ahora que las hormonas suprarrenales, como el cortisol, y las hormonas pancreáticas, como la insulina, afectan el equilibrio de neurotransmisores. Los neurotransmisores no están aislados del cerebro. Por ejemplo, la serotonina es un neurotransmisor muy poderoso en la sangre, el cual regula el equilibrio de estado de ánimo, y aunque puedas asumir razonablemente que la mayoría de tu serotonina se produce en tu cerebro, 95% de la serotonina en tu cuerpo viene del intestino, fabricado por algunos de los 100 mil billones de microbios que viven en tu tracto gastrointestinal. (Ésta es la razón de que a veces se conozca al intestino como "el segundo cerebro".) Todo lo que comes tiene un efecto en el equilibrio de tus microbios intestinales y en el funcionamiento de los neurotransmisores en todo tu tracto gastrointestinal. De hecho, tu tracto gastrointestinal contiene alrededor de 100 millones de neuronas también, las cuales sobrepasan en número a todas las neuronas de tu médula espinal. Todos aceptamos el hecho de que los alimentos afectan al intestino y ahora sabemos que el intestino afecta al cerebro. Por tanto, ahora sabemos sin duda alguna que los alimentos afectan al cerebro.

Secuencias elegidas para reparación

Hay miles de secuencias que afectan el estado de ánimo, la memoria, la cognición y la concentración, las cuales ya han definido los científicos. Sólo puedo imaginar lo que falta por descubrirse, pero hay algunas áreas elegidas en las que me encanta enfocarme cuando empezamos a establecer una homeostasis positiva con problemas de estado de ánimo y cognición. La meta es crear un ambiente de estabilidad en el que alguien con cambios de estado de ánimo o problemas cognitivos no sólo pueda sobrevivir, sino mejorar. Para ello elegimos varias secuencias cruciales:

DDAH: ¿UNA VENTAJA EVOLUTIVA?

Muchas veces, las personas luchan con la incapacidad de concentrarse en algo durante mucho tiempo y hay una reciente tendencia a criticar el hacer varias cosas al mismo tiempo. Los problemas de concentración definitivamente pueden ser una cuestión de desequilibrio neuroquímico, pero en algunas personas son una característica natural que alguna vez ofreció una ventaja evolutiva. Imagina que viviste en tiempos antiguos y tuviste que construir una fogata para tu aldea. Estás trabajando muy duro, pero de pronto una manada de lobos aparece entre los árboles. Si no dejas de construir esa fogata, ahí quedaste, te comerán Así que necesitas ser capaz de estar consciente de más de una cosa en tu ambiente y ser capaz de cambiar de tarea rápidamente cuando sea necesario. Algunas personas también teorizan que la mayoría de los mejores inventos y progresos del mundo vienen de las personas impulsadas por lo que ahora catalogamos como "hiperactividad" y "déficit de atención". Estas personas son las soñadoras, las que son capaces de lograr lo que otros pensaron imposible.

Desafortunadamente para muchos niños, esta clase de conciencia amplia y fácil distracción no es una ventaja en el salón de clases. Se espera que los niños se sienten quietos en un escritorio, escuchen y se enfoquen durante largos periodos; quienes no son buenos en esto suelen ser llamados "niños problema". Esta presión social, en lugar de la distracción misma, puede contribuir a la ansiedad, causando cambios bioquímicos en el cerebro por estrés, lo que puede empeorar el problema. Las hormonas de ansiedad pueden apelmazar los receptores de las hormonas que te hacen sentir bien, y antes de que haya pasado mucho tiempo, estos niños se encuentran atrapados en una caída en espiral de lo que se siente como fracaso, ansiedad y eventualmente depresión. Puede ser muy duro volver a subir. Es muy malo que no les demos a los niños que se distraen —y a los adultos tampoco, porque algunas personas nunca dejan atrás esta característica— un ambiente en el que su característica multifuncional y su hiperconsciencia pudieran ser beneficiosas, incluso apreciadas. Es divertido imaginar esos ambientes a gran escala: aprendizaje individualizado en escuelas, ambientes laborales que permitan el movimiento frecuente u horarios más flexibles, trabajos que puedan hacerse desde casa y una sociedad sorprendida de la gran variedad de estilos de aprendizaje para todas las edades.

Todo esto es especialmente relevante para mí porque soy un adulto que creció con DDAH y dislexia; la única razón por la que soy capaz de escribir este libro es que mi madre creó un ambiente en casa que me permitió florecer en lugar de decaer. Mi madre me repitió muchas veces una de sus citas favoritas: "Todo mundo es un genio, pero si juzgas a un pez por su habilidad de trepar un árbol, pasará toda su vida creyendo que es estúpido". Esto me ha ayudado durante muchos momentos difíciles, cuando pensé que no podría hacer algo y seguramente era estúpida. Ella me enseñó que tenía grandes habilidades y podía usarlas para mejorar. También me dio muchísima libertad y aunque no teníamos mucho dinero y vivíamos en una ciudad, mi madre se aseguró de alimentar mis pasiones: teníamos un caballo, cerdos, ganado y ovejas; yo podía ir en mi bicicleta sola hasta donde guardábamos nuestro caballo. No tuve el privilegio de crecer en Montana o en Colorado, pero ella me hizo sentir normal por tener cerdos mientras crecía al sur de California. Todo siempre estuvo bien. Nunca sentí que debía ser o debía haber intentado ser alguien diferente de quien era. Ella fue mi principal defensora. No puedo decirte cuántas veces la vi caminar por los pasillos de la escuela mientras estaba en la oficina del director, en problemas, y yo pensaba: "Oh, ellos van a estar en problemas". Mi madre siempre me dijo que yo tenía un buen corazón y que estaba destinada a usar toda mi energía para ayudar a la gente. ¿Y sabes qué? Realmente le creí. Ahora es mi turno. Cuando un maestro hizo que mi hija se sentara sobre sus manos durante 45 minutos porque no podía quedarse quieta, yo marché por ese pasillo, tal y como mi madre lo había hecho, la saqué de esa escuela y le dije que nunca más tendría que ir ahí.

Pero incluso si perdiste la oportunidad para tu hijo o no tuviste un ambiente libre en el que crecer, nunca es demasiado tarde para un "final feliz", sin importar cuáles sean tus dificultades. Si tienes problemas para concentrarte, crea un ambiente que te lo facilite. Si tienes muchísima energía, no te sientas obligado a seguir "las reglas". Eleva el ambiente para igualar la energía.

Cuando tu ambiente no se equipara a la forma como te sientes por dentro, puedes experimentar ansiedad. Cuando sientes que el ritmo normal de la vida no te apoya —como si estuvieras bailando y alguien se la pasara cambiando el ritmo o todos dijeran que te sientes, lo dejes y te sientes sobre tus manos—, puede ser difícil recordar que está bien ser quien eres.

Crea tu nuevo ambiente hoy. Encuentra las herramientas para ayudarte. Considera una terapia ocupacional, cuyos partidarios están descubriendo continuamente recursos tecnológicos sorprendentes para gente con problemas cognitivos, como DDAH y dislexia. Sigue siendo curioso, sigue aprendiendo, descubre qué puede ayudarte y sigue creando un ambiente e incluso una carrera que use tus puntos fuertes. Todos los tenemos, así que si te han llevado a creer que no, entonces te han engañado. Encuentra tu genialidad, cree la brillante cita de mi madre, y si eres realmente un pez, deja de intentar trepar árboles y en cambio ¡nada, nada, nada!

1. **Metabolismo de lípidos.** Es el momento en que las grasas se están convirtiendo en hormonas maestras, las cuales pueden entonces convertirse hormonas cerebrales y sexuales. Cuando esta secuencia no funciona correctamente, crea una interrupción en la química cerebral que puede manifestarse de muchas formas. Ésta es una de las razones de que los cambios en el estado de ánimo se vinculen tanto con los desequilibrios hormonales.

2. **Las hormonas suprarrenales.** Están diseñadas para controlar la adaptación. Cuando las suprarrenales se inhiben en su acción, esto subsecuentemente inhibe la modulación del estado de ánimo, así que atendemos las suprarrenales con los micronutrientes que las apoyan.

3. **Los receptores neurotransmisores.** Cuando están dañados, impiden que el cuerpo se beneficie de la producción de neuroesteroides, neurotransmisores y hormonas. Sin importar qué sustancias produce tu cuerpo, no te ayudarán si no puedes usarlas, así que limpiaremos estos receptores para tomar ventaja de lo que tu cuerpo está produciendo por medio del metabolismo.

4. **El microbioma intestinal.** Aunque el intestino no es exactamente una secuencia metabólica o esté ligada a una secuencia

metabólica específica, es una forma de entregar los micronutrientes que afectan a cada secuencia metabólica. El intestino también está cargado con tejido neuronal. Muchas veces considerado el segundo cerebro, es importante que alimentemos al cuerpo de forma que cree una flora intestinal saludable para la transformación de nutrientes en el intestino, así como para la absorción y la actividad de los receptores, por ende maximizando la producción de serotonina y las comunicaciones entre el sistema nervioso central y el intestino.

Remueve, repara y restaura

Para darle a tu cuerpo lo que necesita para estabilizar, nutrir la neurotransmisión, remover lo que provoca el desorden de estado de ánimo, negociar con los desequilibrios cognitivos y reabastecer tu flora bacteriana beneficiosa, empleamos alimentos estratégicos que aumentan tu estado de ánimo, mejoran la función cerebral y nutren las secuencias metabólicas que usa el cerebro. Específicamente:

1. Quitaremos los precursores de tus desórdenes de estado de ánimo y tus desequilibrios cognitivos, la neurosupresión y la neuroestimulación, y organizaremos comidas de forma que estimulen la absorción de micronutrientes en el intestino.
2. Repararemos la función hepática, la producción gastrointestinal de neurotransmisores, los desequilibrios entre la neurosupresión y la neuroestimulación, y las secuencias metabólicas para la producción de neurotransmisores.
3. Restauraremos los ritmos naturales del cuerpo a través de la homeostasis en la actividad suprarrenal y las modificaciones en el estilo de vida, enfocado en el equilibrio cognitivo y de estado de ánimo.

Lineamientos para tu prescripción
de reparación cognitiva y de estado de ánimo

Para obtener el máximo de tu prescripción de reparación cognitiva y de estado de ánimo, sigue estos lineamientos:

- Tomarás esta prescripción seis veces al día durante los primeros cinco días de cada semana (comiendo seis veces al día durante cinco días seguidos) y luego tomarás esta prescripción cinco veces al día durante los últimos dos días de la semana. Esto significa que tendrás tres comidas estratégicas para equilibrar tu estado de ánimo cada día durante la semana, además de tres colaciones específicas para equilibrar el estado de ánimo durante los primeros cinco días y luego dos en los días restantes, cada semana. Tomarás tu prescripción (comerás) cada tres o cuatro horas, y dividirás cada semana en dos partes, comiendo de acuerdo con un plan de comidas durante cinco días consecutivos y luego de acuerdo con otro plan de comidas durante los siguientes dos días. Luego repites el patrón.

- Dado que en este capítulo intento proveer apoyo a las personas que están lidiando con situaciones de fluctuaciones de estado de ánimo o problemas cognitivos o de estado de ánimo que son una discapacidad, la extensión de la aplicación de esta prescripción puede variar drásticamente. Al menos, me gustaría ver a las personas aplicar esta prescripción durante tres meses. Sin embargo, muchos niños con los que empecé a trabajar a temprana edad, los cuales luchaban con DDAH, han estado comiendo de esta forma durante 20 años. Esto no significa que estás encadenado a comer de esta manera. En cambio, es un gran apoyo para tu cerebro. Muchos de mis clientes notan una estabilización de estado de ánimo definitiva durante el primer mes, pero para tener una estabilidad a largo plazo debes darte a ti mismo al menos tres meses en este plan para estimular el cerebro. Si no quieres comer algún alimento por cualquier motivo, sólo sustitúyelo con un alimento diferente de la lista de los mejores 20 alimentos o de la lista de alimentos base. Por ejemplo, puedes sustituir el brócoli por alubias, o el pavo por pescado.

- Explica a tu médico no sólo que estás teniendo problemas de estado de ánimo, sino que estás trabajando en ellos con una dieta, y no tengas miedo de decir algo. La gente a veces tiene miedo de sacar el tema de su estado de ánimo con un médico por no querer admitir que está deprimida, ansiosa, que tiene ataques de pánico o que no les va bien en el trabajo o en la escuela por problemas de concentración, atención o aprendizaje. Sin embargo, ésta es información importante para tu médico y puede ayudarle a justificar ciertos análisis de laboratorio que pueden ayudarte. Los análisis que recomiendo al final de este capítulo pueden darles a tu médico y a ti una idea más específica de dónde puede estar desequilibrada tu química. Escribe tu petición con una lista de tus síntomas.

VERDURAS FERMENTADAS

Las verduras fermentadas son excelentes para promover un microbioma saludable y sabemos que un microbioma saludable influye no sólo en la digestión, sino en el estado de ánimo, porque 95% de la serotonina en tu cuerpo se fabrica en tu intestino, y mucha por esas bacterias intestinales. Esto sucede porque el proceso de fermentación crea enzimas que alimentan e introducen al intestino bacterias saludables adicionales.

Ejemplos de verduras fermentadas son chucrut, kimchi y pepinillos en escabeche; la kombucha es una bebida fermentada. Recomiendo probar diferentes marcas y diferentes productos rotándolos todo el tiempo para encontrar los que te gustan pero también para añadir diferentes cepas de bacterias en tu cuerpo. Entre más diverso sea tu microbioma, más sano estarás. También puedes preparar tus propias verduras cultivadas en casa. Encontrarás mi receta para salsa fermentada en la página 243.

Come tu medicina: tu prescripción para la reparación cognitiva y de estado de ánimo

Los siguientes mejores alimentos son excelentes para equilibrar el estado de ánimo, así que consúmelos tanto como puedas dentro de tus mapas de comidas, y acompáñalos con elementos de la lista de alimentos base para llenar tus comidas. Esto añadirá energía y velocidad a tu prescripción para equilibrar tu cerebro.

Esta prescripción tiene dos partes. Verás dos mapas de comidas diferentes aquí: el primero es para cinco días de cada semana, y el segundo es para los últimos dos días de cada semana. Es fácil recordarlo si haces la primera parte de lunes a viernes, y la segunda en el fin de semana.

Mi estrategia para los primeros cinco días de este plan es crear un ritmo consistente de entrega de azúcar natural a través de frutas y grasas saludables por sus efectos beneficiosos para el estado de ánimo, mientras aumentan el metabolismo de colesterol. También daremos a tu cuerpo grasas saludables y proteínas para reducir la absorción de azúcar en tus células. Las grasas, combinadas con la fibra vegetal, provocarán la producción de pregnenolona, la cual va hacia el tejido cerebral después de activarse con las suprarrenales. Esto tiene un efecto relajante en las suprarrenales y rápidamente detiene la producción de hormonas de crisis.

Mapa de comidas para la reparación del estado de ánimo y la cognición, días 1-5

Desayuno	Colación	Comida	Colación	Cena	Colación
Fruta (alto o bajo índice glucémico) Proteína Grasa saludable	Fruta (alto o bajo índice glucémico) Grasa saludable	Proteína Verdura Carbohidrato complejo	Fruta (alto o bajo índice glucémico) Grasa saludable	Proteína Verdura Carbohidrato complejo	Grasa saludable

Durante los últimos dos días de la semana, mi estrategia es crear una alimentación que sea muy ligera para el tracto gastrointestinal. Por eso cambiamos a verduras cocidas, que ablandan la fibra, mientras repoblamos el intestino con los probióticos de las verduras fermentadas, que además contienen tanto prebióticos como probióticos. Esto mejora la funcionalidad del microbioma, aumentando la producción natural de serotonina y mejorando la comunicación entre el tejido neuronal en el intestino y el sistema nervioso central. Considera que para la comida y la cena tomarás dos porciones de verduras, una de tu elección y otra fermentada.

Mapa de comidas para la reparación del estado de ánimo y la cognición, días 6-7

Desayuno	Colación	Comida	Colación	Cena	Colación
Fruta (alto o bajo índice glucémico) Grasa saludable Verdura	Verdura (cocida)	Proteína Verdura (cualquiera) Carbohidrato complejo Verdura (fermentada)	Verdura (cocida)	Proteína Verdura (cualquiera) Carbohidrato complejo Verdura (fermentada)	Ninguna

Un día en la vida de la reparación cognitiva y de estado de ánimo

Éste es un ejemplo de cómo puedes usar los mejores alimentos para la reparación del estado de ánimo y la cognición, así como las que se encuentran en la lista de alimentos base para crear tu propio plan de comidas. Recuerda enfocarte en los mejores alimentos y añadir también los alimentos base que más te gusten y disfrutes. Ésta es sólo una forma en la que puedes organizar tu mapa de comidas, e incluí las recetas que acompañan esta muestra a continuación (los títulos de las recetas aparecen en negritas en el mapa de comidas).

LOS MEJORES 20 ALIMENTOS PARA EL ESTADO DE ÁNIMO Y LA COGNICIÓN

- Alubias
- Brócoli
- Calabaza de Castilla
- Chabacanos
- Col rizada
- Duraznos
- Espinacas
- Garbanzos
- Hígado de res (sólo orgánico)
- Macarela
- Melón cantalupo
- Naranjas
- Nueces de Castilla
- Nueces de la India
- Ostiones
- Pavo
- Salmón
- Sardinas
- Verduras fermentadas
- Zanahorias

Día de muestra para la reparación del estado de ánimo y la cognición, días 1-5

Desayuno	Colación	Comida	Colación	Cena	Colación
Ensalada de cítricos	Melón cantalupo y nueces de la India	Chili de pavo	Chabacanos y nueces	Guisado de dumplings y pavo	Aceitunas

Recetas

|◎| Ensalada de cítricos

Rinde 2 porciones

4 huevos grandes
1 cucharada de mostaza Dijon

4 cucharadas de jugo de naranja

4 cucharadas de jugo de lima

2 cucharadas de aceite de oliva

¼ de cucharadita de sal de mar

¾ de cucharadita de pimienta negra

2 toronjas

1 aguacate rebanado

Llena una olla pequeña con agua y sumerge los huevos. Tapa la olla y hiérvelos sobre fuego alto. Apaga la flama y déjalos reposar 10 minutos.

En un tazón, mezcla la mostaza Dijon, el jugo de naranja, el jugo de lima, el aceite de oliva, la pimienta y la sal.

Pela las toronjas y rebánalas entre los gajos. Revuelve el aguacate y los gajos de toronja en un tazón, y rocía encima el aderezo. Revuelve para impregnar todo.

Pela los huevos cocidos y córtalos en cuartos. Acomódalos encima de la mezcla de aguacate y toronja, y sirve.

|◉| Chili de pavo

Rinde 6 porciones

450 gramos de pavo molido

2 zanahorias picadas en cubos

2 tallos de apio picados en cubos

1 lata de 420 gramos de jitomates picados

1 lata de 420 gramos de frijoles rojos

1 lata de 420 gramos de frijoles negros

3 cucharadas de pasta de jitomate

¾ de taza de cebolla amarilla picada en cubos

½ taza de pimiento morrón verde picado en cubos

2 cucharadas de chile en polvo

½ cucharada de cúrcuma

½ cucharada de ajo en polvo

½ cucharadita de chile de árbol triturado

¼ de cucharadita de sal de mar

¼ de cucharadita de pimienta negra

En una sartén sobre fuego medio, dora el pavo con un poco de agua hasta que no esté rosa; alrededor de cinco minutos. Coloca el pavo y los demás ingredientes en una olla eléctrica y déjala cocinar en bajo durante seis a ocho horas.

|◎| Guisado de dumplings y pavo

Rinde 8 porciones

Para los dumplings

2 tazas de harina de almendra cruda

1 cucharadita de sal de mar

¼ de cucharadita de pimienta negra

2 huevos grandes

Hojas de 3 tallos de apio, picadas (reserva los tallos para el guisado)

Para el guisado

2¼ kilos de pechuga de pavo con hueso

4½ litros de caldo de verduras

2 zanahorias picadas

3 tallos de apio picados

1 cabeza de brócoli picada y cortada en floretes

1 cebolla amarilla pequeña, rebanada

6 tallos de perejil

6 tallos de tomillo

2 tallos de romero

2 hojas de laurel secas

1 cucharadita de sal de mar

½ cucharadita de pimienta negra

Cebollitas de cambray picadas, para decorar

Prepara los dumplings: en un tazón, mezcla la harina, la sal, la pimienta, los huevos y las hojas de apio. Forma bolas del tamaño de 1½ cucharadas. Tapa y refrigera hasta que vayas a usarlas.

Prepara el guisado: añade todos los ingredientes en una olla eléctrica y cocínalos en bajo entre seis y ocho horas. Durante los últimos 20 minutos, saca la pechuga de pavo. Separa la carne del hueso y deshébrala usando dos tenedores; descarta el hueso y regresa la carne a la olla para que termine de cocerse.

Acomoda los dumplings encima del guisado y cocínalos 20 minutos más. Para servir, sirve un par de dumplings y un poco de guisado en cada tazón. Decora con cebollitas si lo deseas.

Ideas de colaciones para la reparación cognitiva y de estado de ánimo, días 1-5

Colaciones de mañana y tarde

Para las primeras dos colaciones de tu día elige una fruta y una grasa saludable, por ejemplo:

- Naranjas y nueces de la India
- Puré de calabaza mezclado con canela y nueces
- Rebanadas de pera con mantequilla de almendra

Colación de la noche

Como indica el mapa de comidas, esta colación sólo debe contener una grasa saludable.

- Nueces de la India crudas
- Aguacate con sal de mar y pimienta negra
- Almendras crudas

Una muestra de cómo puedes comer durante los últimos dos días de la semana:

Día de muestra del estado de ánimo y la cognición, días 6-7

Desayuno	Colación	Comida	Colación	Cena
Licuado de durazno y col rizada	Brócoli cocido	Sopa de frijoles vegetariana	Col rizada cocida	Tortitas de salmón y kimchi

Recetas

🥤 Licuado de durazno y col rizada

Rinde 1 porción

¼ de aguacate
1 taza de duraznos frescos o congelados
¾ de taza de leche de almendras
½ taza de col rizada fresca
½ taza de hielos
¼ de cucharadita de stevia (opcional)
1 pizca de canela molida (opcional)

Licua todos los ingredientes, excepto la canela, hasta que tengan una consistencia suave; alrededor de un minuto. Decora con un poco de canela.

🍲 Sopa de frijoles vegetariana

Rinde 4 porciones

6 hongos shiitake secos
4 tazas de agua caliente

1 lata de 420 gramos de frijoles rojos

⅔ de taza de chucrut

1 taza de quinoa cruda

1 taza de cebolla amarilla rebanada finamente

3 dientes de ajo picados finamente

2 cucharaditas de páprika

1 cucharada de salsa tamari

6 cucharadas de perejil fresco picado

¼ de cucharadita de sal de mar

¼ de cucharadita de pimienta negra

Remoja los hongos en una taza de agua caliente durante 20 minutos o hasta que se suavicen. Cuélalos y guarda el agua de remojo. Desecha los pies de los hongos y rebana los sombreros.

Haz puré los frijoles en una licuadora o un procesador de alimentos, y reserva.

En una olla grande o una olla para sopa, mezcla el agua restante, los hongos y su líquido de remojo, el chucrut, la quinoa, la cebolla y el ajo. Cocina durante 30 minutos sobre fuego bajo.

Añade la páprika, la salsa tamari, el puré de frijoles, tres cucharadas de perejil, la sal y la pimienta a la olla. Déjala hervir a fuego lento entre cinco y 10 minutos. Divide en tazones para servir y decora cada porción con el perejil restante.

|◉| Tortitas de salmón y kimchi

Rinde 2 porciones

Para las verduras fermentadas

¼ de taza de zanahorias rebanadas finamente

¼ de taza de pepinos rebanados finamente

½ taza de col blanca rebanada finamente

3 rábanos sin raíces, rebanados finamente

1 cucharada de sal de mar

2 cucharadas de vinagre de arroz

1 cucharada de stevia

⅛ de cucharadita de pimienta negra

Para las tortitas de salmón

2½ cucharadas de avena instantánea

1 huevo grande

340 gramos de filetes de salmón sin piel

½ taza de kimchi comercial

¼ de cucharadita de pimienta negra

4 hojas de lechuga mantequilla

1 cucharadita de pasta coreana picante o salsa Tabasco, al gusto

2 rebanadas de limón

Prepara las verduras fermentadas: coloca la zanahoria, el pepino, la col y el rábano en un tazón pequeño. Espolvorea la sal y usa tus dedos para impregnar las verduras. En otro tazón, revuelve el vinagre de arroz, la stevia y la pimienta para preparar una vinagreta rápida. Revuelve las verduras con la vinagreta y marínalas en refrigeración alrededor de 15 minutos.

Para preparar las tortitas de salmón, bate ligeramente el huevo y remoja la avena en él alrededor de 15 minutos.

Pela o rebana con cuidado la piel de los filetes de salmón, luego muele el salmón y el kimchi en un procesador de alimentos hasta que estén suaves. Baja la mezcla que se haya pegado en los costados del procesador con una cuchara y añade el huevo batido y la avena. Procesa hasta que esté bien incorporado y la mezcla de salmón esté firme.

Forma dos tortitas grandes o cuatro pequeñas rodando una porción de la mezcla de salmón para formar una bola y luego aplastándola en un disco de aproximadamente 1.5 centímetros de grosor. Refrigéralas durante 15 minutos (o congélalas para usarlas después).

Precalienta el horno a 220 °C.

Saca las verduras fermentadas del refrigerador y exprímelas para eliminar todo el líquido que sea posible. Prueba y sazona a tu gusto. Reserva.

Coloca las tortitas de salmón en una charola para hornear y déjalas en el horno durante 10 o 15 minutos, o hasta que la temperatura interna alcance 70 °C.

Para servir, coloca una o dos tortitas de salmón (dependiendo de si preparaste dos o cuatro) encima de dos hojas de lechuga, decora con algunas verduras fermentadas, sazona con más sal y pimienta al gusto. Sirve con las rebanadas de limón.

|◉| Bono: salsa fermentada de Haylie

Rinde un litro aproximadamente

Esta receta extra es una de mis favoritas, tan fácil de preparar y tan útil tenerla a la mano cuando intentas incorporar más alimentos fermentados a tu dieta. La próxima vez que quieras salsa, empieza con algunos días de anticipación y prepara esta. Tu intestino y tu cerebro te lo agradecerán.

1¼ kilos de jitomates maduros, picados

1 cebolla morada mediana, picada

2 chiles jalapeños picados finamente

1 taza de cilantro fresco picado

4 dientes de ajo picados finamente

Jugo de 2 limas

1½ cucharadas de sal de mar

2 cucharaditas de comino molido

Mezcla los ingredientes en un tazón grande, pásalo a frascos de vidrio limpios (no los llenes por completo) y cierra las tapas firmemente. Deja la salsa a temperatura ambiente durante dos o tres días, y luego refrigérala hasta que vayas a utilizarla. El sabor seguirá intensificándose en el refrigerador.

Nota:
Usa esta salsa como aderezo para carnes o verduras, o simplemente cómela sola como una porción de verduras fermentadas. (Sé que los jitomates se consideran una fruta en este libro, pero cuando se cultivan en esta receta, se vuelven una verdura fermentada.)

Ideas de colaciones para la reparación cognitiva y de estado de ánimo, días 6-7

Colaciones de la mañana y la tarde

Estas colaciones son simplemente verduras cocidas. Puedes prepararlas al vapor, al horno, salteadas o de la forma que prefieras. Algunos ejemplos incluyen:

* Espárragos cocidos
* Espinacas cocidas
* Champiñones cocidos

Nota:
Recuerda que los últimos dos días de esta semana no incluyen una colación en la noche.

Restaura el equilibrio de tu estado de ánimo: tres estrategias principales sin alimentos

* **Cardio, cardio, cardio.** De todas las clases de ejercicio que puedes hacer, el cardio es el mejor para liberar estrés. No lo hagas mucho ni tan seguido ni tan duro, que te lastimes. Pero el hecho

es que, cuando hay un tigre tras de ti, corres, y eso quema las hormonas de ansiedad. También es vasodilatador, lo que ayuda a aumentar el flujo sanguíneo al cerebro.

- **Terapia hablada o terapia ocupacional.** Estoy dividiéndola en dos categorías, dependiendo de si tus cambios de estado de ánimo son problemas esporádicos o cognitivos a largo plazo. Para quienes tienen depresión selectiva, problemas de pareja, dificultades laborales u otra situación temporal que los hacen sentir deprimidos, ansiosos o incapaces de sobrellevarlo, la terapia hablada puede ser de mucha ayuda y la recomiendo ampliamente. Para quienes tienen problemas bioquímicos o cognitivos a largo plazo, la terapia hablada puede ser menos útil. Una terapia ocupacional, por otro lado, puede ayudar a quienes tienen problemas a largo plazo para tener acceso a habilidades y herramientas en su ambiente. Especialmente para la memoria, la concentración y los problemas de aprendizaje, una terapia ocupacional puede ayudar a la gente a encontrar herramientas organizacionales, como la pluma Livescribe, programas de software, programas auditivos para computadora, fuentes especiales para dislexia y otras formas de navegar el ambiente para tener un mayor éxito. Esto es para cosas como depresión clínica también. Si éste es tu problema, necesitas saber cómo reconocer tus precursores y prepararte a ti mismo al crear un ambiente de apoyo. Esto es crucial. Cuando ves las noticias del clima y ves que será un día nublado, una terapia ocupacional puede ayudarte a saber qué hacer para prepararte.

Suelo recomendar a mis clientes que encuentren un terapeuta ocupacional que trabaje con neurólogos para manejar lesiones cerebrales porque estos últimos comprenden la naturaleza de la depresión, la ansiedad y la fatiga cognitiva mejor que otros. Estos neurólogos también conocen a los terapeutas ocupacionales, los expertos en crear el ambiente correcto para lidiar con estos problemas. Hay múltiples fuentes disponibles para personas que necesitan un pequeño impulso cognitivo. ¡Consigue la ayuda, está disponible!

• **Organízate.** Para cambios de estado de ánimo, como depresión y ansiedad, que no sean emergencias, una de las mejores (y posiblemente la más aburrida, pero en este caso es algo bueno) estrategias es realizar tareas organizacionales que no se basen en emociones. Entre más complejas u ocupadas, mejor. Haz cosas que involucren números, acomodar, limpiar o mover cosas de un lado para otro. Estas actividades ayudan a estabilizar el estado de ánimo y a ocupar el cerebro, y a veces pueden romper un cambio de estado de ánimo y reorientarte para que te sientas más tranquilo y en control. Por supuesto, esto nunca es suficiente por su cuenta, pero puede ser una intervención efectiva en un momento de tristeza o nerviosismo.

Informa a tu equipo perfecto

Ésta es un poco difícil porque hay básicamente cero indicadores de un desequilibrio de estado de ánimo ni de problemas cognitivos. Por eso es tan fácil que se diagnostiquen mal estas condiciones. ¿Ese DDAH es realmente un desorden de ansiedad? ¿Esa niebla mental es en realidad un síntoma de autoinmunidad? ¿Esa depresión es selectiva o bioquímica? Por estas razones, recomiendo una batería de análisis muy amplia, la cual ayude a dibujar todo el panorama y señalar dónde pudieran estar los desequilibrios. Recomiendo pedir a tu médico estos análisis si estás lidiando con problemas de estado de ánimo y cognitivos:

• **Niveles ANA.** Los anticuerpos antinucleares son sustancias producidas por el sistema inmunológico que atacan a los propios tejidos del cuerpo. Este análisis ayuda a detectar desórdenes autoinmunes o puede ayudar a deducir la causa de síntomas inexplicables, como artritis, erupciones o dolores en el pecho.

Los ANA se registran por niveles de concentración que determina un laboratorio, llamados titración. Un nivel alto sugiere la posibilidad de una enfermedad autoinmune (la titración baja o inexistente es normal). Los cambios de estado de ánimo y los problemas cognitivos pueden ser precursores de problemas autoinmunes, así que es bueno saber si tus síntomas son de autoinmunidad.

- **Rango de sedimentación de eritrocitos.** Este análisis revela una actividad inflamatoria en tu cuerpo que puede llevar a cambios de estado de ánimo e incluso a una disfunción cognitiva. Puede ayudar a diagnosticar y monitorear enfermedades inflamatorias, como artritis reumatoide.

- **Análisis de tiroides.** Debes ir más allá del panel tradicional. Cuando la gente empieza a tener poca energía, depresión o ansiedad, los problemas de tiroides pueden ser la causa. Por ejemplo, en la tiroiditis de Hashimoto, la ansiedad puede llegar a ser extremadamente seria. De nuevo, estos análisis nos ayudan a comprender las secuencias y pueden guiar un tratamiento. Si tus niveles de ANA (véase arriba) resultan positivos, lee el capítulo 11 y pide estos análisis de tiroides en particular:

  - *Hormona estimulante de la tiroides.* Éste muestra qué tan duro está trabajando la pituitaria para comunicarse con tu tiroides. El análisis es una buena medida si estás experimentando fatiga, agotamiento y niebla mental.

  - *T4.* Tu glándula tiroides produce T4, y los niveles anormales también pueden estar relacionados con la fatiga. Si la T4 está por debajo de lo normal, pregunta a tu médico sobre el hipotiroidismo.

  - *T3.* Tu hígado convierte la T4 en T3 para hacerla biodisponible. Esta hormona tiene un gran impacto en tu metabolismo. Los niveles bajos de T3 suelen estar asociados con un ritmo circadiano dañado, aumento de peso y depresión.

- *T3 inversa.* Muchos médicos no están acostumbrados a hacer este análisis, pero pídelo porque estas hormonas tiroideas malformadas bloquean los receptores de T3 y pueden ser la causa de bajos niveles de T3. La T3 inversa puede asociarse con exceso de peso crónico y posiblemente con una enfermedad autoinmune. Si tu T3 inversa está alta, evita los mariscos y sé todavía más cuidadoso con dormir lo suficiente.

- *Anticuerpos antitiroideos (TgAB).* Las cantidades anormales de estos anticuerpos tiroideos pueden estarte impidiendo utilizar tus hormonas tiroideas. Esto puede asociarse con fatiga, síntomas crónicos de infecciones leves (sensación de fiebre y nódulos linfáticos inflamados). Si tus niveles están elevados, evita las verduras solanáceas (jitomate, pimiento morrón y berenjena), las cuales pueden agravar esta enfermedad por su efecto inflamatorio en algunas personas.

- *Peroxidasa tiroidea.* Esta enzima destruye la T4 antes de que pueda producir T3. Puede manifestarse como alergias crónicas o indicar un desorden autoinmune.

Varios especialistas de medicina funcional van todavía más allá, haciendo análisis de orina para buscar otros indicadores de estado de ánimo más temporales, como niveles anormales de:

Epinefrina
Norepinefrina
Cortisol
Serotonina
Dopamina

También analizan:

- **Beta-feniletilamina.** Es una neurohormona neurotransmisora importante para el enfoque y la concentración.

- **Toxinas.** Pueden inhibir los neurotransmisores e interrumpir las secuencias neurológicas y de los neurotransmisores. Si quieres explorar este camino, pregunta a tu médico sobre el análisis para la presencia de metales pesados, PCB, solventes volátiles, plásticos, parabenos, pesticidas organofosforados y pesticidas clorados. Me sorprende enormemente que se hagan estudios en animales antes de que se apruebe un medicamento, pero los químicos que se supone que pueden matar animales, se supone que no nos lastiman a nosotros. Es muy raro.

Nota:
Si te beneficia un inhibidor de asimilación selectiva de serotonina (comúnmente prescrito para depresión y ansiedad), pero tienes dificultades con algunos de los efectos secundarios, pregunta a tu médico sobre tu serotonina en compuestos naturales. Puedes hacer esto con otras hormonas también. He visto a muchas personas beneficiarse clínicamente de ello.

Algo en qué pensar

Cuando mis clientes están lidiando con problemas de estado de ánimo o cognitivos, los aliento a ser abiertos sobre ello. Está bien detenerte y decir: "Oye, estoy confundido". De hecho, es una de las frases más poderosas que me enseñó un neurólogo: "Espera un momento, estoy confundido".

Ser capaz de anunciar esta confusión liberó mi ansiedad sobre la rehabilitación de mi lesión cerebral. Si te sientes ansioso o deprimido o confundido, o sólo completamente desconcertado por lo que alguien está diciendo o lo que está sucediendo, o que se supone que debes hacer, es perfectamente correcto decirlo. También puedes decir que tienes un problema, como "Soy disléxico", o "Tengo DDAH", o "Me siento un poco ansioso ahora". No te estás etiquetando, te estás haciendo sentir mejor. Hacerlo suprime la ansiedad, mientras que ésta sólo empeora mucho más todo lo que intentas resolver. Así que hazla tuya, exprésala y usa el poder. ¡No hay nada de qué avergonzarse!

CUARTA PARTE

Tu cuerpo grita

Capítulo 10

Síndrome metabólico, problemas de glucosa, prediabetes y diabetes

Mientras vemos cómo se manifiesta una enfermedad —problemas crónicos, multifacéticos, con perfiles de síntomas complejos y tendencias a progresar hacia múltiples niveles del proceso de una enfermedad—, no es de extrañarse que el cuerpo esté gritando para que lo ayuden. Pero nunca es demasiado tarde para escuchar, para calmar esos gritos, primero hacia un rugido apagado y luego hacia una "voz exterior" tal vez, y quizá eventualmente hacia una conversación civilizada, un murmullo y... silencio. Cuando el cuerpo empieza a gritar, las cosas son más complicadas, pero incluso así, muchas enfermedades crónicas pueden revertirse o manejarse exitosamente para que puedas tener un diálogo saludable con tu cuerpo.

Una de las enfermedades más comunes, complejas y frustrantes es la diabetes. Nos da muchas advertencias y no suele ser rara. De acuerdo con los Centros para el Control de Enfermedades de Estados Unidos, 9.3% de la población estadounidense tenía diabetes en 2014. Eso implica 29.1 millones de personas, y un estimado de 27.8% de personas que no se han diagnosticado. La prediabetes es todavía más común. De acuerdo con la Asociación Americana de Diabetes, en 2012, 86 millones de estadounidenses de más de 20 años tenían prediabetes. ¡Caray, eso suena a prácticamente todos!

La diabetes y sus condiciones precursoras, las cuales se encuentran dentro de una horda de nombres, como prediabetes (que algunas veces se llama síndrome metabólico, síndrome X o resistencia a la insulina) y enfermedades cercanas, como el síndrome de ovario poliquístico, son un problema inmenso, inmenso. (Este último es un desorden de la glucosa, una producción inestable de insulina o una resistencia a la insulina, y el desequilibrio entre las hormonas sexuales y de glucosa.) Si tienes alguna de ellas, diabetes o una condición que la anuncia, tu cuerpo ha estado murmurándote y hablándote durante mucho tiempo. Ahora se ha vuelto un grito. ¿Escuchaste algo de lo que intentaba decirte? Debió haber algunas señales digestivas, cierta incapacidad para convertir los alimentos en micronutrientes, especialmente los carbohidratos (como se discutió en el capítulo 5). Debió haber cierta dificultad para convertir el azúcar en energía (como se mencionó en el capítulo 6). Debió haber un problema con la producción hormonal o la conversión de receptores hormonales (como en el capítulo 7) porque la insulina es una hormona. Seguramente hubo un problema con el metabolismo de lípidos porque los problemas relativos a esto son un indicador común de que se avecinan problemas de glucosa, especialmente cuando hay triglicéridos elevados. Recuerda, uno de los efectos secundarios comunes del uso de estatinas es la diabetes tipo 2. Y es posible que hubiera cambios de estado de ánimo y problemas cognitivos también. En otras palabras, los problemas discutidos en cada capítulo de este libro hasta este punto pueden terminar en diabetes. La conversación probablemente se ha estado adaptando en tu cuerpo durante mucho tiempo, pero hasta ahora tal vez no has recibido la prescripción correcta para una verdadera curación. Como sociedad, estamos desesperados por esta prescripción. La buena noticia es que los Institutos Nacionales de Salud de Estados Unidos han dicho que la diabetes es un desorden del metabolismo, y la definición de *metabolismo* es "cambiar". Así que eso es lo que haremos: vamos a cambiar tu ambiente para cambiar las adaptaciones metabólicas que tu cuerpo ha hecho hasta ahora.

El problema es que ésta es una cuestión compleja; sin embargo, la medicina moderna la ha reducido hasta una sola cosa: el azúcar. Sí, es cierto que los azúcares refinados —azúcares blancos— son malos para tu salud. Pero ¿qué pasa con los azúcares saludables que obtenemos de los carbohidratos complejos, las frutas y las verduras? Muchas personas, metabólicamente, tienen problemas con esos azúcares también. Este problema entonces no está ocasionado por esos alimentos saludables, sino por la disfunción de una o más de las secuencias metabólicas que controlan el metabolismo del azúcar. Estas personas no se han dado cuenta, a nivel celular, de los beneficios del azúcar que comen; se están muriendo de hambre a nivel celular. Si éste es tu caso, hay un vacío en tus células que está gritando para que lo llenen con combustible en forma de azúcar, así que tienes antojo del tipo procesado como intento de llevar azúcar al torrente sanguíneo rápidamente. *Necesitas* azúcar.

En el capítulo 6 hablamos sobre cuatro formas de obtener energía. Tres de esas cuatro formas son completamente dependientes del metabolismo del azúcar. Y la energía es crucial; no es sólo para poder aguantar a lo largo de un día laboral o para corretear a tus hijos. Existe a nivel celular para que puedas crear energía y reconstruir tu cuerpo. Creamos energía esencial con el metabolismo de carbohidratos en azúcar y la conversión de azúcar en combustible. Creamos energía de crisis con la conversión del azúcar en combustible. La energía metabólica que creamos con el ejercicio es la quema de azúcar guardada en el músculo como glicógeno. Ésta es la razón de que muchas personas con diabetes y prediabetes tengan fatiga y músculos débiles; necesitan energía metabólica pero no pueden guardar los azúcares necesarios para crearla.

Entiendo por qué la gente culpa al consumo de azúcar por la diabetes. Hay una correlación directa: conforme nuestro consumo de azúcar se ha elevado hasta el cielo, ha sucedido lo mismo con la diabetes. De acuerdo con el Departamento de Agricultura de Estados Unidos, una persona común consume alrededor de 70 kilos de azúcar cada año, cuando en 1920 se consumían nueve. El refresco es el principal culpable, pero los dulces, los postres y otros alimentos procesados lo siguen de cerca. Pero también sabemos que el consumo de azúcar no siempre lleva a la diabetes. Todos podemos nombrar a alguna persona que consume copiosas cantidades de azúcar y nunca manifiesta un problema de glucosa.

Cuando tienes problemas de glucosa, ya sea prediabetes o diabetes tipo 2, el problema no es que comas demasiada azúcar. Así como tener colesterol alto no es porque comas mucha grasa. En realidad, es lo contrario. Hay una razón de que sigas queriendo azúcar y no puedas dejar de comerla. Es porque no puedes metabolizarla. Tu cuerpo está intentando decirte algo con esos antojos. Tienes un problema de glucosa y es *porque* no estás metabolizando el azúcar. No puedes llevar el azúcar a tus células, músculos e hígado, donde pertenece. Ese azúcar, que es tan valioso para la adecuada función de tus células, está vagando afuera, causando problemas. Mientras tanto, las células que necesitan usar el azúcar como combustible se mueren de hambre.

Lo que suelo decirles a mis clientes con problemas de glucosa es que, de hecho, están famélicos a nivel celular, estructural y hormonal. Algunas veces se me quedan viendo como si estuviera loca. Posiblemente es porque algunos tienen sobrepeso, así que la idea de que estén famélicos puede parecerles increíble. Sin embargo, el exceso de peso se acumula fácilmente en la presencia de problemas de glucosa y es en realidad un síntoma de esa hambruna. Cuando no puedes tener acceso al combustible que está diseñado para llegar a tus células, estás experimentando la hambruna, bioquímicamente. Ésa es la razón de que siempre tengas hambre. Por eso comes de más. Nunca estás satisfecho.

Para lidiar con el desorden complejo que es la diabetes (y todos sus precursores), tendemos a condensar el problema en azúcar e insulina, haciéndole un gran mal a nuestra salud. En realidad, nuestros problemas de glucosa involucran mucho más, hormonas transportadoras, serotonina, flora intestinal, neurotransmisores, la respuesta suprarrenal, glucocorticoesteroides (creados a partir del metabolismo de colesterol), adiponectina (secretada por las células grasas) y aldosterona. Todos éstos afectan ya sea el transporte o la entrega de azúcar hacia o fuera de nuestras células, músculos e hígado. El hecho de que no estés metabolizando el azúcar no es tan simple como no secretar insulina o que ésta falle en llevar el azúcar a la célula. Es mucho más complicado que eso.

La diabetes es lo que muchos en la comunidad médica consideran un diagnóstico final, pero en realidad es el principio o el umbral de una enfermedad cardiaca coronaria, enfermedad de Alzheimer, neuropatía, úlceras diabéticas y más. El camino no termina con la diabetes, pero sí va cuesta abajo a partir de ahí. Mientras las secuencias metabólicas se vuelven menos eficientes, los receptores hormonales se vuelven menos activos; las proteínas transportadoras entonces se desequilibran, la producción hormonal se vuelve disfuncional y el cuerpo empieza a crear desórdenes metabólicos que presagian lo que vendrá. Necesitamos alimentar la reparación metabólica y crear salud. Y sí, ¡podemos hacerlo!

Tu cuerpo dinámico

Mientras lees este libro, notarás los múltiples cruces de síntomas y la intersección de secuencias metabólicas involucradas. Todo está conectado. Tu cuerpo es un sistema complejo, interconectado e interrelacionado. Por ejemplo, el colesterol afecta a las hormonas, las cuales afectan el estado de ánimo, así como la glucosa. La glucosa afecta a la flora intestinal, la cual afecta la digestión y el estado de ánimo, lo cual también afecta el metabolismo de colesterol. Ésta es la razón de que un acercamiento reduccionista no pueda crear salud. Cuando doy una prescripción para el desorden final, mi meta siempre es corregir la vuelta equivocada que se dio antes. ¿Cuándo te fuiste a la izquierda en lugar de a la derecha? Si tu problema principal es la glucosa, entonces la meta es alimentarte a nivel celular. Y puedes notar que otros problemas que tuviste, que existieron a lo largo del camino, también se resolverán.

La zona de autodescubrimiento

Tal vez sabes que tienes diabetes o prediabetes, o tal vez sólo lo sospechas o quieres prevenirla porque has visto a familiares y amigos lidiar con ella. Hay miles de secuencias metabólicas que regulan los desórdenes hormonales que afectan la glucosa, así que puedes tener muchos o sólo unos cuantos de estos síntomas que indican un desequilibrio de glucosa. Depende de tu viaje metabólico, pero algunos o todos estos síntomas pueden manifestarse:

- Adormecimiento, neuropatía, especialmente en las manos y los pies
- Antojos de azúcar
- Antojos de carbohidratos que parecen excesivos
- Apetito que parece insaciable
- Aumento de peso en la cintura, que se siente blando
- Aumento de peso que parece ser una causa directa del consumo de carbohidratos
- Ciclo menstrual que se vuelve irregular
- Confusión o falta de claridad mental
- Crecimiento de vellos en la cara o en el pecho, en las mujeres
- Deficiencia de vitamina D
- Engrosamiento de vellos en los brazos (un síntoma clásico)
- Glucosa anormal en ayunas
- Hormigueo en manos y pies
- Insulina anormal en ayunas
- La sed constante que no se sacia al tomar agua, y mayor consumo de agua que no sea normal para ti
- Mal aliento
- Orinar más frecuentemente de lo normal
- Pérdida de cabello en la coronilla, en hombres y mujeres
- Pérdida de vello corporal, especialmente en las piernas; las mujeres a veces pierden vellos en las piernas pero ganan vellos en los brazos o la barbilla

- Problemas en el desarrollo de músculo
- Triglicéridos elevados

Lidiar, no sanar

La visión convencional de los problemas de glucosa e insulina es muy directa: cuando tienes demasiada azúcar en tu sangre, tu cuerpo responde al liberar insulina, la cual debe llevar el azúcar a tus células, donde puede usarse como energía. Por lo general, este problema complejo se reduce a dos cosas:

1. Comes demasiada azúcar
2. No produces suficiente insulina

Cuando se presentan estas dos condiciones, por la razón que sea, un médico puede atender la primera con un consejo sobre la dieta: no comas azúcar. La segunda se atiende por lo general con medicamentos como la primera línea de defensa.

Son comunes los medicamentos que trabajan para regular los niveles de glucosa e insulina, incluso las inyecciones de insulina misma para mantener a raya la glucosa, y se prescriben mucho. Algunos de ellos funcionan con la insulina, mientras que otros trabajan para atar el azúcar y sacarlo del torrente sanguíneo. Todos, sin embargo, buscan el mismo fin: arreglar la química sanguínea. Pero éste es el resultado final de los problemas de azúcar, no la causa. Las soluciones tienen sentido en una situación aguda porque si tienes demasiada azúcar o insulina en tu sangre, es peligroso, incluso mortal. Pero ¿por qué sólo trapear lo que está mal en lugar de limpiar el problema real? El problema realmente es por qué no estás metabolizando el azúcar.

La respuesta es simple. Hay muchos factores que involucran sólo la producción de insulina y llevar el azúcar a las células. ¿Qué más sucede? ¿Qué le sucede a tu intestino y tu microbioma? ¿Tus glándulas salivales están provocando la secreción de insulina cuando masticas tu comida? ¿Tus hormonas de estrés te están empujando hacia la resistencia a la insulina? ¿Estás creando las hormonas adecuadas a través del metabolismo de lípidos? ¿Tienes un desequilibrio en las hormonas sexuales que afecta tus proteínas transportadoras? ¿Qué pasa con la depresión o la ansiedad, han afectado tu metabolismo de carbohidratos? ¿Qué pasa con la B? ¿Qué pasa con el "yo"? Todas estas cosas y más pueden afectar la capacidad de tu cuerpo de metabolizar el azúcar.

Cuando desarrollas diabetes, esto es lo que sucede:

- El páncreas empieza a elevar su secreción de insulina en un intento de modular la glucosa, sacando hormonas de estrés y de crisis de las suprarrenales.
- El cuerpo se regula bajando el ciclo metabólico de la formación de energía porque la glucosa no puede llegar a las células para alimentar esta secuencia metabólica.
- El cuerpo empieza a tomar los azúcares extra de los tejidos blandos del corazón, el hígado y los músculos, añadiendo estrés adicional a las funciones de metabolismo de colesterol, modulación de estado de ánimo, cambios corporales y defensa de infecciones.

La diabetes es como una gotera en el techo y los medicamentos como la insulina y la metformina son como la cubeta que pones bajo la gotera. O tal vez ni siquiera una cubeta; sólo una esponja. Ésta puede absorber un poco del agua, pero no arregla el hoyo en el techo y no impide que entre el agua. Entonces, para atender la diabetes necesitamos atender el metabolismo de azúcar, y para atender esto necesitamos encargarnos de las hormonas. Recuerda, las hormonas se fabrican de los alimentos que comemos, y cuándo y cómo los comemos determina el nivel y el ritmo de secreción hormonal.

LO QUE LA CIENCIA DICE QUE ES CIERTO

¿Quieres nueve razones más para sanar, no lidiar? Los diabéticos también tienden a tener muchos otros problemas de salud, llamados condiciones comórbidas. De acuerdo con la Asociación Americana de Diabetes, esta enfermedad se presenta acompañada de:

- Hipoglucemia
- Hipertensión
- Dislipidemia (colesterol ldl alto)
- Muerte por enfermedad cardiovascular
- Hospitalización por ataque cardiaco
- Infarto
- Ceguera y otros problemas de la vista
- Enfermedad renal
- Amputaciones

No temas. Recuerda, *A + B = C*. Puedes llegar ahí con las prescripciones correctas.

Me preocupa la preponderancia de "comida" que se vende como "para diabéticos", por lo general, justamente al lado de las tiras reactivas. Todo es libre de azúcar, pero casi no contiene ningún ingrediente alimenticio. Estos productos están desprovistos de nutrientes, y recuerda que las secuencias metabólicas dependen de los nutrientes, y que la diabetes es un desorden del metabolismo. Desafortunadamente, dado que la diabetes es una epidemia, también es una fuente de ingresos para los fabricantes. He visto cremas corporales comunes con etiquetas para diabéticos. Ponerte esa crema en las piernas *no* revertirá o afectará de ninguna forma tu diabetes.

Si tomas un medicamento para la diabetes, necesitas urgentemente un protocolo nutricional diseñado para estabilizar tu glucosa, así que necesitas que tu médico se involucre y se asegure de que tus pruebas de diabetes y tus pruebas sobre la eficacia de los medicamentos estén sincronizadas con tu plan alimentario. Si tu medicamento no está manteniendo tus niveles estables, todo el día, cada día, tu potencial para efectos secundarios serios, como neuropatía, enfermedad cardiovascular y demencia, es incluso mayor. Sin embargo, es común que la gente con problemas de glucosa e insulina tenga una prescripción de medicamentos sin recibir un plan nutricional.

Una vez que empiezas a dañar el balance que tu cuerpo ha creado con ese medicamento, sin tampoco proveer los nutrientes que necesita para corregirse y crear un nuevo equilibrio, habrá problemas y efectos secundarios, incluyendo una severa debilidad muscular. La metformina es un medicamento difícil de dejar, pero una y otra vez he trabajado con clientes y sus médicos para lograr justamente eso. Hay enormes beneficios en establecer la estabilidad que te permite reducir la dosis del medicamento. Cuando lo haces, ganas la habilidad y el potencial de reducir los efectos secundarios.

Secuencias elegidas para reparación

Tu cuerpo tiene una magnífica habilidad de curarse a sí mismo, de hacer que todo esté bien de nuevo. Pero cuando no promueves un ambiente estable, rico en nutrientes, a tu cuerpo le será mucho más difícil sanar y reparar los mecanismos que están mal. Cada día que tu glucosa y tu insulina permanecen estables, es un día que tu cuerpo puede pasar arreglando los problemas. Cada día que estén fuera de control, con picos altos y caídas precipitosas, tu cuerpo tiene que pelear por su vida (lo que significa que pelea *por tu vida*) en lugar de resolver los problemas que suceden a nivel celular. En otras palabras, para promover la curación, debes crear estabilidad. No soy creyente de aguantarte a la fuerza hasta el final ni de negarte a ti mismo un grupo completo de alimentos. Quiero que sanes y que le des a tu cuerpo el mejor equilibrio posible.

Cuando los médicos refieren a sus pacientes a nuestra clínica, la meta mutua es clara: crear la estabilidad metabólica por medio de la comida y con la menor intervención de medicamentos. También hay algunas secuencias adicionales que quiero reparar:

¡NO AYUNES! (¡NI SIQUIERA TE SALTES EL DESAYUNO!)

Si tienes una condición prediabética o diabética, no te saltes las comidas. Nunca. Aunque muchos medicamentos para la diabetes son supresores de apetito, saltarte una comida es lo peor que puedes hacer para tu control de glucosa. El ayuno intermitente es una tendencia en estos días; la idea es saltarte comidas aquí y allá, dándole un respiro a tu cuerpo de la digestión para que pueda curarse. Esto suena genial en teoría, pero el ayuno intermitente es una de las peores cosas que puedes hacer para corregir un problema de glucosa como la diabetes. Piénsalo: Ya te estás muriendo de hambre a nivel celular. Imagina decirle a una persona famélica: "Te voy a quitar tu única fuente de comida para que puedas volverte *realmente creativo* para encontrar nutrientes". Eso sería cruel. Todos tenemos diferentes viajes metabólicos y el ayuno intermitente puede funcionar para algunas personas. De hecho, ayunar puede estar bien de vez en cuando para quienes no tienen un desorden metabólico (aunque nunca recomiendo saltarse el desayuno). Pero si tienes un desorden metabólico, entonces ayunar estaría promoviendo el catabolismo, cuando tu cuerpo descompone tu propia estructura (hueso, cabello, piel, uñas, músculo) para sobrevivir.

La próxima vez que pienses en saltarte el desayuno y sólo pasar la mañana con tu taza de café, imagíname ahí, negando con la cabeza y agitando mi dedo índice. Ya te estás muriendo de hambre, por favor no pises al caído. Recuerda, la meta es crear una estabilidad metabólica a través de los alimentos, con tan poca intervención de medicamentos como sea posible.

- La producción y la secreción de enzimas y hormonas que regulan la glucosa.
- La producción de un suministro adecuado de proteínas transportadoras para llevar esas enzimas y hormonas a sus receptores.
- La transportación de azúcar a las células con una conversión subsecuente eficiente de esa azúcar en energía.

Remueve, repara y restaura

¡Quiero alimentarte a nivel celular! Para hacerlo, alcanzamos un equilibrio en la cantidad de insulina, azúcar y proteínas transportadoras en el torrente sanguíneo, e intentamos limpiar los receptores ineficientes en las paredes celulares para que el azúcar pueda llegar a las células y convertirse en energía. Para tu prescripción de glucosa nos concentraremos en tres cosas:

1. Remover los azúcares refinados que inhiben la producción adecuada de enzimas, flora intestinal y hormonal, y cualquier inestabilidad de glucosa al establecer una intervención alimentaria estratégica frecuente.
2. Reparar la producción y absorción de hormonas, enzimas y flora relacionadas con la estabilidad de glucosa.
3. Restaurar el consumo, el almacenamiento y la conversión metabólicos saludables de azúcares en el cuerpo, incluyendo por medio de cambios de estilo de vida que promuevan el sano metabolismo del azúcar.

Lineamientos para tu prescripción de reparación de glucosa

Para sacar el mayor provecho de tu prescripción nutricional de glucosa, asegúrate de hacer lo siguiente:

• Tomarás esta prescripción seis veces al día (al comer seis veces al día). Esto significa que tomarás tres comidas estratégicas para estabilizar la glucosa y tres colaciones enfocadas en la misma estabilización cada día. Tomarás tu prescripción (comerás) cada tres o cuatro horas.
• Por lo general mis clientes siguen esta prescripción al menos tres meses *después* de que su química se estabilizó. Si es necesaria la intervención de medicamentos, algunos de mis clientes permanecen en esta prescripción de por vida. Muchos diabéticos revisan su glucosa diario y tú podrás notar cambios en

tus niveles de glucosa diarios a partir de 48 horas, así que asegúrate de estar en contacto con tu médico para monitorear cualquier reducción necesaria en el medicamento. Dada la complejidad de este grito que está dando tu cuerpo, puedes necesitar una reparación a largo plazo para provocar resultados de por vida. Una de las mejores señales de tu progreso es la hemoglobina A1C, la cual es un promedio aproximado de 90 días de resultados de glucosa. Al menos, la hemoglobina A1C debe monitorearse cada 90 días. Una vez que estos valores sean estables, permanece en esta prescripción durante al menos otros tres meses… o toda tu vida.

- Si no quieres comer cualquiera de los alimentos por la razón que sea, sólo sustitúyelo con un alimento distinto de la lista de alimentos base o la lista de los mejores 20 alimentos para la reparación de la glucosa. Por ejemplo, puedes sustituir la carne de res por pavo o las aceitunas por nueces crudas.

- Si te diagnosticaron diabetes, es posible que ya estés tomando medicamentos. No los dejes de un día para otro. Permanece en comunicación constante con tu médico y explícale que estás trabajando con una terapia alimentaria para mejorar tu condición, luego pídele que haga análisis para monitorear continuamente tu glucosa y tu insulina, para que comer de esta forma empiece a estabilizar tu química y puedas ajustar tu medicamento de acuerdo con el cambio (y, esperemos, eventualmente dejarlo con la aprobación de tu médico). El equilibrio, la estabilidad y la consistencia son cruciales para los problemas de glucosa, y los análisis de laboratorio pueden ser reveladores. Si actualmente estás haciendo análisis de glucosa o pruebas consistentes de insulina, glucosa y hemoglobina A1C, éste es el momento para asegurarte de que realmente estés en sincronía con tu médico, pues tu meta con este protocolo alimentario es provocar una reducción de la hemoglobina A1C e igualar los niveles de glucosa e insulina. Si tienes un diagnóstico de diabetes, deberías ya tener resultados de varios análisis básicos, pero te recomiendo algunos adicionales al final de este capítulo. Recuerda escribir tu petición de análisis junto con tus síntomas actuales.

• Recuerda beber un tercio de tu peso corporal en decilitros de agua de manantial cada día, o un máximo de tres litros.

Come tu medicina: tu prescripción para la reparación de glucosa

Mi estrategia es que dejes todo el consumo de fruta para antes de las 2:00 p.m., con la excepción de comer fruta antes de hacer ejercicio. También quiero que comas una porción de proteína después de hacer ejercicio. Tomarás carbohidratos complejos en la cena y grasa saludable y proteína antes de dormir. Las razones para esto son que, mientras más tarde sea en el día, el cuerpo tendrá más problemas metabólicamente. Con la diabetes especialmente, el cuerpo tiene dificultad para acceder a las células y entregar el azúcar. Añadir carbohidratos complejos en la noche alimenta a las células hambrientas. ¿Por qué elegir carbohidratos complejos en lugar de fruta? Porque la fruta y los carbohidratos estimulan diferentes enzimas, y los carbohidratos trabajan mejor para estabilizar la glucosa en la grasa y la flora, mientras que la fruta hace un mejor trabajo en estabilizar el azúcar en el páncreas.

Asimismo, usar la grasa y una proteína antes de acostarte empuja un poco más fuerte la producción de enzimas y hormonas justo antes de dormir. Esto previene que el cuerpo vaya por las reservas de azúcar en los músculos mientras duerme. Una de las formas en que vemos esto clínicamente es analizar a los diabéticos, especialmente a los gestacionales (que son más frágiles) justo antes de acostarse y justo después de despertar. Muchas veces encontramos una glucosa más elevada en la mañana que antes de acostarse, lo que no es un resultado normal. No es porque la persona esté comiendo mientras duerme, sino que el cuerpo está consumiendo el azúcar de los músculos.

LOS MEJORES 20 ALIMENTOS PARA LA REPARACIÓN DE GLUCOSA

Ésta es tu lista de los mejores 20 alimentos. Elige alimentos de esta lista cada vez que tengas la oportunidad y compleméntalos con los alimentos de la lista base para completar tus comidas. Estos alimentos estabilizarán tu glucosa y tu insulina, y alimentarán los mecanismos del metabolismo de azúcar.

- Aceitunas
- Aguacate
- Ajo
- Alcachofas
- Berenjena
- Calabacitas
- Carne de res (de libre pastoreo)
- Cebollas
- Chía
- Coliflor
- Ejotes
- Especias calientes, como chile en polvo, pimienta cayena, canela y cúrcuma
- Hierbas frescas, especialmente perejil, romero y cebollitas de cambray
- Hojas verdes oscuras, especialmente hojas de diente de león y espinacas
- Leche de coco
- Lechuga
- Nueces crudas, todos los tipos
- Pavo (orgánico)
- Pimientos morrones
- Vinagre, todos los tipos, sin azúcares añadidos

Mapa de comidas para la reparación de glucosa, días 1-7

Desayuno	Colación	Comida	Colación	Cena	Colación
Carbohidrato complejo Proteína Grasa saludable	Proteína Verdura	Proteína Verdura Grasa saludable Fruta (bajo índice glucémico)	Proteína Verdura	Carbohidrato complejo Proteína Grasa saludable Verdura	Proteína Grasa saludable (1 hora antes de acostarte)

Un día en la vida de la reparación de glucosa

Éste es un ejemplo de cómo puedes llenar tu mapa de comidas mientras trabajas en la reparación de tu desequilibrio de glucosa y las secuencias del metabolismo de azúcar. Éste es un día de muestra que he utilizado con mis clientes, pero puedes usar el mapa de comidas para combinar alimentos en la categoría adecuada en la forma que elijas. Las recetas de las opciones señaladas con negritas están a continuación.

Mapa de comidas para la reparación de glucosa, días 1-7

Desayuno	Colación	Comida	Colación	Cena	Colación
Burrito de carne para desayunar	Sardinas sobre hojas de espinacas	Salmón al horno con coliflor	Ejotes con tocino de pavo	Pasta marinara de pollo	Cecina de pavo y aceitunas

Recetas

¡◎¡ Burrito de carne para desayunar

Rinde 2 porciones

240 gramos de carne de res molida, magra
1 cucharada de chile en polvo
1 cucharadita de comino molido
2 cucharaditas de cilantro fresco, picado, divididas
Sal de mar
Pimienta negra recién molida
2 cucharadas de aceite de oliva
½ cebolla amarilla pequeña, picada en cubos
½ taza de agua
2 tortillas de granos germinados o espelta

½ aguacate picado en cubos

Salsa Tabasco (opcional)

1 cucharada de salsa (opcional, véase la salsa fermentada de
   Haylie, página 243)

En un tazón, revuelve la carne, el chile en polvo, el comino, una cucharada de cilantro, ½ cucharadita de sal y ½ cucharadita de pimienta.

Calienta el aceite de oliva en una sartén sobre fuego medio. Añade la cebolla y cocínala durante un minuto. Sube la flama a fuego alto y añade la mezcla de carne molida y el agua, y cocina hasta que ya no esté roja, entre cinco y siete minutos.

Calienta las tortillas aparte sobre fuego medio, sólo hasta que estén calientes.

En el centro de cada tortilla, coloca la mitad de la mezcla de carne, un poco del cilantro restante, la mitad del aguacate y salsa Tabasco, y salpimienta al gusto. Enrolla la tortilla y dobla los bordes para cerrar.

|◉| Salmón al horno con coliflor

Rinde 2 porciones

1 cabeza de coliflor cortada en floretes

4 cucharadas de aceite de oliva, divididas

½ limón, cortado a la mitad (más si lo deseas)

¼ de cucharadita de chile de árbol triturado

Sal de mar

Pimienta negra recién molida

2 filetes de salmón salvaje de 170 gramos cada uno

2 tazas de ejotes cortados en trozos de 3 centímetros

½ cebolla amarilla pequeña, rebanada finamente

2 cucharaditas de eneldo fresco, picado

Precalienta el horno a 220 °C.

En un tazón, mezcla la coliflor con una cucharada de aceite de oliva, el jugo de ¼ de limón, el chile de árbol y ½ cucharadita de sal de mar y ½ cucharadita de pimienta. Esparce la coliflor sazonada sobre una charola para hornear y cocínala entre 20 y 25 minutos, o hasta que las puntas estén doradas. Utiliza un tenedor para asegurarte de que esté lista; los dientes deben entrar fácilmente en los tallos de la coliflor.

Mientras, unta una cucharada de aceite en el salmón y sazónalo con un poco de sal y pimienta. Coloca los filetes con la piel hacia abajo en una charola para hornear antiadherente o en una sartén antiadherente para horno. Hornéalos hasta que el salmón esté totalmente cocido, entre 12 y 15 minutos.

Mientras se hornea el salmón, calienta las dos cucharadas restantes de aceite en una sartén mediana sobre fuego alto, saltea los ejotes y la cebolla y sazona ligeramente con sal y pimienta. Cocina hasta que los ejotes estén suaves; alrededor de cinco minutos.

Revuelve la coliflor con los ejotes y divide la mezcla en platos para servir, junto con el salmón. Decora el salmón con eneldo y sirve con el cuarto de limón restante, cortado a la mitad.

|◎| Pasta marinara de pollo

Rinde 4 porciones

7 cucharadas de aceite de oliva

1 cebolla amarilla pequeña, picada en cubos

5 dientes de ajo picados finamente

1 lata de 800 gramos de jitomates picados en cubos

1 cucharadita de orégano seco

1 cucharadita de tomillo fresco

½ cucharadita de romero fresco

2 cucharaditas de perejil fresco, picado

2 cucharadas de nueces de la India
4 cucharaditas de levadura nutricional
Sal de mar
225 gramos de penne de arroz integral u otra pasta tubular
4 pechugas de pollo, sin piel, sin hueso, de 110 gramos cada una
Pimienta negra recién molida
16 hojas de albahaca pequeñas o medianas

Calienta cuatro cucharadas de aceite de oliva en una olla sobre fuego medio-alto. Añade la cebolla y el ajo, y saltéalos hasta que la cebolla se transparente; alrededor de 10 minutos. Agrega los jitomates y las hierbas, y baja la flama a fuego lento. Déjalo cocinar destapado hasta que la salsa se espese un poco; alrededor de una hora.

En un procesador de alimentos, muele las nueces de la India, la levadura nutricional y ¼ de cucharadita de sal hasta que quede un polvo fino.

Llena una olla con agua hasta la mitad y hiérvela sobre fuego alto. Agrega la pasta y cocínala entre ocho y 10 minutos, o como indiquen las instrucciones del paquete. Cuélala y revuelve la pasta caliente con la salsa marinara.

Sazona el pollo con un poco de sal y pimienta. Calienta dos cucharadas de aceite de oliva en una sartén de hierro grande sobre fuego alto. Agrega el pollo y cocínalo entre cinco y siete minutos, volteando una vez, hasta que la temperatura interna haya alcanzado 75 °C.

Sirve la pasta en platos con el pollo salteado encima. Esparce el polvo de nueces de la India encima y decora con hojas de albahaca y la cucharada restante de aceite de oliva.

Ideas de colaciones para la reparación de glucosa

Colaciones de la mañana y la tarde

Recuerda, elige una proteína y una verdura, como las siguientes:

- Rosbif libre de nitratos, alrededor de hojas de diente de león u otras hojas verdes oscuras
- Carne de res molida, salteada con pimiento morrón picado
- Rebanadas de jamón de pavo libre de nitratos, enrolladas en hojas de lechuga romana
- Tallos de apio y rebanadas de pollo frío

Colación de la noche

Como indica el mapa de comidas, esta colación debe contener sólo una proteína y una grasa saludable.

- Tocino de pavo y almendras crudas
- Fajitas de carne de res, o carne molida, con aguacate picado en cubos

Restaura el equilibrio de glucosa: tres estrategias principales sin alimentos

Tu prescripción alimentaria siempre va primero, pero cuando añadas estas estrategias de estilo de vida, tu avance será todavía más grande. Cuando tu cuerpo está gritando, es crucial hacer todo lo que puedas para estar sano de nuevo, y estas estrategias harán una gran diferencia.

Levanta pesas

Un médico al que entrevistaron en un programa en la mañana recientemente dijo algo como: "Para deshacerte de la grasa abdominal debes levantar pesas". Yo asentí, interesada y emocionada de escucharlo explicar por qué; sin embargo, parecía no saber, no estar seguro por qué. Pues yo te diré por qué. La grasa abdominal se forma como resultado de los problemas de metabolismo de glucosa, los mismos que pueden llevar a la diabetes, que es por lo que la grasa abdominal es un indicador de diabetes o de una condición prediabética.

Cuando tienes demasiada azúcar circulando en tu cuerpo y no puede llegar a tus células y músculos, necesitas darle un poco de ayuda para lograrlo. Levantar pesas resulta en microdesgarres en los músculos, y estos desgarres pueden ayudar a abrir la puerta para que los azúcares entren en los músculos. Así que siempre come fruta antes y proteína después de levantar pesas, apoyando entonces por ambos lados tu entrenamiento.

Duerme

Duerme entre ocho y 10 horas de sueño profundo cada noche, cuando sea posible. El sueño es increíblemente importante para la estabilización de la insulina. Los suplementos para promover el sueño, como melatonina o un extracto de las semillas de *Zizyphus spinosa*, pueden ayudar. La melatonina te noquea y la *Zizyphus* te mantiene dormido, promoviendo el sueño profundo, reparador. Asegúrate de dormir en un ambiente oscuro, libre de aparatos electrónicos. Los ambientes oscuros estimulan a la glándula pineal para un sueño más profundo; esta glándula puede percibir la luz y no te permite entrar en un sueño profundo cuando hay luces o la televisión está encendida. Y busca las cosas que pudieran estar interrumpiendo tu sueño, como apnea de sueño o desequilibrios de electrolitos que puedan provocar un síndrome de piernas inquietas. Se sabe que la falta de sueño reduce la sensibilidad a la insulina, así que un sueño adecuado es crucial mientras reparas estas secuencias.

Lleva un diario

Los niveles de glucosa en sangre pueden decirte mucho sobre lo que necesitas hacer para repararlo. Sé un analista crónico; mide tu glucosa. Lleva un registro durante tres meses. Mide tu glucosa antes de comer, pero también una o dos horas después de comer. Muestra estos resultados a tu médico; puede ser información valiosa. También puede revelar lo que sucede cuando comes, o no comes, ciertas cosas en particular, y cómo estos factores afectan ztu glucosa. Recuerda, ¡estás buscando la estabilidad! Tu glucosa debe tener un pico después de una comida, pero debe normalizarse una o dos horas después y debe estar más baja en la mañana que antes de dormir. Así que analízala antes de acostarte e inmediatamente al despertar. No debe mostrar picos antes de una comida. Si no está actuando con normalidad, considera lo que estás comiendo o si comiste en absoluto. Si recibiste un diagnóstico de prediabetes o diabetes y no tienes un aparato para analizar la sangre, pero estás interesado en hacer esto, pregunta a tu médico sobre su utilidad para ti y cómo obtener uno a través de tu seguro. O puedes comprar fácilmente un equipo de medición de glucosa por internet o en tu farmacia local. Yo uso este método con muchas de mis clientas con síndrome de ovario poliquístico para revisar los niveles de glucosa en diferentes fases de su ciclo. Tu médico y tú pueden haber decidido que no es necesario, pero es una gran herramienta y una forma adicional de escuchar a tu cuerpo. Hay mucho trabajo que se está desarrollando y nuevos aparatos que no necesitarán agujas, incluyendo una tecnología que irradia una luz a través de la piel. ¡Búscalo pronto!

Informa a tu equipo perfecto

Los médicos suelen pedir un análisis de glucosa en ayunas, pero a mí también me gusta hacer un análisis de insulina en ayunas porque si alguna de las dos está elevada, la otra también debería estarlo. Si la glucosa está en el límite superior del rango normal y la insulina está en el límite inferior del rango normal, ambas pueden ser "normales", pero para mí esto es señal de un problema inminente de glucosa.

Si tu médico sospecha que tienes diabetes, hay ciertos análisis que seguramente harás porque se requieren para un diagnóstico (los análisis son ligeramente distintos para los niños o para diagnosticar diabetes tipo 1, así como para la diabetes mellitus gestacional en mujeres embarazadas):

- A1C
- Medición de glucosa en plasma en ayunas
- Análisis oral de tolerancia a la glucosa

Recuerda, quieres ser el mejor compañero de tu médico. En una buena relación, el *porqué* es necesario, así que asegúrate de que tu médico conozca tus síntomas, ¡y escribe tu solicitud de análisis! Los análisis anteriores pueden ser todo lo que tu médico haga para darte un diagnóstico definitivo de diabetes o prediabetes, pero es de ayuda obtener información adicional. Recomiendo pedir estos análisis:

- **Insulina en ayunas.** La insulina ayuda a transportar la glucosa, la fuente principal de energía del cuerpo. Este análisis mide la cantidad de insulina en tu sangre después de ocho o 12 horas de ayuno.
- **Leptina.** La leptina es una hormona que mantiene el equilibrio de energía en el cuerpo al regular el metabolismo y el hambre. Ayuda a tu cerebro a saber cuándo tienes hambre o estás satisfecho.
- **Adiponectina.** La adiponectina es una hormona liberada por las células grasas que ayuda a tu cuerpo a usar tanto el azúcar como la grasa de los alimentos.
- **Aldosterona.** La aldosterona es una hormona liberada por las glándulas suprarrenales que ayuda al cuerpo a regular la presión sanguínea. Si tus niveles no están dentro del rango normal, puede llevar a una presión difícil de controlar o una presión baja al levantarte. Tus niveles también varían cuando

te levantas, te sientas y te acuestas, o con el consumo de sal, así que pregunta a tu médico sobre tus resultados. La distribución de azúcar es afectada por el hígado y por la habilidad muscular para guardar glucosa, y esta hormona puede dar una indicación de la eficiencia o ineficiencia de esta secuencia.

- **Análisis de la hormona adrenocorticotrópica.** Es una hormona liberada por la glándula pituitaria hacia el cerebro. Ayuda a regular la presión sanguínea, así como la glucosa. Este análisis puede ayudar a señalar si tu pituitaria y tus glándulas suprarrenales están sobreproduciendo o produciendo menos. Los niveles cambian a lo largo del día, así que se recomienda hacer este análisis en la mañana.
- **Análisis de orina.** Puede indicar problemas con los riñones o diabetes. El análisis observa los niveles de cetona y proteína en la orina.

Algo en qué pensar

El factor importante en lo que concierne a la diabetes y los problemas de glucosa es abrazar la idea de que tienes que comer porque te estás muriendo de hambre a nivel celular. Reparar el mecanismo de entrega y aceptación de nutrientes hacia la célula cambiará eso, pero es necesario comer. Aun así, no te etiquetes como "famélico". A muchos de mis clientes con prediabetes, resistencia a la insulina o síndrome de ovario poliquístico les digo que cambien ese pensamiento de "Muero de hambre" por "Estoy esperando esa entrega de alimentos". Toma unos minutos, respira profundamente, tranquilízate y no entres en pánico sobre tu hambre voraz. Recuerda que tus alimentos entrarán a través de tus células y luego siéntate a comer.

Capítulo 11

Disfunción inmunitaria y desórdenes autoinmunes

Éste es un capítulo especial para mí porque yo tengo un desorden autoinmune. También es un capítulo difícil de escribir. Sé exactamente lo que es tener un cuerpo que libra una batalla en contra de sí mismo. Cuando era estudiante y me diagnosticaron una enfermedad autoinmune, ese diagnóstico cambió todo el curso de mi vida. Abandoné el sueño de mi vida de ser veterinaria. Tuve que hacerlo porque este diagnóstico cambió radicalmente cómo iba a vivir mi vida. En cambio, debía enfocar toda mi energía en aprender sobre la bioquímica del cuerpo humano para poder entender cómo arreglarme. Tomé clases y seminarios, y leí obsesivamente todo lo que pensé que sería relevante para lo que necesitaba saber. Volví locos a mis maestros haciendo preguntas y apuntándome para proyectos de investigación. Estaba emocionada; estaba en una misión por mi supervivencia. Necesitaba comprender: ¿por qué mi sistema inmune se volvía contra sí mismo?, ¿por qué no podía sobrevivir sin tomar prednisona? Estudié el medicamento, su mecanismo. Me volví experta en los niveles de ANA y en el rango de sedimentación, en anticuerpos antiplaquetas y la horda de nutrientes, cofactores, coenzimas y mecanismos que hacen funcionar al sistema inmune.

Una enfermedad autoinmune es una enfermedad en la que el sistema inmune del cuerpo reacciona de más y empieza a atacar al cuerpo. Puede atacar cualquier parte, cualquier órgano, y la clase de enfermedad autoinmune que sea, el diagnóstico, depende enormemente de la parte del cuerpo (o el sistema) que se esté atacando. Hay muchas enfermedades autoinmunes. Éstas son sólo algunas:

- Artritis reumatoide
- Enfermedad celiaca
- Enfermedad de Addison
- Enfermedad de Graves
- Escleroderma
- Esclerosis múltiple
- Lupus
- Síndrome de Sjogren
- Soriasis
- Tiroiditis de Hashimoto
- Vitiligo

Además, está la enfermedad autoinmune sin especificar, como la llaman cuando no están seguros exactamente del proceso autoinmune que está sucediendo.

Tener una enfermedad autoinmune es confuso, frustrante y físicamente insultante. La autoinmunidad casi parece simbólica: un cuerpo literalmente volteándose contra sí mismo y por ende perdiendo confianza en su propia confiabilidad.

Todos sabemos de algunas enfermedades autoinmunes; la artritis reumatoide y el lupus son comunes. Sin embargo, las investigaciones siguen especulando y confirmando que las enfermedades que alguna vez pensaron ser consecuencia de otros factores (o cuyas causas no podíamos comprender) en realidad son producto de una autoinmunidad: diabetes tipo 1, esclerosis múltiple, enfermedad celiaca, soriasis, síndrome de intestino inflamado. Hay incluso algunos investigadores que creen que la enfermedad cardiaca, el cáncer y la demencia pueden tener componentes autoinmunes.[22, 23]

La ciencia está investigando desesperadamente las causas posibles de desórdenes autoinmunes específicos. ¿Un patógeno, como un parásito, o una infección viral o bacteriana puede provocar un desorden autoinmune? ¿O una sustancia tóxica, como químicos, metales pesados o pesticidas puede ser la causa? Seguido hay un ciclo de retroalimentación infinito: el sistema inmune del cuerpo puede voltearse en contra de sí mismo después de sobreestimularse con un virus o cáncer, o una condición autoinmune puede dañar el corazón y provocar enfermedad cardiaca. Una investigación reciente sugiere que enfermedades autoinmunes como la esclerosis múltiple pueden deberse a un desorden metabólico que involucra un mal metabolismo de grasas en lugar de la autoinmunidad.

Pero si creemos que las secuencias metabólicas regulan la inmunidad, ¿no son uno y lo mismo? Para mí, no son mutuamente exclusivas; de nuevo se trata de ese ciclo de retroalimentación. ¿Qué fue primero, el metabolismo dañado o la autoinmunidad? ¿Qué fue primero, la predisposición a una enfermedad autoinmune o la susceptibilidad a un virus? ¿La exposición a un virus puede provocar inflamación, la cual entonces daña el metabolismo, que sobreestimula al sistema inmune? ¿El cuerpo de una persona podría tener una predisposición genética a secuencias de desintoxicación comprometidas, volviendo al cuerpo el canario en la mina de carbón? Todas son posibilidades y probabilidades, pero la reacción es la misma: tenemos que "quitar" el escenario para estas enfermedades y detener lo que era una tormenta perfecta.

La ciencia todavía está, y siempre estará, desentrañando las complejidades de la bioquímica humana. Tenemos mucho que aprender sobre autoinmunidad y dónde encaja en la red de las acciones y reacciones de nuestro cuerpo. La conclusión —y el aspecto que vuelve a la autoinmunidad tan inquietante, sin importar la causa o el mecanismo— es que los sistemas corporales que están diseñados para trabajar eficientemente a veces fallan y en cambio nos enferman crónicamente, y a veces parece una enfermedad irreversible, enviándonos en una caída en espiral de la que parece imposible escapar. La autoinmunidad es una tormenta perfecta, creada por la convergencia de demasiadas influencias negativas. El cuerpo, al parecer, se confunde, intentando resolver el problema mientras se destruye por error en el proceso.

Si tienes un historial de alergias, ya sean alergias inhalatorias o alimentarias, es señal de una disfunción del sistema inmune. Si tienes estrés crónico, eso compromete la habilidad de tu cuerpo para adaptarse a los estresores inmunitarios. Si te da una infección, ya sea viral o algo parecido a la enfermedad de Lyme, eso puede causar que el sistema inmunológico entre con todo el arsenal. Todo esto puede volverse un detonante. Sin embargo, puedes hacer algo al respecto. Puedes adaptar y manipular tu metabolismo usando el ritmo natural del cuerpo, en conjunción con micronutrientes específicos para volver a encaminar tu sistema inmune.

La zona de autodescubrimiento

Puede que ya sepas que tienes un desorden autoinmune, o puede que sólo lo sospeches. La autoinmunidad es difícil de diagnosticar porque se manifiesta de mil maneras diferentes, pero hay algunas ramas comunes. Sospecha autoinmunidad si esta lista de síntomas como grupo te parece familiar, o si tienes muchos de ellos:

- Adormecimiento y cosquilleo de cualquier parte del cuerpo
- Boca reseca
- Diagnóstico de un desorden autoinmune
- Dolor crónico
- Dolor de articulaciones con inflamación no relacionado con una lesión, especialmente dolor de articulaciones que es simétrico (ambas muñecas o ambos tobillos)

- Eczema, soriasis o erupciones inexplicables en la piel
- Fatiga
- Fiebre
- Glándulas inflamadas
- Niebla mental (uno de los síntomas de autoinmunidad más comunes)
- Niveles de ANA o factores reumatoides positivos
- Ojos resecos
- Pérdida de identidad; sentimiento de que no eres tú mismo o de que todo lo que sabes sobre ti mismo ha desaparecido
- Problemas de concentración
- Problemas de equilibrio o coordinación
- Problemas de movilidad, como arrastrar los pies o torpeza inexplicable
- Rango elevado de sedimentación o niveles elevados de proteína C reactiva

Lidiar, no sanar

La visión convencional de los desórdenes autoinmunes es que no estamos totalmente seguros de por qué se dan. Me parece justo. Pero la forma en que los médicos han aprendido tradicionalmente a tratar la autoinmunidad es suprimir, o incluso algunas veces apagar totalmente, el sistema inmunológico de tu cuerpo. Esto tiene sentido de una manera muy escueta. Si el sistema inmune está demasiado excitado, calmarlo poniéndole un bozal podría detener el daño que está haciendo. Probablemente no te sorprenderá saber que el protocolo elegido para esto involucra medicamentos inmunosupresores.

El problema con este acercamiento estándar es que ¡necesitas tu sistema inmune! Ésta es la razón de que estos medicamentos tengan tantas advertencias. Si tu sistema inmune sobreestimulado de pronto se suprime, no puede hacer el trabajo de protegerte de todos los patógenos ambientales que existen, desde el virus de la gripe hasta una infección renal. Si tienes una enfermedad autoinmune, tu médico también puede darte esteroides para reducir la inflamación. Tus glándulas suprarrenales deben estar secretándolos, pero puede que no sean suficientes en caso de autoinmunidad.

Depende de la condición autoinmune que tengas, pero también puede que recibas alguna prescripción alimentaria. Por ejemplo, si tienes enfermedad celiaca, tu cuerpo se ataca a sí mismo cuando se le expone al gluten, la proteína del trigo. La gente con enfermedad celiaca no puede comer gluten en lo absoluto durante el resto de su vida sin riesgo de síntomas severos y daño intestinal, incluyendo una posibilidad mucho más alta de desarrollar cáncer en el intestino delgado. Hay cierta evidencia de que una dieta libre de gluten puede calmar los síntomas de otras enfermedades autoinmunes también.

LO QUE LA CIENCIA DICE QUE ES CIERTO

De acuerdo con un reporte de los Institutos Nacionales de Salud de Estados Unidos: "La mayoría de las enfermedades autoinmunes afectan a las mujeres desproporcionadamente, y las enfermedades autoinmunes están entre las 10 causas principales de muerte para mujeres de cada grupo de edad hasta 64 años. Todas las edades se encuentran afectadas, con una constante desde la niñez hasta la madurez", y está aumentando la prevalencia de una enfermedad autoinmune —incluyendo lupus, esclerosis múltiple, enfermedad celiaca y diabetes tipo 1.* Hay muchas teorías sobre por qué está sucediendo esto, incluyendo cambios en la dieta, modificación de nuestro proveedor de alimentos, niveles de estrés elevados, cambios en el ambiente microbiano intestinal, exposición a las toxinas del ambiente e influencias genéticas. Creo que todas están influyendo probablemente en el aumento del índice de autoinmunidad.

---

* Comité de Coordinación de Enfermedades Autoinmunes, Institutos Nacionales de Salud, "Reporte de investigación del progreso en las enfermedades autoinmunes", Departamento de Salud y Servicios Humanos, marzo de 2005. Consultado en <https://www.niaid.nih.gov/topics/autoimmune/Documents/adccfinal.pdf>.

Sin embargo, mientras que se dice mucho sobre acercamientos farmacéuticos, se dice muy poco sobre cómo la dieta puede ayudar a regular e impulsar los mecanismos que corrigen y equilibran la inmunidad en el cuerpo humano. No estoy hablando de eliminar un alimento en particular o un componente alimentario cuando sea un problema para una enfermedad autoinmune particular. Estoy hablando de un acercamiento alimentario global a la inmunidad. Estoy hablando de impedir que la roca autoinmune ruede por la colina. Lo he hecho con mi propio cuerpo, así que sé que puede hacerse.

Secuencias elegidas para reparación

Dada mi propia experiencia, estoy obsesionada con dar un paso hacia atrás y preguntar: "¿Por qué está sucediendo esto?" ¿Qué haría que un cuerpo en perfectas condiciones de pronto empiece a atacarse a sí mismo? ¿Qué provocaría esta reacción excesiva del sistema inmunológico? ¿Y cómo podemos revertir este proceso?

Cuando la gente tiene desórdenes autoinmunes, su cuerpo está abrumado. Es como si alguien se metiera en la cama a la mitad del día y se tapara hasta la cabeza diciendo: "Simplemente no puedo lidiar con ello. No puedo superarlo. Tengo una lista de 10 cosas qué hacer ¡y no sé por dónde empezar!" Tu cuerpo se adapta al ambiente en el que lo tienes, pero cada cuerpo tiene su punto límite. Nuestro ambiente ya está lleno de virus, bacterias y carcinógenos, sin mencionar eventos que estresan tanto nuestro cuerpo como nuestra mente, desde la privación del sueño y el estrés laboral, hasta los problemas familiares.

Normalmente podemos manejar esta arremetida constante y nuestro sistema inmunológico se encarga de los problemas con cierta facilidad. Cuando sobrecargamos la capacidad de nuestro cuerpo de manejar sus problemas, sin embargo, el cuerpo puede desgastarse, las suprarrenales pueden agotarse, el sistema inmune puede entrar en pánico y entonces todo se descompone. Es cuando ese virus, esa tragedia o una exposición tóxica se vuelven la gota que derrama el vaso. Es todo lo que se necesita para hacer que empecemos un ataque potente contra nosotros mismos.

No es de extrañarse que brinquemos (metafóricamente) hacia esa cama tibia y segura, y nos tapemos hasta la cabeza. Pero en lugar de sacarte a la fuerza de la cama, intentar convencerte de cambiar de actitud, o decirte que lo superes y ya, quiero abrir la puerta, mirar hacia adentro de la habitación y murmurar: "Oye, si me encargo de siete de las cosas en tu lista, ¿crees que podrías hacer las otras tres?"

Con la autoinmunidad realmente se trata de escuchar a tu cuerpo y descubrir qué está causando ese estrés; luego buscar el equilibrio. Esto reduce la respuesta reactiva sobreestimulada del cuerpo. Las cosas que atiendo con una prescripción de autoinmunidad son:

- Los glucocorticoides (hormonas de estrés) que regulan la inmunidad, hurgando más profundo en esa hormona esteroide en particular.
- Las secuencias metabólicas que regulan las prostaglandinas, las hormonas pro y antiinflamatorias.
- Las secuencias metabólicas que regulan las respuestas "alérgicas" en el cuerpo (parte de la modulación inmunitaria).
- Las secuencias que crean una homeostasis en el bazo, la médula espinal y en la distribución de minerales, las cuales envían mensajes mezclados al sistema inmune.

Para atender lo anterior primero eliminamos las cosas más comunes que pueden ser reactivas. Por ejemplo, con clientes autoinmunes siempre me cuido de alergias alimentarias, señales de toxicidad por metales pesados y reacciones al gluten porque son comunes de la autoinmunidad. También busco infecciones virales latentes, como el virus Epstein-Barr y la enfermedad de Lyme, los cuales también se vinculan muchas veces con la reactividad autoinmune. Algo está impactando al sistema inmunológico, por ende, reducir algunos de los precursores comunes puede muchas veces empezar a calmar las cosas para que podamos llegar al corazón de lo que está sucediendo realmente.

Después observo hacia dónde se dirige el ataque. ¿Qué parte del cuerpo está siendo victimizada? ¿Es la sangre? ¿Las articulaciones? ¿La piel? ¿El tracto gastrointestinal? ¿El sistema nervioso? Esta respuesta puede ayudar a diseñar una prescripción alimentaria. Finalmente, ¿hay una predisposición genética a una enfermedad autoinmune? Tener un desorden autoinmune puede volverte más propenso a tener otro, y una historia familiar de un desorden autoinmune puede ser señal de que estás predispuesto genéticamente a otra enfermedad, no necesariamente a la que tu madre, tu hermano, tu tía o tu primo tiene.

Finalmente, creo un plan para hacer una tregua. Si el cuerpo se está atacando a sí mismo, es tiempo de intervenir y detener la guerra.

Remueve, repara y restaura

Tenía metas muy altas para mí misma cuando me diagnosticaron a los 19 años, y tengo metas muy altas para ti también:

1. Remover los obstáculos en las secuencias para la desintoxicación, incluyendo los virus. Esto es como abrir las ventanas y las puertas en la primavera para orear el aire viciado del invierno. La gente con una autoinmunidad tiende a tener una gran carga de toxinas y es importante sacarlas del sistema para que el cuerpo pueda funcionar adecuadamente de nuevo. También removeremos, o al menos atenderemos, las pequeñas infecciones latentes y las cargas de toxicidad que interrumpieron las secuencias metabólicas que regulan las hormonas y que interrumpieron los neurotransmisores que afectan la piel

y los órganos sensoriales, creando reacciones multisensoriales en el cuerpo.

2. Reparar la misión enfocada del cuerpo de atacar y los problemas de modulación de glucosa y resistencia a los carbohidratos que están empeorando la situación.

3. Restaurar la calma en el cuerpo al nutrir las glándulas suprarrenales y corregir el desequilibrio en las hormonas de huida de las suprarrenales, el cual daña las hormonas antiinflamatorias y los esteroides naturales del cuerpo. Idealmente, llegamos al núcleo de lo que está molestando al cuerpo, al contemplar los síntomas; pero incluso si nunca lo descubrimos con seguridad, sólo calmar al cuerpo psicológica y físicamente puede ayudar a estabilizar el sistema inmune. Esto implica un esfuerzo concentrado para remover los estresores, desde una agenda sobrecargada, hasta los alimentos que estresan la digestión.

Lineamientos para tu prescripción de reparación inmunológica

Para sacar el mayor provecho de tu prescripción de reparación inmunitaria, sigue estos principios:

- Toma esta prescripción seis veces al día (al comer seis veces al día). Esto significa que tomarás tres comidas estratégicas para equilibrarte inmunitaria cada día, además de tres colaciones también enfocadas en este equilibrio, diariamente. Nota que con este plan de alimentación no empiezas con el desayuno. En la mañana viene primero una colación. Toma tu prescripción (come) cada tres o cuatro horas mientras estés despierto.

- Esta prescripción introduce el concepto de rotación de alimentos. Esto no es algo de lo que haya hablado en ninguno de mis otros libros y puede ser un concepto nuevo para ti, pero básicamente no comerás ningún alimento más de tres veces por semana, y de preferencia nunca dos días seguidos. El mapa de comidas te ayudará a lograrlo. Observa que, a diferencia de cualquier otra semana, esta semana cambia los planes para ayudarte a mantener una rotación en tu dieta. Comerás de una forma durante los días 1 y 5 (lunes y viernes). Comerás de una forma diferente en los días 2 a 4 y 6 a 7 (el resto de la semana).

- Muchas personas empiezan a notar resultados en su perfil sintomático a partir de 30 días, pero yo empleo este estilo de comida en cualquier momento que vaya a estar bajo mucho estrés. He tenido exposiciones extra, he estado enferma, cualquier cosa que provoque la propensión de crear un aumento en mi sistema inmune. Para la primera vez que haces esto, permanece en él entre ocho y 12 meses.

- Si no quieres comer alguno de los alimentos en este plan, por la razón que sea, sólo sustitúyelo con un alimento diferente de la lista de alimentos base y de la lista de los mejores 20 alimentos para la reparación inmunitaria. Por ejemplo, puedes sustituir los chabacanos por moras azules o el pepino por jícama. Sin embargo, asegúrate de notar que hay una lista a evitar para este programa también. Incluso si un alimento está en la lista de alimentos base, no lo comas si también aparece en la lista a evitar para esta prescripción en particular.

- Dile a tu médico que estás trabajando en estrategias alimentarias para ayudarte a estabilizar tu sistema inmune y solicita los análisis que recomiendo al final de este capítulo para que puedas tener una idea más específica de dónde estás parado y que puedas monitorear tu progreso con esta prescripción. Este acercamiento puede necesitar alteraciones en tus medicamentos, así que siempre mantén informado a tu médico.

- Lleva tu lista de alimentos y tu mapa de comidas adonde quiera que vayas para que siempre puedas tener una comida o una colación para equilibrar el sistema inmune, en el tiempo correcto.

CÓMO HACER UNA DIETA DE ROTACIÓN

La autoinmunidad puede estar influida por la genética, una infección, la toxicidad, las emociones o todas las anteriores. Los cambios en el ambiente crean un ecosistema adecuado para la autoinmunidad, y la diversidad de la disfunción requiere diversidad en el tratamiento. Por tanto, la prescripción alimentaria también requiere una cierta diversidad, y la mejor forma que he encontrado para atacar este problema es con una dieta de rotación.

Las dietas de rotación son buenas para manejar alergias alimentarias y para una diversidad de nutrientes, pero son absolutamente esenciales para la gente con una enfermedad autoinmune. Una dieta de rotación funciona sobre el principio de que incluso los alimentos más sanos pueden volverse disfuncionales si se comen seguido, así que son escalonados; ningún alimento se repite más de tres veces por semana.

Éstos son los principios:

- Revisa el mapa de comidas y la lista de los mejores 20 alimentos, y también la lista a evitar en este capítulo. Haz una lista de todos los alimentos que planeas o es probable que comas esta semana. Mantenlos en el refrigerador. Cada vez que comes algo, coloca una palomita o una cruz junto al elemento. Cuando tengas tres palomitas o cruces, ya no comerás ese alimento hasta la próxima semana. Elige algo más de la lista.
- El mapa de comidas se creó para ayudarte. Por ejemplo, comerás carbohidratos complejos con verduras en ciertos días, y proteínas con verduras en otros.
- Nunca comas carbohidratos complejos y proteínas juntos. En las personas con problemas autoinmunes esta combinación puede crear una tormenta de fuego de acidosis y provocar a las hormonas de inflamación.
- Siempre come fruta con el estómago vacío y espera 30 minutos antes de comer ninguna otra cosa.
- Compra estratégicamente. Por ejemplo, durante la primera semana necesitarás 14 piezas de fruta, pero no más de tres porciones de ninguna fruta. Puedes separar tus porciones en un frutero y elegirlas durante la semana.
- Si tienes que comprar algo más grande (como una bolsa de manzanas), acomoda tu fruta en otra parte. Yo acomodo mi frutero para la semana y dejo el resto de la fruta en el refrigerador para mi familia. También puedes congelar las porciones extra para las siguientes semanas.

- Dado que los carbohidratos complejos sólo se recomiendan dos veces a la semana, en los días 1 y 5 necesitarás un total de cuatro porciones de ellos. Les recomiendo a mis clientes elegir un mínimo de dos clases diferentes cada semana. Por ejemplo, puedes tener dos porciones de avena sin gluten y dos porciones de germen de frijol rojo (puedes comprarlo por internet, lo vale y ¡es muy bueno para tu sistema inmune!).
- ¡Pon atención a la lista de alimentos a evitar!

Come tu medicina: tu prescripción para la reparación inmunitaria

¿Estás listo para ser el pacificador de tu cuerpo? Además de la dieta de rotación, la prescripción nutricional para la autoinmunidad debe eliminar los reactivos que provocan que el sistema inmune reaccione de más, reparar el estrés y restaurar la calma.

Si tienes una enfermedad autoinmune, es importante eliminar los precursores más comunes de tu dieta. Pon mucha atención a la lista de alimentos a evitar. Aunque estos elementos estén en la lista de alimentos base, no son buenos para ti. Puede que no reacciones a ellos en lo absoluto, pero muchas personas con autoinmunidad se han vuelvo tan reactivas y sensibles, que tienen respuestas inflamatorias a alimentos que podrán consumir sin problema una vez que sus sistemas se hayan calmado.

También ten cuidado con los carbohidratos de granos enteros y no los consumas mucho, incluso si no contienen gluten. Esto incluye arroz, avena y quinoa.

Observa que en la mañana tomarás fruta 30 minutos después de despertar y ningún otro alimento durante 30 minutos. De noche comerás una fruta 30 minutos antes de irte a la cama y luego ningún otro alimento hasta la mañana. Esto es importante porque la fruta contiene fructosa, así que puede fermentarse en el intestino y estimular el sistema inmune. Cuando se come sola, el cuerpo parece ser capaz de digerirla más eficientemente, sin alertar al sistema inmunológico para que reaccione. Ésta es la razón de que empieces y termines tu día con fruta, con la esperanza de que el estómago esté lo más vacío posible en esos dos momentos del día. Sin embargo, no evites la fruta totalmente. Aunque necesites comerla sola, los azúcares naturales son nutritivos para las glándulas suprarrenales, las cuales ayudan a regular la función inmunitaria.

LOS MEJORES 20 ALIMENTOS PARA LA REPARACIÓN INMUNITARIA

* Aceitunas
* Ajo
* Apio
* Arándanos
* Arúgula
* Calabaza mantequilla
* Camotes
* Chabacanos
* Coles de Bruselas
* Coliflor
* Espárragos
* Germen de frijol rojo
* Hígado de res (orgánico)
* Jícama
* Moras azules
* Pavo
* Pepinos
* Rábanos
* Sandía
* Sardinas

Lo primero que debes hacer, y lo más importante de tu dieta, es revisar tu lista de los mejores 20 alimentos y la lista de los que debes evitar. Usa estos mejores alimentos para alimentar tu cuerpo e impulsar la reparación de un sistema inmune sobreestimulado. Favorece estos alimentos y luego llena el resto de tu mapa de comidas con alimentos de la lista de alimentos base, exceptuando los alimentos que debes evitar.

ALIMENTOS A EVITAR EN LA AUTOINMUNIDAD

Aunque los alimentos en esta lista se consideran generalmente nutritivos, pueden ser precursores de autoinmunidad. Si éste es tu problema, tacha temporalmente estos alimentos de tu lista de alimentos base:

- Almendras
- Arroz
- Berenjena
- Cerezas
- Chiles y pimientos, incluyendo los dulces y picantes, así como los pimientos morrones, las chilacas, los jalapeños, los chiles poblanos y los habaneros, así como las especias hechas con pimientos, como la páprika y la pimienta cayena (la pimienta negra está bien)
- Granos germinados, espelta y Kamut (sólo si tienes enfermedad celiaca o intolerancia al gluten)
- Huevos
- Jitomates
- Papas blancas (los camotes están bien)
- Tomate verde

Cualquiera con un desorden autoinmune debe leer cuidadosamente los ingredientes y buscar gluten, lácteos, maíz, arroz, papas y productos de soya escondidos. Éstos son los precursores comunes de la autoinmunidad, y aunque no los estarás comiendo intencionalmente porque no están en tu lista de alimentos base, suelen estar escondidos en los alimentos preparados. Los productos etiquetados como "sin gluten" no son seguros necesariamente, pues muchas veces contienen lácteos, maíz, arroz, papas o soya.

Mi estrategia para los días 1 y 5 de este plan es introducir carbohidratos complejos en el cuerpo para ayudar al metabolismo de carbohidratos y crear una diversidad de micronutrientes. Necesitan introducirse de forma que agredan lo menos posible. Los carbohidratos son por lo general acidificantes, lo que puede volverlos precursores de inflamación, así que nunca los comerás con proteínas animales, lo que también puede ser acidificante. Sin embargo, los carbohidratos con verduras alcalinizan el cuerpo; descompones más rápido los carbohidratos sin estimular el componente inmunitario de la inflamación. Pero incluso así, es difícil para un cuerpo lidiando con un desorden autoinmune, razón por la que sólo lo haces dos veces por semana y sólo con días de diferencia que no incluyen carbohidratos a base de granos.

Recuerda, ¡ningún carbohidrato complejo con proteína, y sólo come fruta con el estómago vacío!

Mapa de comidas para la reparación inmunológica, días 1 y 5

Colación	Desayuno	Comida	Colación	Cena	Colación
Fruta (alto o bajo índice glucémico) media hora después de despertar; nada más durante media hora	Carbohidrato complejo Verdura (verde)	Proteína Verdura Grasa saludable	Carbohidrato complejo Verdura (verde)	Proteína Verdura Grasa saludable	Fruta (alto o bajo índice glucémico) media hora antes de dormir; ¡ningún otro alimento!

Mi estrategia para los días 2 a 4 y 6 y 7 —los días restantes— es sacar todos los carbohidratos complejos. En estos días, la proteína es lo principal. La proteína es importante para la estabilización suprarrenal y la regulación de las secuencias glucocorticoides, las cuales controlan la producción de esteroides. Recuerda, los esteroides sintéticos suelen ser el tratamiento favorito para los desórdenes autoinmunes. Equilibrar estos esteroides naturalmente en el cuerpo puede ser un medicamento muy poderoso también.

Mapa de comidas para la reparación inmunológica, días 2-4 y 6-7

Colación	Desayuno	Comida	Colación	Cena	Colación
Fruta (alto o bajo índice glucémico) media hora después de despertar; nada más durante media hora	Proteína Verdura (verde)	Proteína Verdura Grasa saludable	Fruta (alto o bajo índice glucémico) Verdura	Proteína Verdura Grasa saludable	Fruta (alto o bajo índice glucémico) media hora antes de dormir; ¡ningún otro alimento!

Un día en la vida de la reparación inmunológica

Ésta es una muestra de cómo puedes usar las listas de alimentos para crear tu propio plan alimentario siguiendo el mapa de comidas de la prescripción para la reparación inmunitaria. El primero es un ejemplo de cómo puedes elegir comer durante los días 1 o 5, y el segundo es un ejemplo de cómo puedes comer durante los días 2 a 4 o 6 y 7. Las recetas que aparecen en negritas en el mapa de comidas se encuentran más adelante.

Día de muestra del mapa para la reparación inmunológica, días 1 y 5

Colación	Desayuno	Comida	Colación	Cena	Colación
Moras azules	Bagel vegetariano (véase la nota)	Ensalada de salmón ahumado	Germen de frijol rojo, envuelto en hojas de lechuga mantequilla	Filete miñón con ejotes	Chabacanos

Recetas

|◎| Bagel vegetariano

Rinde 2 porciones

8 hojas de albahaca frescas
2 cucharaditas de vinagre de manzana
1 cucharadita de levadura nutricional
Sal de mar
Pimienta negra recién molida
1 bagel de granos germinados cortado a la mitad
½ taza de pepino rebanado finamente
1 taza de espinacas frescas, sin tallos

Nota:

Si tienes enfermedad celiaca o no comes gluten, sustituye el bagel de granos germinados por una tortilla libre de gluten, o acomoda estas verduras sobre ½ taza de quinoa.

Ya sea en un procesador de alimentos o con un cuchillo, pica y revuelve las hojas de albahaca, el vinagre y la levadura nutricional hasta que adquieran una consistencia suave, y sazona al gusto con sal y pimienta.

Tuesta las mitades del bagel y unta cada una con la mezcla de albahaca. Acomoda encima rebanadas de pepino y hojas de espinaca.

|◉| Ensalada de salmón ahumado

Rinde 2 porciones

½ cucharada de jugo de limón

½ cucharada de vinagre de coco

Sal de mar

Pimienta negra recién molida

2 cucharadas de aceite de oliva

340 gramos de salmón ahumado, en láminas

2 pepinos picados en cubos

1 taza de zanahoria rallada

1 taza de calabacita rallada

6 tazas de lechuga romana cortada en trozos

1 cucharada de perejil fresco, picado

1 cucharada de tomillo fresco, picado

2 cucharadas de nueces pecanas picadas

En un tazón, mezcla el jugo de limón, el vinagre, la sal y la pimienta. Agrega lentamente el aceite de oliva mientras mezclas para formar una vinagreta.

En otro tazón, revuelve el salmón, el pepino, la zanahoria, la calabacita y la lechuga. Agrega las hierbas y las nueces pecanas, rocía el aderezo y revuelve para cubrir bien.

|◉| Filete miñón con ejotes

Rinde 2 porciones

1 filete miñón de 220 gramos
Sal de mar
Pimienta negra
4 cucharadas de aceite de oliva
2 tazas de ejotes sin puntas y cortados en trozos de 3 centímetros
1 taza de rábanos sin raíces y cortados en cuartos
1 chalote pequeño, rebanado finamente
3 dientes de ajo rebanados finamente
1 limón cortado a la mitad

Sazona el filete con sal y pimienta al gusto. Calienta dos cucharadas de aceite de oliva en una sartén de hierro sobre fuego alto. Añade el filete y cocínalo hasta que alcance una temperatura interna de 55 °C para un término rojo, 57 °C para un término medio, 63 °C para un término tres cuartos y 68 °C para un término bien cocido. Sácalo de la sartén y déjalo reposar durante cinco minutos.

Usa la misma sartén sobre fuego medio-alto, añade las dos cucharadas restantes de aceite de oliva, luego los ejotes, los rábanos, el chalote, el ajo y el jugo de ½ limón. Cocínalos durante cinco minutos o hasta que las verduras estén suaves.

Sirve las verduras como guarnición junto al filete y exprime la mitad restante de limón encima si lo deseas.

Esta es una muestra de cómo puedes comer en los días 2, 3, 4, 6 y 7. Se incluyen las recetas que se muestran en negritas en el mapa de comidas.

Mapa de muestra para los días 2-4 y 6-7

Colación	Desayuno	Comida	Colación	Cena	Colación
Cubos de sandía	Sándwich submarino de pepino	Ensalada de coles de Bruselas	Moras azules y floretes de coliflor cruda	Chuleta de cerdo con coliflor	Licuado hecho con arándanos, hielo y stevia o xilitol para endulzar

Ideas de colaciones para la reparación inmunitaria, días 1 y 5

Colaciones de mañana y tarde

Durante los días 1 y 5 (y también para el resto de la semana), tus colaciones de mañana y noche consistirán sólo de fruta. En la mañana, recuerda tomar una fruta durante los primeros 30 minutos después de despertar y ningún otro alimento durante los siguientes 30 minutos. De noche recuerda comer una fruta 30 minutos antes de acostarte y nada más hasta la mañana. ¡Esto es muy importante! Por favor no te desvíes de esta parte crucial de tu prescripción.

* Sandía
* Frambuesas
* Duraznos
* Un licuado de cualquier combinación de frutas permitidas, con agua y hielo

Colación de la tarde

Como indica el mapa de comidas, esta colación debe contener un carbohidrato complejo y una verdura verde en los días 1 y 5.

* Pan tostado de granos germinados, sin gluten, con hojas de lechuga mantequilla
* Frijoles blancos machacados untados en tallos de apio
* Galletas libres de gluten con rebanadas de pepino

Recetas

|◉| Sándwich submarino de pepino

Rinde 1 porción

¼ de taza de germen de alfalfa
¼ de taza de arúgula sin tallos
1 cucharada de jugo de limón
Sal de mar
Pimienta negra recién molida
110 gramos de jamón de pechuga de pavo rebanada
1 pepinillo cortado a la mitad longitudinalmente, sin semillas

Revuelve el germen de alfalfa y la arúgula en un tazón. Rocía el jugo de limón y sazona al gusto con sal y pimienta. Revuelve bien.

Coloca las rebanadas de pavo sobre una mitad de pepinillo. Decora con la mezcla de arúgula. Coloca la otra mitad del pepinillo encima para cerrar el sándwich.

|◉| Ensalada de coles de Bruselas

Rinde 2 porciones

4 cucharadas de aceite de oliva, divididas
220 gramos de pechuga de pollo sin piel, sin hueso
Sal de mar
Pimienta negra
450 gramos de coles de Bruselas, sin corazón y con las hojas
    separadas
½ taza de zanahoria rallada
¼ de taza de apio rebanado finamente (alrededor de ½ tallo)
1 cucharada de vinagre de champaña o vinagre de vino blanco
2 cucharaditas de mostaza de grano entero
2 cucharaditas de stevia

1 cucharadita de jugo de limón

¼ de cucharadita de ralladura de limón

1 cucharada de nueces pecanas picadas

Prepara una parrilla o precalienta una sartén de parrilla.

Unta una cucharada de aceite en el pollo y sazónalo con ½ cucharadita de sal y ½ cucharadita de pimienta. Colócalo en la parrilla y ásalo entre cinco y seis minutos, volteando una vez, hasta que esté cocido y la temperatura interna alcance 75 °C. Deja reposar el pollo durante cinco minutos y luego pícalo en cubos de 1.5 centímetros.

En una ensaladera, revuelve el pollo, las hojas de coles de Bruselas, la zanahoria y el apio.

En un tazón pequeño, mezcla el aceite de olvida, el vinagre, la mostaza, la stevia, el jugo de limón y la ralladura. Sazona el aderezo al gusto con sal y pimienta. Rocía el aderezo sobre la ensalada y revuelve para cubrir. Refrigera durante 30 minutos.

Decora la ensalada con las nueces pecanas picadas.

|◉| Chuleta de cerdo con coliflor

Rinde 2 porciones

Sal de mar

Pimienta negra recién molida

1 cabeza de coliflor, sin tallo y cortada en floretes

4 cucharadas de aceite de oliva

1 cucharada de jugo de limón

3 dientes de ajo picados finamente

1 cucharada de comino molido

1 cucharada de cilantro seco molido

1 cucharadita de tomillo fresco picado

½ cucharadita de orégano fresco picado

1 chuleta de cerdo sin hueso, de 220 gramos

2 cucharaditas de cebollitas de cambray frescas, rebanadas

Precalienta el horno a 230 °C.

En un tazón, revuelve la coliflor con 1½ cucharadas de aceite de oliva, el jugo de limón y ½ cucharadita de sal y ½ cucharadita de pimienta. Revuelve bien y luego esparce la coliflor sobre una charola para hornear y cocínala entre 20 y 25 minutos, o hasta que se dore. Utiliza un tenedor para asegurarte de que esté lista; los dientes deben entrar fácilmente en los tallos de la coliflor.

Mezcla el ajo, el comino, el cilantro, el tomillo, el orégano y 1½ cucharadas de aceite de oliva en un tazón pequeño, y luego sazona con sal y pimienta. Unta la pasta sobre la chuleta de cerdo.

Calienta la cucharada restante de aceite en una sartén mediana sobre fuego alto y fríe la chuleta alrededor de cinco minutos de cada lado, o hasta que la temperatura interna alcance 63 °C.

Rebana la chuleta a la mitad y sirve. Decora con las cebollitas.

Ideas de colaciones para la reparación inmunitaria, días 2-4 y 6-7

Colaciones de mañana y noche

Para todos los días de la semana, tu colación de la mañana será una fruta. En la mañana, recuerda comer la fruta máximo 30 minutos después de despertar y ningún otro alimento durante los siguientes 30 minutos. De noche, recuerda comer una fruta 30 minutos antes de acostarte y luego ningún otro alimento.

- Manzana
- Moras azules
- Naranjas
- Licuado de arándanos con jugo de lima y stevia

Colación de la tarde

Como indica el mapa de comidas, esta colación debe contener una fruta y una verdura en los días 2 a 4 y 6 y 7.

- Bastones de jícama y naranja
- Bastones de zanahoria y duraznos
- Rebanadas de kiwi y apio

Restaura el equilibrio del sistema inmune: tres estrategias principales sin alimentos

Los alimentos son el eje de la reparación inmunitaria, pero hay muchas otras cosas que puedes hacer para apoyar tu prescripción nutricional. Éstas son algunas de mis favoritas.

Reduce el estrés

Una de las cosas más importantes que puedes hacer por ti si tienes una enfermedad autoinmune es reducir tu estrés. La autoinmunidad es relativa a reaccionar de más, así que no reflejes eso en tu vida. Para mí, esto implica cabalgar. Me ayuda tanto ¡que creo que mi seguro debería cubrirlo! Cuando lo hago regularmente, sé que hay una correlación directa (porque lo registro en mi diario y me hago análisis muy seguido) entre mi tiempo cabalgando y los niveles bajos de ANA. Para ti puede ser cualquier cosa que te quite el estrés. Si es cantar, únete a un coro. Si es yoga, no puedes dejar que nada te impida llegar a esa clase. Si es pintar, empieza o únete a un grupo de pintura, o toma clases, o sólo busca el tiempo para hacerlo seguido. Éstas son medidas salvavidas. Las hormonas de estrés son un catalizador para la reacción exagerada del sistema inmune. Si te da alegría y te quita el estrés, hazlo. Tiene que ser parte de tu vida.

Terapia de TEPT

Tener una enfermedad autoinmune es traumático. Puede sentirse como si alguien se hubiera metido en tu hogar —el hogar de tu alma— y se hubiera robado algo. Puedes sentirte violado, traicionado, como si el lugar donde creíste estar más seguro en el mundo no lo fuera en absoluto. Las terapias de transformación funcionan muy bien para personas con enfermedades autoinmunes, especialmente las que se usan para tratar el trastorno de estrés postraumático (TEPT). Una de mis favoritas es la de biorretroalimentación, desensibilización y reprocesamiento por movimientos oculares (DRMO), el tipo de psicoterapia que involucra ocho fases de procesamiento de información. Es fácil de aprender e involucra recordar una imagen y seguir con tus ojos ciertos movimientos que hace el terapeuta. Si no estás familiarizado con ella, probablemente suena un poco raro, pero es muy efectiva. Otro tipo de terapias que son geniales tanto para TEPT como para gente con enfermedades autoinmunes son la neurorretroalimentación, la terapia cognitiva conductual y los grupos de apoyo. Sin embargo, un grupo de apoyo puede ser un arma de dos filos si escuchar las experiencias extremas de otros te hace sentir peor. Pero si te agrada la idea de estar con gente que tenga las mismas dificultades, puede ser una gran liberación. Es agradable experimentar una comprensión común, pero sólo recuerda que la historia de otros no es la tuya. Tú eres el autor de tu autobiografía.

Nutrientes intravenosos

Soy una gran defensora de los nutrientes intravenosos, como vitaminas B desnaturalizadas y glutatión para apoyar al hígado y ayudar a crear homeostasis en mi función inmunitaria. Este tratamiento involucra ir al médico y que te llenen intravenosamente con sustancias de apoyo. Le atribuyo parte de mi éxito personal a los nutrientes intravenosos libres de conservadores. Empecé estas terapias cuando tenía 21 años y todavía las uso. Eran difíciles de encontrar entonces, pero ahora son mucho más comunes. Sin embargo, debes saber que muchos médicos convencionales no las utilizan, y quienes lo hacen a veces utilizan infusiones llenas de conservadores y productos de maíz. Si quieres intentar este tratamiento, busca un médico especialista en medicina funcional o un médico neurópata para verificar que las infusiones estén libres de conservadores y aditivos.

Informa a tu equipo perfecto

Si tu médico sospecha que puedes tener una enfermedad autoinmune, probablemente te pedirá ciertos análisis básicos, los cuales buscan las señales de un sistema inmune demasiado activo. Asegúrate de llevar una lista de cualquier síntoma activo y escribirla cada vez que visites a tu médico, especialmente cuando solicites análisis de laboratorio. Querrás darle a tu médico todas las armas que necesite para pedir los análisis que quieres. Éstos son los que yo recomiendo. Tu médico tal vez ya planeó ordenar algunos de éstos, pero ve cuántos más puedes hacer:

Análisis principales

Éstos son los análisis más importantes que necesitas hacerte.

- **ANA (anticuerpos antinucleares).** Este análisis detecta anticuerpos para ciertos antígenos. Puede sugerir una enfermedad autoinmune, aunque no sea muy específico sobre cuál. El resultado normal no revelará ana en la sangre. No es exactamente un análisis de diagnóstico, pero es evidencia que apunta hacia la inmunidad.
- **Rango de sedimentación de eritrocitos.** Este análisis es otra medida de la inflamación.
- **Factor reumatoide.** Este análisis es específico para artritis reumatoide, pero también puede estar presente con lupus, síndrome de Sjogren y varias enfermedades autoinmunes.
- **Aldolasa.** Éste es realmente una gran señal, especialmente en quienes tienen modulación de tejidos, como esclroderma u otros problemas de piel. La aldolasa es una enzima que descompone los azúcares para producir energía. Se encuentra en grandes cantidades en los tejidos musculares.

- **Proteína C reactiva.** Este análisis mide la inflamación y puede identificar estallidos de enfermedades inflamatorias, como artritis reumatoide o lupus.
- **Inmunoglobulina.** Este análisis indica los niveles de inmunoglobulinas séricas, especialmente IgG, IgA e IgM, los cuales pueden mostrar qué tan bien está trabajando el sistema inmune.

Análisis secundarios

Tu médico puede estar menos familiarizado con estos análisis, o menos dispuesto a sugerirlos, pero un especialista de medicina funcional o un médico neurópata pueden estar más abiertos a esta idea. Pregunta a tu médico si estos análisis están disponibles para ti:

- **Anticuerpo antipéptido cíclico citrulinado.** Éste es un análisis para un biomarcador de artritis reumatoide, pero también puede estar presente en casos de artritis juvenil, artritis soriásica, lupus, síndrome de Sjogren y otras enfermedades autoinmunes. Como en el análisis de ana, este marcador se usa junto con otros para preparar un diagnóstico de autoinmunidad.
- **Anti ADN de doble cadena.** Este análisis es de anticuerpos que, cuando están presentes, pueden indicar lupus en particular.
- **Ensayo inmunoabsorbente vinculado a enzimas (ELISA, por sus siglas en inglés).** Detecta y mide los anticuerpos específicos que podrían indicar un sistema inmune molesto.
- **Lyme, Epstein-Barr y citomegalovirus.** Estos análisis muestran la presencia de estos trastornos.

Es maravilloso saber de los siguientes dos análisis porque son muy fáciles de apoyar si tu resultado es positivo, y pueden cambiar tu vida cuando tienen el apoyo de nutrientes. Si puedes hacer estos análisis fácilmente, hazlos. Si hay un valor anormal, todo lo que tienes que hacer es tomar ácido fólico desnaturalizado o un transdérmico o un suplemento de glutatión intravenoso. Ambos análisis pueden hacerse con una simple muestra de saliva.

- Análisis de MTHFR. Este análisis determina si tienes una mutación genética que puede dificultar que metabolices los folatos, y puede indicar muchos problemas complicados de salud.
- Deficiencia de glutatión. Este análisis determina si tienes un desorden que le impide a tu cuerpo producir glutatión. Esto causa daño celular, anemia y, en casos severos, convulsiones y otros síntomas neurológicos.

Algo en qué pensar

Muchas personas con desórdenes autoinmunes vienen a mi clínica. Curiosamente, cuando estaba escribiendo mi primer libro tomé la decisión de mover la clínica a una comunidad más grande. Tuve que confiar en que tendría éxito, pero fue muy difícil confiar en mí misma. De la misma manera, éste es un reto para la gente con autoinmunidad. Perdemos la confianza en la habilidad de nuestro cuerpo de tomar las decisiones correctas sobre nuestra salud, por lo que se vuelve difícil confiar en nuestro propio juicio.

Por ejemplo, cuando las cosas se acumulan, incluso algo como un resfriado puede asustarnos fácilmente, hacernos pensar que todo el progreso ha desaparecido y que estamos de nuevo en el principio. ¡Oh, por Dios, tengo otro ataque! Cuando tienes una enfermedad autoinmune, sabes exactamente lo que tu cuerpo tiene la capacidad de hacer y adónde puede llevarte, y que no quieres llegar ahí. Pero es incluso más dañino dejar que el miedo te invada.

No tengas miedo de bailar de nuevo, de amar de nuevo, de confiar de nuevo. No tengas miedo de ver tu cuerpo como algo sano, vibrante y vivo. No tengas miedo de confiar en tu cuerpo, porque incluso si nunca conoces por completo la razón, sabes que tu cuerpo sí y que continuará haciendo lo mejor que pueda para cuidarte en cualquier momento.

Yo gané mucha inspiración viendo a mis clientes volver a bailar en la vida, incluso después de luchas personales tremendas, y me hace querer vivir también. Estaban dispuestos a compartir su sufrimiento, así como sus triunfos. Tal vez puedes encontrar una forma de hacerlo también, ya que es una gran forma de vida.

Capítulo 12

Come para mejorar

Los milagros suceden todos los días. Cambia tu percepción de lo
que es un milagro y los verás en todas partes.

JON BON JOVI

Éste ha sido un libro muy emotivo para mí. Sentí una gran intimidad
contigo, mi lector, al pensar en tantas personas en mi vida que están
luchando con estos desequilibrios. Ya sean mi sobrina, mi hermana,
mi padre, mi cuñado o mi mejor amiga, veo cómo alimentar su cuerpo ha nutrido la calidad de su vida. También sé de primera mano qué
tan decaído se puede sentir alguien cuando su cuerpo está fuera de
equilibrio o ha manifestado una enfermedad.

Tal vez quieres empezar a restaurar el equilibrio, pero te sientes
desanimado o completamente falto de esperanza. Lo entiendo. He
estado ahí. Al escribir este libro aprendí mucho sobre mí misma.
Siempre estoy intentando reparar el *porqué* en mi cuerpo, e intenté
anticipar lo que necesitarás para tener éxito también, pero recuerda que es un viaje. Te pido que te sientas encantado contigo. Siéntete lleno de maravilla y curiosidad. El cambio de paradigma vino
muy temprano para mí. Quizá fue un mecanismo de superación, así
que no me rendí. Tal vez al cocinar y enamorarme de los alimentos
aprendí cómo ver *divertida* una *disfunción*. ¿Quién sabe realmente?

Lo que sí sé es que he visto un cambio real, clínico y significativo en mi cuerpo y en los cuerpos de quienes amo profundamente, así como en los miles de clientes y cientos de miles de miembros de la comunidad que considero mi tribu. Todo esto se ha hecho a través del uso estratégico de los alimentos como medicina.

No olvides que la salud es también armonía y felicidad. Quiero que no sólo te sientas libre de enfermedad desde una perspectiva química, sino libre de la enfermedad o el caos que una disfunción puede provocar en tu vida. Quiero que te sientas en armonía. Quiero que te sientas feliz.

Elige tu punto de partida

Ahora que exploraste las siete prescripciones alimentarias, es tiempo de decidir dónde quieres empezar. Tal vez ya sabes o tal vez todavía no estás muy seguro porque tienes muchos síntomas relativos a diferentes capítulos. No te sientas abrumado con la cantidad de información que expuse. Mete un dedo en el agua para probar la temperatura y empieza con las zonas de autodescubrimiento. Revisa las listas de mejores alimentos y comienza a preparar algunas de las recetas que te atraigan.

En este momento también quiero incitarte a releer la lista de deseos que hiciste en el capítulo 1. Mantén actualizada esa lista de deseos de salud. Tacha lo viejo, pero siempre mira hacia adelante. ¿Cuáles son tus nuevas metas, tus siguientes metas, *tus metas avanzadas de salud*? Es muy emocionante pensar en grande y seguir adelante.

Si quieres todavía más ayuda definitiva, escarba y ve dónde te está diciendo tu cuerpo que empieces. En mi clínica, el siguiente ejercicio se utiliza para ayudarnos a determinar dónde empezar potencialmente o dónde continuar. Por ahora, para cada pregunta, marca si casi siempre tienes ese problema, si lo tienes algunas veces o si casi nunca lo experimentas.

Y no importa cuáles sean tus resultados; recuerda que eres único y especial, ¡y que tienes un cuerpo muy, muy inteligente! Posiblemente esté murmurando en tu oído o te esté diciendo algo, o incluso puede estarte gritando a todo pulmón. Está diciendo que necesita ayuda, que necesita alimento. Así que escuchemos juntos y luego demos un paso hacia adelante y respondamos.

Cuestionario completo de diagnóstico

¿No estás muy seguro de dónde comenzar? ¿Tu cuerpo te está enviando demasiados mensajes o mensajes confusos? Llena este cuestionario para determinar dónde empezar. Luego, cada vez que completes una prescripción, si quieres volver a sumergirte en la reparación, contesta el cuestionario nuevamente para determinar qué probar después. También podrás encontrar un cuestionario digital mucho más completo, definitivo y detallado en mi página web, <www.hayliepomroy.com>, si quieres ahondar más en esto. Calcula tu resultado a partir de estos valores:

1 punto: nunca   **3 puntos: seguido**
2 puntos: a veces   **4 puntos: todo el tiempo**

Preguntas

1. ¿Tienes reflujo o acidez después de comer o después de pasar mucho tiempo sin comer?
   ☐ 1 ☐ 2 ☐ 3 ☐ 4
2. ¿Tu ejercicio regular o las cosas físicas que necesitas hacer cada día de pronto se sienten más pesadas o imposibles? ¿Incluso parece difícil caminar una cuadra?
   ☐ 1 ☐ 2 ☐ 3 ☐ 4

3. ¿Perdiste tu deseo sexual? Y para los hombres, ¿no tienes una erección en la mañana?

☐ 1 ☐ 2 ☐ 3 ☐ 4

4. ¿Rara vez sudas durante el ejercicio?

☐ 1 ☐ 2 ☐ 3 ☐ 4

5. ¿Tienes mucho apetito en la noche, después de las 5:00 p.m., o un antojo de azúcar extremo en la tarde?

☐ 1 ☐ 2 ☐ 3 ☐ 4

6. ¿Tienes un apetito que parece insaciable la mayor parte del tiempo, o un antojo excesivo de carbohidratos?

☐ 1 ☐ 2 ☐ 3 ☐ 4

7. ¿Tienes problemas repentinos de equilibrio, coordinación o movilidad?

☐ 1 ☐ 2 ☐ 3 ☐ 4

8. ¿Te inflamas después de comer, incluso al extremo de parecer embarazado?

☐ 1 ☐ 2 ☐ 3 ☐ 4

9. ¿Te quedas dormido durante el día, incluso en tu escritorio, y tienes problemas para dormirte en la noche o permanecer dormido?

☐ 1 ☐ 2 ☐ 3 ☐ 4

10. Para las mujeres, ¿tu ciclo menstrual se ha vuelto más pesado, con coágulos, y tus senos se sienten más sensibles o te duelen, o cambian de forma o densidad?

☐ 1 ☐ 2 ☐ 3 ☐ 4

11. ¿Tu apetito de pronto se sale de control?

☐ 1 ☐ 2 ☐ 3 ☐ 4

12. ¿Te estás automedicando con alcohol, comida o drogas para sentirte más tranquilo o sentir interés en la vida?

☐ 1 ☐ 2 ☐ 3 ☐ 4

13. ¿Los vellos de tus brazos de pronto se hicieron más gruesos (para las mujeres) o te están saliendo vellos en la barbilla y estás perdiéndolos en las piernas, en los pies o en tu cabeza?

☐ 1 ☐ 2 ☐ 3 ☐ 4

14. ¿Tienes eczema, soriasis o erupciones inexplicables?

    ☐ 1 ☐ 2 ☐ 3 ☐ 4

15. ¿Tienes evacuaciones largas y delgadas?

    ☐ 1 ☐ 2 ☐ 3 ☐ 4

16. ¿Experimentas dolor que se mueve por todo tu cuerpo, como una sensación de abejas moviéndose?

    ☐ 1 ☐ 2 ☐ 3 ☐ 4

17. ¿Has experimentado un aumento de peso rápido y repentino?

    ☐ 1 ☐ 2 ☐ 3 ☐ 4

18. ¿Tienes acumulación de grasa alrededor de tu cintura, abdomen y bajo vientre (por ejemplo, una lonja, un abdomen cervecero), o de pronto ya no puedes abrocharte tus jeans?

    ☐ 1 ☐ 2 ☐ 3 ☐ 4

19. ¿Tienes comportamientos compulsivos, como tronarte los dedos, agarrar tu cabello o comerte las uñas (o en casos más extremos, comportamientos destructivos, como cortarte o marcarte)?

    ☐ 1 ☐ 2 ☐ 3 ☐ 4

20. ¿Tu médico te ha dicho que tienes niveles anormales de glucosa e insulina en ayunas?

    ☐ 1 ☐ 2 ☐ 3 ☐ 4

21. ¿Tienes dolores de articulaciones con inflamación sin estar relacionados con una lesión, especialmente dolores articulatorios simétricos (como ambas muñecas, manos o tobillos)?

    ☐ 1 ☐ 2 ☐ 3 ☐ 4

22. ¿Tienes estreñimiento o diarrea frecuentes (o alternas entre las dos), gases y flatulencias?

    ☐ 1 ☐ 2 ☐ 3 ☐ 4

23. ¿Tienes antojos diarios de azúcar y carbohidratos?

    ☐ 1 ☐ 2 ☐ 3 ☐ 4

24. ¿Experimentas cambios de ánimo, niebla mental y olvidos?

    ☐ 1 ☐ 2 ☐ 3 ☐ 4

25. ¿Tu médico te ha dicho que tu colesterol total, tu colesterol LDL sérico o tus triglicéridos están demasiado altos, o que tu colesterol HDL sérico está demasiado bajo?

☐ 1 ☐ 2 ☐ 3 ☐ 4

26. ¿Tienes problemas de atención, problemas de hiperactividad o un diagnóstico de DDA o DDAH?

☐ 1 ☐ 2 ☐ 3 ☐ 4

27. ¿Estás experimentando adormecimiento u hormigueos en manos o pies?

☐ 1 ☐ 2 ☐ 3 ☐ 4

28. ¿Sientes que no eres tú mismo últimamente?

☐ 1 ☐ 2 ☐ 3 ☐ 4

29. ¿Hay alimentos sin digerir en tus evacuaciones?

☐ 1 ☐ 2 ☐ 3 ☐ 4

30. ¿Te sientes como si te arrastraras a lo largo del día, o fatigado? ¿O tienes una baja de energía muy fuerte a media tarde?

☐ 1 ☐ 2 ☐ 3 ☐ 4

31. ¿Tienes bochornos y sudoración nocturna?

☐ 1 ☐ 2 ☐ 3 ☐ 4

32. ¿Tienes pliegues en los lóbulos de tus orejas?

☐ 1 ☐ 2 ☐ 3 ☐ 4

33. ¿Te sientes ansioso o deprimido, o tienes cambios de ánimo que van de la tristeza o la pérdida de emociones a una manía u otras emociones excesivas?

☐ 1 ☐ 2 ☐ 3 ☐ 4

34. ¿Tu médico te ha dicho que tienes niveles positivos de ANA o de un factor reumatoide?

☐ 1 ☐ 2 ☐ 3 ☐ 4

35. ¿Tienes una sed inusual y orinas más seguido de lo normal?

☐ 1 ☐ 2 ☐ 3 ☐ 4

Resultados

Suma los números para cada grupo de preguntas abajo y escribe los totales.

Suma las preguntas 2, 9, 16, 23 y 30.
Éste es tu resultado de energía.   _____

Suma las preguntas 4, 11, 18, 25 y 32.
Éste es tu resultado de lípidos.   _____

Suma las preguntas 6, 13, 20, 27 y 35.
Éste es tu resultado de azúcar.   _____

Suma las preguntas 5, 12, 19, 26 y 33.
Éste es tu resultado de estado de ánimo y cognición.   _____

Suma las preguntas 1, 8, 15, 22 y 29.
Éste es tu resultado gastrointestinal.   _____

Suma las preguntas 7, 14, 21, 28 y 34.
Éste es tu resultado de autoinmunidad.   _____

Suma las preguntas 3, 10, 17, 24 y 31.
Éste es tu resultado hormonal.   _____

Clave de las respuestas

Tu resultado variará entre 5 y 20 para cada sección. Usa el sistema de puntaje abajo para determinar qué capítulo del programa es la mayor prioridad para ti ahora.

17-20 puntos = prescripción de alta prioridad. Ésta es el área de tu cuerpo que te está diciendo que probablemente necesite una reparación primero. Si tienes problemas para decidir dónde empezar, hazlo aquí, pues este cúmulo de síntomas son prevalentes y urgentes. Si tienes más un área que se registra como alta prioridad, empieza con la que sea más incómoda o afecte más tu vida, o la que te preocupe más, o incluso la que tu médico crea que es la que está afectando más drásticamente tu salud.

13-16 puntos = prescripción de prioridad moderada. Éste puede ser el problema en el que debas enfocarte después, o empieza aquí si estos síntomas son los que te molestan más. Incluso si tu resultado no se registra como alta prioridad, tienes problemas en esta área y te beneficiarás del plan nutricional.

9-12 puntos = prescripción de baja prioridad. Aunque se registre como una baja prioridad para ti, estás experimentando síntomas y puedes beneficiarte de seguir el plan nutricional de este capítulo, especialmente si los síntomas te molestan o afectan tu vida.

5-8 puntos = prescripción sin prioridad. No descuentes esta preocupación nutricional incluso si tienes tan pocos síntomas. Alguien con un diagnóstico de (por ejemplo) diabetes puede no tener muchos o ninguno de estos síntomas porque está en tratamiento y tomando medicamentos, pero la diabetes es una enfermedad seria y puede ser el lugar donde debas comenzar.

Tus preguntas frecuentes... y algunas respuestas

Nuestra comunidad es dinámica, curiosa e inteligente, y tú siempre tienes preguntas que me impresionan, retan y agradan. ¡Me encanta que seas tan curioso! Quiero responderlas todas, así que en este capítulo anticipé tantas como pude, basándome en las preguntas que me han hecho a lo largo de los años. Y si tu pregunta no está aquí, ve a mi página web, donde continuamente estoy en comunicación con mi comunidad para mantener a todos inspirados y por buen camino (www.hayliepomroy.com). Tus preguntas pueden estar ahí o puedes preguntarme directamente.

■ **Cuando reviso las zonas de autodescubrimiento en este capítulo, veo muchos síntomas cruzados. ¿Cómo es que un síntoma puede ser indicador de múltiples problemas?**

Múltiples problemas en un cuerpo complejo biodinámico sí tienen síntomas cruzados. Cada problema y desequilibrio del que hablo está vinculado con otros desequilibrios. Personalmente me identifico mucho con tres de los siete capítulos por algunos de mis síntomas, así que sigo estos tres estilos de alimentación en una rotación. Cada síntoma me da una clave, pero es el perfil sintomático total lo que nos da la respuesta. Es la combinación de todos los síntomas la que señala la dirección de la reparación. Durante un periodo, enfoca tu esfuerzo en las secuencias metabólicas elegidas con los planes de alimentos estratégicos para terminar el desequilibrio y promover un balance saludable.

■ **Algunas veces me siento abrumado como para seguir un plan. ¿Hay formas más simples de las que pueda beneficiarme?**

Por supuesto. Éstas son algunas formas de probar el agua con tu pie en lugar de echarte un clavado de cabeza:

- Encuentra la lista de mejores alimentos para tu prescripción, haz una copia, llévala contigo y come esos alimentos tan seguido como puedas. Ésta es una forma muy sencilla de mejorar.
- Prepara cenas estratégicas. Sólo cenas que apoyen el colesterol, el estado de ánimo, las hormonas o el sistema inmunológico, o

la prescripción en la que quieras trabajar, pero no te preocupes por las otras comidas todavía.

- Escoge sólo una regla sencilla y practícala. Por ejemplo, en el capítulo de autoinmunidad (capítulo 11), parte de la prescripción es comer la fruta sola, siempre lejos de otros alimentos. Puedes sólo empezar con eso.
- Puedes incorporar cambios de estilo de vida si no estás listo para cambiar tu alimentación, como los ejercicios específicos, programar un masaje o tener una sesión de risas y alegría.
- Puedes seguir los lineamientos para la prescripción general (capítulo 4) para prepararte y poder ser más estructurado después. Por ejemplo, vuélvete experto en comer durante los primeros 30 minutos después de levantarte. Sólo trabaja en eso.

Ve a tu paso. Ya eres perfecto. No necesitas intentarlo mucho para volverte perfecto. ¡Cada pequeño cambio puede hacer una gran diferencia!

■ Contesté el cuestionario de autoevaluación (página 63) y no quiero hacer primero el programa que mi cuerpo recomienda. ¿Hay otro acercamiento? ¿Puedo empezar con otro plan?

¡Buena pregunta! La mayoría de nosotros se beneficia de cualquiera de estos planes. Éstas son algunas ideas adicionales para elegir el plan con el que quieras empezar o continuar. Responde estas preguntas:

- ¿Qué problemas me molestan más?
- ¿Qué problema está afectando más negativamente mi vida en la actualidad?
- ¿Qué problema es el más urgente médicamente?
- ¿Qué problema le preocupa más a mi médico?
- ¿Qué lista de mejores alimentos es la que más me gusta?
- ¿Qué recetas me llaman más la atención?
- ¿Qué plan parece que se adaptará mejor a mi estilo de vida actual?

Aunque algunos médicos, especialmente los de medicina funcional, quieren tratar los murmullos primero —como la digestión—, esto puede parecerte el mejor acercamiento, o no. Algunas veces necesitas atender al bebé que está gritando en el rincón o al hombre que está gritando en el techo. Si una niñez un tanto difícil te llevó a la cárcel como un hombre de 40 años, ¡no puedes volver y sanar las heridas de tu niñez hasta que encuentres la forma de quedar en libertad! Algunas personas están tan lejos del camino que tienen que empezar justo donde están. Llega al límite del problema principal, luego regresa y descubre cómo empezó todo y atiende eso.

Pero tal vez preferirías empezar en el principio y trabajar cada problema. Esto también está bien. Los murmullos pueden ser los cimientos de la disfunción, así que si los desmantelas primero, puedes tirar toda la estructura disfuncional. Si quieres empezar con la digestión, luego sigue con la energía, luego con las hormonas y trabaja siguiendo el orden de este libro, ése también es un acercamiento grandioso y creará una base sólida para tu salud, limpiando los problemas en el camino, como la mugre en el piso de la cocina. Para cuando llegues al final del libro te sentirás fabuloso.

Si empiezas atendiendo el murmullo y no se calma el grito después de los primeros 30 días, entonces necesitas atender el grito.

Si tu cuerpo no está gritando, puedes jugar un poco y ver qué te llama la atención. Tal vez te gustan mucho los alimentos en una de las listas. Busca y ve. Tal vez una de las listas tiene alimentos que no te gustan. Entonces empieza en otra parte. A veces, cuando la gente está haciendo grandes cambios hacia una dieta sana (como si tiendes a comer muchos alimentos procesados), es más fácil empezar con alimentos que te gustan y, mientras tu gusto se ajusta, te darás cuenta de que disfrutas de alimentos que nunca pensaste comer más adelante en tu progresión alimentaria.

Este libro detalla siete de los planes nutricionales personalizados que uso en mi clínica todos los días. No puedes elegir un plan equivocado para empezar, así que sólo haz lo que sientas correcto y lo que más quieres trabajar primero. Continúa desde ahí. ¡Puedes hacerlo! Lo más importante es recordar que eres un cuerpo dinámico y multidimensional. ¡Sé curioso!

■ **¿Cómo incorporo mi prescripción nutricional con *La dieta del metabolismo acelerado* y *Quémalo*?**

Mi dieta del metabolismo acelerado es un plan holístico para maximizar las secuencias metabólicas que queman grasa para tener combustible. Es una dieta estratégica de 28 días que puede repetirse infinitamente, en ciclos entre descanso y restauración, construcción y reparación, nutriendo continuamente muchas secuencias metabólicas. Incluso tenemos un cuestionario en la zona de autodescubrimiento de nuestra página web (www.hayliepomroy.com) que te ayuda a identificar si una de las tres fases de la dieta del metabolismo acelerado necesita más nutrición y reparación. Así que en mi práctica clínica "brincamos de programa en programa" bastante. Si la dificultad para perder peso es un síntoma esencial, a veces pido que una persona haga una dieta del metabolismo acelerado durante 28 días antes de pasar a la prescripción alimentaria. Si el peso no es un problema, nos vamos directamente a las prescripciones alimentarias. Si una persona está lidiando con diabetes o desórdenes autoinmunes, a veces hacemos primero la prescripción alimentaria, pasando a una reparación metabólica total de 28 días en la dieta del metabolismo acelerado dos o cuatro veces al año.

Por otra parte, *Quémalo* consiste en planes estratégicos de 3, 5 y 10 días que pueden repetirse hasta tres veces seguidas. Clínicamente, empleo estos planes de nutrición cuando siento que nos quedamos atascados, pero no sólo en la báscula, sino en el alivio de síntomas. Digamos por ejemplo que una persona está trabajando en un desorden autoinmune y queremos impulsar estratégicamente la reparación gastrointestinal. Emplearé entre cinco y 15 días de la quema D, justo en medio de nuestra prescripción autoinmune. Además, si haces el cuestionario de quema (también puedes encontrarlo en la zona de autodescubrimiento en <www.hayliepomroy.com>), y una quema se destaca como beneficiosa, puedes dejar sus refuerzos de éxito o el té justo hasta arriba de tu prescripción alimentaria actual. No es raro que tenga personas lidiando con problemas hormonales y de estado de ánimo con nuestro té de la quema-H, o que tenga personas lidiando con síndrome de intestino irritable y problemas gastrointestinales usando los refuerzos de éxito de la quema-D. Todas son herramientas que le dan a tu cuerpo lo que está pidiendo.

■ **Estoy confundido sobre el tamaño de las porciones. ¿Cómo sé cuánto debo comer de cualquier alimento?**

Mencioné las porciones justo arriba de cada categoría de alimentos en la lista de alimentos base. Aunque éste no es un plan diseñado para la pérdida de peso necesariamente, éstas son porciones saludables que proveen los nutrientes suficientes para la reparación metabólica. Por ejemplo, las verduras son ilimitadas, una porción de fruta es una taza o una pieza, y una porción de proteína animal es de 110 gramos de carne roja, 170 gramos de pescado o dos huevos. En mi libro *La dieta del metabolismo acelerado* el tamaño de las porciones era diferente dependiendo de cuánto peso quisieras perder, pero el tamaño de las porciones en este libro es un lineamiento general que puede aplicarse a todos en todas las situaciones. Si sientes que los tamaños de las porciones son muy pequeños o necesitas comer más, primero aumenta tu porción de verduras. Si esto no parece ser suficiente o si tienes un nivel de actividad elevado, puedes aumentar tu porción al añadir 50% de proteína, es decir, comer 170 gramos de carne roja, 250 gramos de pescado o tres huevos.

Para que tengas una referencia fácil, este cuadro muestra los tamaños de las porciones para todos los grupos de alimentos:

■ **¿Qué tan estricta es la lista de alimentos base? ¿Puedo comer alimentos que no se incluyan ahí de vez en cuando?**

Creé esta lista por su capacidad de estimular la reparación. Me parece que, para hacer un cambio clínico, cuando la gente aplica su

CATEGORÍA DE ALIMENTOS	TAMAÑO DE LA PORCIÓN
Verduras	Ilimitado
Frutas	1 taza o 1 pieza
Carbohidratos complejos Granos Galletas/pretzels Pan/tortilla bagel	1 taza cocida 30 gramos 1 rebanada/1 tortilla ½ bagel
Proteína animal Carne roja Pescado Huevos	110 gramos crudos 170 gramos crudos 2 huevos
Proteína vegetal Leguminosas/hongos cocidos Granos Nueces	½ taza ½ taza ¼ de taza
Grasas saludables Leche de almendra Humus/guacamole Aguacate Nueces y semillas crudas Aderezo Aceite Mantequillas de nueces y semillas crudas	1 taza ⅓ de taza ½ aguacate ¼ de taza 3 cucharadas 2 cucharadas 2 cucharadas
Hierbas, especias y condimentos	Ilimitado

prescripción incluso 75% del tiempo, por lo general sucede. Hay un gran valor en reconocer que entre más te apoyes a ti mismo, más disminuirán los síntomas que experimentas. Pero todo ayuda.

■ ¿Qué pasa con el alcohol, el azúcar y otros antojos que no están en la lista de alimentos base, como las papas fritas? ¿Puedo comer eso de vez en cuando?

Yo monitoreo mi salud con mis médicos con mucho cuidado y demando muchas cosas de mi cuerpo. Por este motivo, siento los efectos rápidamente cuando agrego estas cosas a mi vida. Debo admitir que sí han tocado mis labios, pero rápidamente siento los efectos negativos. Sé curioso y dale a tu cuerpo el tiempo suficiente para sanar sin estas indulgencias. Luego, pon mucha atención a lo que sucede a tu cuerpo cuando los reintroduces. La única excepción es ésta: *jamás me escucharás decir* que un refresco, una soda, una coca, o como quieras llamarle, no es un gran problema de vez en cuando. Es un gran problema y creo que los refrescos nunca deberían ser parte de la dieta de una persona.

■ ¿Debo usar productos frescos, o puedo usar congelados?

Muchos de mis clientes han tenido un éxito tremendo congelando sus propias verduras frescas, usando verduras congeladas comercialmente o incluso enlatadas. Lo más importante es que compres orgánico cuando sea posible.

■ ¿Todo tiene que ser orgánico?

No, pero sin importar cuáles sean las toxinas que introduzcas en tu cuerpo, éste no tendrá elección para lidiar con ellas y eso toma tiempo, energía y esfuerzo. Entre más limpio esté el ambiente que proveas a tu cuerpo —alimento, aire, agua y productos de limpieza—, menos trabajo, tiempo y esfuerzo necesitará para eliminar las toxinas de tu sistema. Esto significa que puede trabajar, esforzarse y gastar más tiempo en curarte.

■ No dices mucho sobre el trigo o el gluten en este libro. ¿Puedo comer trigo o gluten?

Notarás que, con excepción de los granos germinados, la espelta y el kamut, el trigo y los granos que contienen gluten no son parte de la lista de alimentos base. Si sabes que tienes enfermedad celiaca o crees que tienes una sensibilidad al trigo o al gluten, o sientes que es un precursor de desequilibrio metabólico para ti, asegúrate de evitarlo, y eso incluye granos germinados con gluten, espelta y kamut. Quédate con los granos libres de gluten, como quinoa, teff, trigo sarraceno, mijo, amaranto y avena certificada sin gluten. Incluso si no tienes una intolerancia al gluten, te recomiendo que sigas con los granos germinados y formas más antiguas de granos, como la quinoa, la espelta y el kamut, en lugar del trigo moderno procesado.

■ **¿Qué sucede con los lácteos? Pensé que eran saludables. ¿Por qué no hay productos lácteos en la lista de alimentos base?**

En mis más de 20 años de experiencia clínica, con excepción de ciertos problemas de infertilidad, nunca he utilizado en general los lácteos como una piedra angular de la reparación. Cuando trabajamos en las secuencias metabólicas debemos ser estratégicos con los micronutrientes de cualquier alimento. Dado que muchas personas no responden bien a los lácteos, los dejamos fuera en estas prescripciones nutricionales en particular.

■ **Me di cuenta de que el maíz y las papas no están en la lista de alimentos base. ¿Eso quiere decir que no puedo comer elotes, una papa al horno o (¡ah!) totopos o papas fritas? ¿Incluso si están horneados?**

El maíz y las papas no tienen muchos nutrientes. Tienen un alto contenido de carbohidratos y contienen mucho "relleno" en cuanto a darle al cuerpo combustible rápidamente, pero no proveen cimientos para la reparación. Por este motivo tienden a estorbar en lo que intentamos hacer con el metabolismo. Me parece que dan más combustible de crisis al cuerpo que combustible estratégico para la restauración, así que los dejamos afuera por ahora. ¡Hay más alimentos interesantes que puedes descubrir y probar!

■ ¿Qué sucede si un alimento que consideraba sano no está en la lista de alimentos base? Por ejemplo, las uvas o los plátanos. ¿Eso significa que no puedo comerlos?

No se eligieron los alimentos en la lista base por lo que no contienen. Los elegí por lo que sí contienen. Escogí cada uno por sus propiedades curativas, así que algunos "alimentos sanos" simplemente no se incluyeron. Pero mientras vaya funcionando tu prescripción y empiece a hacer su magia, te darás cuenta de que, como comunidad, amamos todos los alimentos mientras puedan llevar ese nombre legal y éticamente (es decir, que alguna vez hayan estado vivos y provengan de la tierra, el agua o el cielo).

■ ¿Por qué algunos alimentos están en una categoría de alimentos en particular en *La dieta del metabolismo acelerado* y en otra categoría en este libro?

¡Oh, lectores hábiles y observadores! Buen trabajo al darse cuenta de esto. Cuando creo un mapa de comidas para un cliente, trabajo estratégicamente para manipular la glucosa, la producción enzimática y la asimilación de micronutrientes, y también intento proporcionar niveles terapéuticos de nutrientes estratégicos para la reparación. Cuando creo un mapa de comidas y hago las categorías de alimentos para llenar ese mapa, los coloco en categorías relativas específicamente a los trabajos que quiero que hagan. Así que, sí, la científica en mí sabe que los jitomates son técnicamente una fruta, pero en algunos casos los uso como verduras. En *La dieta del metabolismo acelerado*, por ejemplo, usé los jitomates por sus valores de licopeno y fibra, y por ese propósito en particular los necesitaba considerar verduras. En este libro, sin embargo, y para nuestro propósito específico, los jitomates se valoran por su contenido de carbohidratos y azúcares naturales. Otro ejemplo son las leguminosas, como frijoles pintos, negros y garbanzos, que se consideran proteínas en *La dieta del metabolismo acelerado*, pero para nuestro propósito aquí los contamos como carbohidratos complejos. En realidad son tanto carbohidratos complejos como proteínas, pero es lo mismo, mi uso es altamente estratégico, así que por favor sigue las categorías como se indica que son relevantes en el plan que estás usando actualmente.

■ Las nueces y semillas se listan como proteína y grasa saludable. Si quieres nueces crudas como proteína, ¿eso quiere decir que puedes comer otro tipo de grasa saludable si la prescripción indica una proteína y una grasa en una comida?

No, podrías tener proteína adicional porque el contenido es comparativamente bajo en las nueces, pero no puedes tener una grasa adicional porque el contenido de ésta en las nueces es alto. Las nueces pueden actuar como cualquiera de las dos cuando una comida requiere una proteína o una grasa porque contienen ambos micronutrientes, pero dado que contienen grasa adecuada, no necesitas añadir más. Como tienen menos proteína, puedes añadir proteína magra cuando sea necesario en un mapa de comidas o en una receta.

■ Otros libros dicen que no se debe usar vinagre de arroz, pero la lista de alimentos base dice que uses cualquier tipo de vinagre. ¿El vinagre de arroz ya está aceptado ahora? ¿Está bien mientras no tenga azúcares añadidos?

Cualquier vinagre está bien mientras no tenga azúcares añadidos. Pero recuerda, no se permite arroz para quienes están lidiando con la prescripción autoinmune, y fíjate en el vinagre de arroz que compres, pues muchas marcas de ese tipo en particular tienden a tener azúcares añadidos.

■ ¿Qué es lo que consideras carnes "magras"? ¿Qué porcentaje de grasa es magro, como con la carne de res molida?

No me preocupa si compras cualquier clase de carne molida, sólo cuela la grasa. La carne magra no incluye tocino de cerdo o salchichas de cerdo, o camarones o cordero, y si tienes un filete, corta la grasa que veas. Fuera de esto, la mayoría de la carne fresca cuenta como magra.

■ ¿En qué se diferencian el capítulo gastrointestinal de la quema-D?

La quema-D es estratégica para ayudar a tu cuerpo a salir de su estancamiento. Sólo dura cinco días. Llegamos mucho más lejos con la prescripción para el tracto gastrointestinal en este libro, al reparar y regenerar los tejidos, así como repoblar el microbioma. El capítulo gastrointestinal es una solución de reparación a largo plazo.

■ ¿En qué se diferencian el capítulo de síndrome premenstrual, perimenopausia, menopausia y andropausia de la quema-H?

La quema-H se diseñó estratégicamente para quitar la barrera hacia el éxito y sólo dura 10 días. Es un impacto a corto plazo para tus hormonas. El capítulo relacionado con las hormonas en este libro (capítulo 7) es una prescripción para sanar a largo plazo. Muchos de los componentes de la quema-H, como el té, la sopa y los refuerzos de éxito pueden incorporarse en todo el capítulo de la prescripción hormonal en este libro para un mayor éxito si así lo deseas hacer.

■ ¿Cómo solicito los análisis médicos?

Desde el principio del libro hablé sobre los médicos y cómo dirigirte a ellos, así como lo que debes pedir y cómo abogar por ti. Esto puede ser difícil por muchas razones. Algunos médicos no ven la necesidad de estos análisis. A otros no les gusta que un paciente les diga que hagan algo que ellos creen que "encontraste en internet" (y esto sucede mucho). Asimismo, no quieren hacerte gastar mucho y las aseguradoras requieren razones para los análisis antes de cubrirlos. Por todo esto, te daré un poco más de ayuda.

Por ejemplo, te digo frecuentemente que escribas tus solicitudes de análisis y que incluyas los síntomas que defines en las zonas de autodescubrimiento. ¿Pero cómo lo haces? Yo les ayudo a mis clientes con esto al darles una carta muestra para que puedan usarla. En la página 326 está dicha carta.

Adáptala a tu propia situación, imprímela y entrégasela a tu médico. No lo presiones ni asumas que recibirás una respuesta negativa. Sé casual y amigable, y di algo como: "Imprimí esto para usted, pero quiero discutir algunas cosas".

Éstos son ciertos puntos que debes tomar en cuenta sobre la carta:

- Es respetuosa, clara y simple, con listas de síntomas en viñetas y un texto que puede verse fácilmente y leerse sin tomar mucho tiempo.
- Usa términos médicos, como dismenorrea (que significa una menstruación dolorosa), para hacer más fácil que el médico justifique los análisis sin traducirlo. Si no conoces la terminología médica, no necesitas usarla, pero si es así, adelante.
- No contiene autodiagnósticos, sólo diagnósticos anteriores y la historia familiar. Más allá de eso, pide los análisis para que el *médico* pueda dar el diagnóstico, lo que es, después de todo, su trabajo.
- No es insulsa. Es tu derecho a pedir y recibir los análisis de laboratorio (incluso si no es necesariamente tu derecho de que el seguro los pague, ¡pero nada pierdes con intentar!).

Salud por un nuevo tú

Quiero animarte en tu nueva vida. Quiero que te sientas cómodo en tu nuevo papel como... bueno, lo que alguna vez se llamó un "loco de la salud", pero que ahora es sólo necesario para sobrevivir en nuestro mundo moderno. Mejor te llamaré el capitán de tu propio equipo.

¿Estás listo para seguir adelante con tu vida, capitán? Esto significa ser proactivo. Esto significa que nunca más te quedarás atrás y dejarás que otras personas controlen tus decisiones y lo que haces. Esto significa que si tu familia cena en un restaurante cada viernes,

Estimado doctor Sanders:

Estoy teniendo algunos problemas de salud que me preocupan mucho. Además de los análisis de laboratorio que programaremos en esta visita, ¿por favor podemos realizar otros más para ayudar a determinar qué sucede conmigo? La razón por la que le pido esto es porque estoy experimentando:

- Adelgazamiento y pérdida de cabello en la coronilla; esto no es normal para mí
- Acné en la barbilla
- Aumento de peso inexplicable (mi actividad y mi consumo calórico no han variado)
- Sensibilidad extrema en senos

También por favor considere que:

- Tengo un diagnóstico previo de adenomiosis
- Tengo un gen positivo de Alzheimer y enfermedad cardiaca (APOE-e4), y mi madre sufre de demencia desde los 60 años
- Mi hermana menor sufrió un ataque al corazón a los 47 años y mi madre sufrió un ataque cardiaco a los 70
- Tengo 49 y soy perimenopáusica

Dado el aumento de peso rápido, quisiera hacer los siguientes análisis:

- Hemoglobina A1
- Glucosa en ayunas (azúcar en la sangre)
- Insulina en ayunas

Dado que estoy perdiendo cabello y aumentando de peso, quisiera hacer los siguientes análisis:

- Hormona estimulante de la tiroides (tsh, por sus siglas en inglés)
- Triyodotironina (T3), y tiroxina (T4) libre y asimilada

Dada mi edad y mi riesgo cardiovascular, quisiera hacer los siguientes análisis:

- Proteína C reactiva (crp, por sus siglas en inglés)
- Panel de lípidos

Dada mi dismenorrea y mi edad, quisiera hacer los siguientes análisis:

- Estradiol (E2)
- Hormona foliculoestimulante (FSH, por sus siglas en inglés)
- Hormona luteinizante (LH, por sus siglas en inglés)
- Progesterona
- Testosterona libre y total

Muchas gracias por su atención.

Sinceramente,

pero realmente no hay nada que puedas comer para mantener y construir tu salud, te vas y buscas hasta encontrar un mejor restaurante. O puedes cambiar de plan y empezar a atraer a la familia a tu casa, con todos contribuyendo con algo que pueda hacerte sentir más fuerte, mejor y más sano.

Esto significa buscar en tu comunidad dónde puedes comprar comida. ¿Cuáles son los mejores supermercados? ¿Dónde están los mejores cafés? ¿Quiénes sirven alimentos que construyen la salud y cuáles son los lugares que quieres evitar? Incluso puedes notar que tus círculos sociales cambian un poco. Los mejores amigos son para siempre, pero esto no significa que no puedas hacer nuevos amigos para alimentar tus buenos hábitos y ayudarte y animarte mientras haces cambios y ganas más y más salud.

¡Y sigue siendo curioso! Encuentra nuevas páginas web, nuevas aplicaciones y recursos en internet que te puedan servir. Cocina. Lleva tus propios platillos a reuniones para que puedas comer lo que gustes mientras eres sociable y te diviertes. Esto incluso puede significar pedir hostias libres de gluten en la iglesia si es lo que necesitas. Significa reunirte con amigos para reír, hablar, caminar y compartir. Pinten, vayan a un museo o a un concierto juntos. No comas pizza ni te ahogues en margaritas (aunque haya un lugar para esas cosas... pero tal vez no tienen que ser la parte central de tu vida social).

Finalmente, forma parte de nuestra comunidad. Tengo una tonelada de recursos en línea, desde comunidades y preguntas frecuentes hasta recetas, experiencias compartidas e incluso productos para facilitar la vida. Mi comunidad es un lugar seguro diseñado para explorar el "tú" en tu salud.

Así que déjame alimentarte. Con información. Con esperanza. Con aceptación. Y con ideas para una salud mejor. Sé paciente contigo mismo. Recuerda, si vas en un auto a toda velocidad por un camino hacia la dirección incorrecta, no puedes dar una vuelta en U a 150 kilómetros por hora. Primero, comprendes que no tienes por qué ir en la dirección equivocada, luego bajas la velocidad y te fijas cuándo es seguro dar la vuelta. Sólo entonces das la vuelta y empiezas a ir en la dirección correcta.

Yo siento que estoy viviendo una victoria de salud, pero esa victoria no sucedió de la noche a la mañana y no ha terminado en realidad todavía. Cuando me pongo nerviosa, horneo pan. Tú también puedes encontrar cosas que te ayuden a relajarte. Una tienda naturista es como un santuario para mí. Encuentra un lugar que se sienta como un santuario para ti. Los alimentos orgánicos limpios me dan consuelo y comodidad. Pueden hacer lo mismo para ti. Hubo un tiempo en que me sentía casi sin control sobre mis propias secuencias metabólicas. Sabía que necesitaba la prescripción correcta, y ahora tú también sabrás cuándo la necesitas. Esa prescripción es la comida. Y me ha dado el privilegio de romper el pan contigo. Estoy muy agradecida por eso.

Apéndices

A. Lista de alimentos base

Éstos son los alimentos que formarán la base de tu dieta diaria. Puedes comerlos en cualquiera de los planes para ayudarte a seguir tus prescripciones nutricionales específicas. Incluso si no tienes ninguno de los problemas de salud discutidos en este libro y sólo quieres un fundamento saludable para comer, escoge de esta lista. Es tu recurso principal de salud.

Verduras

Tamaño de la porción: ilimitado

- Alcachofas, de todo tipo, frescas, congeladas, en frasco o en lata, sin aditivos, sin marinar; alcachofas y agua deben ser los únicos ingredientes mencionados en el empaque
- Alubias
- Apio, incluyendo las hojas
- Arúgula
- Berenjena
- Berros
- Betabel, fresco o enlatado, sin azúcar añadido, hojas y bulbo
- Brócoli
- Calabacitas
- Calabaza de Castilla
- Cebollas, morada, amarilla, de cambray
- Chalotes
- Chícharos chinos

- Col, todos los tipos, incluyendo fermentada, como chucrut y kimchi
- Coles de Bruselas
- Coliflor
- Corazones de palmito
- Ejotes
- Endivia, especialmente rizada
- Espárragos
- Espinacas
- Espirulina (tipo de alga)
- Germen de alfalfa
- Germen de bambú
- Germen de frijol
- Germinados, todos los tipos
- Hinojo
- Hojas de diente de león
- Hojas de mostaza
- Hojas verdes (mezcla)
- Hongos
- Jícama
- Kale (berza)
- Lechugas, todos los tipos, excepto iceberg
- Nabos
- Okra
- Pepinos, todos los tipos
- Pimientos, dulces y picantes: Anaheim, chilaca, cherry, habanero, jalapeño, poblano, serano, pimiento morrón (nota: todos los pimientos, incluyendo las especias a base de chile, como el chile de árbol triturado y la pimienta cayena, deben evitarse cuando estés en la prescripción autoinmune)
- Poros
- Rábanos
- Verduras del mar/ algas, dulse, hijiki, kelp, kombu, nori
- Verduras fermentadas, todos los tipos, como chucrut, kimchi y pepinillos
- Zanahorias

Frutas

Nota:
Todas las frutas y verduras pueden ser frescas o congeladas, a menos que se especifique.

Tamaño de la porción: 1 taza o 1 pieza

Frutas con bajo índice glucémico (0-49)

- Cerezas
- Ciruelas
- Ciruelas pasas
- Duraznos
- Fresas
- Jitomates (para nuestro propósito, los jitomates son una fruta, no una verdura)
- Limas
- Limones
- Manzanas, todos los tipos
- Moras
- Moras azules
- Naranjas
- Peras, todos los tipos
- Toronja
- Tunas
- Zarzamoras

Frutas con alto índice glucémico (50-100)

- Arándanos
- Chabacanos
- Frambuesas
- Granadas
- Guayabas
- Higos, sólo frescos
- Kiwi
- Mandarinas
- Mangos
- Melón cantalupo
- Melón verde
- Nectarinas
- Papayas
- Piña
- Sandía

Carbohidratos complejos

Tamaño de la porción: 1 taza de granos cocidos, ½ taza de leguminosas cocidas, 30 gramos de galletas o pretzels, 1 rebanada de pan,
1 tortilla, ½ bagel, 1 camote mediano

- Amaranto
- Arroz, integral, negro, rojo, salvaje
- Avena
- Bagels, panes y tortillas de granos germinados
- Camote amarillo y blanco (para nuestro propósito, los camotes son carbohidratos complejos, no verduras)
- Cebada, negra o blanca
- Espelta, pasta, pretzels, tortillas
- Frijoles/leguminosas, blancos, negros, alubias, pintos, rojos; no
- cacahuates, chícharos ni frijoles de soya
- Harina de centeno
- Harina de nueces
- Harina de trigo sarraceno
- Harina/bagels de kamut
- Mijo
- Pasta de arroz integral
- Pasto de trigo (tamaño de la porción, un *shot*)
- Quinoa
- Sorgo
- Tapioca como agente aglutinante en recetas (no el pudín con azúcar añadida)
- Teff

Proteínas

Proteína animal
Tamaño de la porción: 110 gramos de carne roja o 170 gramos de
pescado

- Almejas
- Animales de caza, venado, alce, faisán, etcétera
- Atún, fresco, congelado o enlatado
- Búfalo
- Calamar

- Callos de hacha
- Camarones
- Cangrejo
- Carne de res, todos los cortes magros, carne molida magra, picaña horneada
- Carnes magras curadas, prosciutto, jamón Selva Negra, jamón ahumado (sólo si son libres de nitratos)
- Caviar
- Cecina
- Cecina, de res, búfalo, pavo, alce, avestruz
- Cerdo, lomo, costillas
- Conejo
- Cordero
- Embutidos, pavo, pollo, rosbif (sólo si son libres de nitratos)
- Gallina de Guinea
- Huevos, enteros, de cualquier tamaño (2 huevos son una porción)
- Langosta
- Mejillones
- Órganos, hígado de pollo o mollejas, hígado o corazón de res, riñones, etcétera
- Ostiones, frescos, crudos o cocidos, o en agua
- Pavo
- Pescado, salvaje, de cualquier tipo, especialmente bacalao, merluza, halibut, abadejo, sardinas, robalo, lenguado, trucha (evita los que se alimentan a nivel de suelo, pues tienden a estar más contaminados, como tilapia, pez mero y bagre)
- Pollo
- Salmón, ahumado, fresco, congelado o enlatado

Proteína vegetal

Tamaño de la porción: ½ taza de leguminosas/hongos cocidos, ½ taza de granos cocidos, ¼ de taza de nueces crudas

> **Nota:**
> Algunos elementos en esta lista también aparecen en otras listas, como las de carbohidratos complejos, verduras o grasas saludables. Estos alimentos pueden utilizarse para cualquiera de los propósitos en tu mapa de comidas, pero las porciones varían dependiendo de cómo los utilices.

- Arroz salvaje
- Centeno
- Frijoles/leguminosas, blancos, negros, pintos, garbanzos, lentejas, rojos, etc.; todos *excepto* cacahuates, chícharos y frijoles de soya
- Hongos
- Nueces y semillas, sólo crudas, todos los tipos (almendras, nueces de Brasil, chía, nueces pecanas, semillas de calabaza, ajonjolí, nueces de Castilla, etc.), incluyendo sus mantequillas
- Queso de almendra, harina de almendra
- Quinoa
- Salvado

Grasas saludables

Porciones: 1 taza de leche de nueces, ¼ de taza de nueces y semillas crudas o coco rallado, ¼ de taza de aceitunas, 3 cucharadas de aderezo, 2 cucharadas de aceite, 2 cucharadas de mantequilla de nueces o semillas crudas

- Aceite de ajonjolí
- Aceite de coco
- Aceite de oliva
- Aceite de semilla de uva
- Aceitunas
- Aguacate, ½ mediano
- Coco
- Humus (⅓ de taza)
- Leche de almendra
- Leche de coco

- Leche de nueces de la India
- Linaza
- Mayonesa, con aceite de cártamo
- Nueces y semillas, sólo crudas, todos los tipos (almendras, nueces de Brasil, chía, semillas de calabaza, ajonjolí, nueces de Castilla, etc.), incluyendo sus mantequillas
- Tahini (mantequilla de ajonjolí)

Hierbas, especias, condimentos y alimentos varios

Tamaño de la porción: ilimitadas

- Agar agar
- Ajo, fresco y en polvo
- Ajonjolí
- Aminoácidos de coco
- Arruruz en polvo
- Cacao en polvo, crudo
- Caldos y consomés, caseros o naturales, sin azúcar, de carne de res, pollo, verduras o pavo
- Cebollitas de cambray
- Chile en polvo
- Endulzantes, stevia pura o xilitol de abedul
- Especias de pimientas, cayena, negra, chile en polvo, chile de árbol triturado, páprika, etcétera
- Especias, canela, cilantro, comino, cúrcuma, nuez moscada
- Extracto de vainilla
- Goma xantana (no de maíz)
- Hierbas secas o frescas, eneldo, laurel, semilla de apio, albahaca, menta, orégano, perejil, romero, estragón, tomillo (nota: todas las pimientas, incluyendo las especias de chiles, como el chile de árbol triturado y la pimienta cayena, deben evitarse cuando se sigue la prescripción autoinmune)

- Jengibre, fresco y en polvo
- Levadura nutricional
- Mostaza, todos los tipos
- Pepinillos
- Pimienta negra
- Rábano fresco o fermentado
- Ralladura de lima
- Ralladura de limón, hojas de limón

- Sal de mar
- Salsa Tabasco
- Salsa tamari
- Salsa, incluyendo fermentada
- Vinagre de manzana
- Vinagres, todos los tipos (incluyendo vinagre de coco y de arroz, mientras no contengan azúcares añadidos)

B. Los mejores 20 alimentos para la reparación gastrointestinal

- Aceite de coco
- Albahaca
- Apio
- Calabacitas
- Camotes
- Ciruelas pasas
- Col fermentada (como kimchi y chucrut)
- Col morada
- Coliflor
- Ejotes
- Hinojo

- Lentejas (idealmente, germinadas)
- Manzanas verdes
- Menta
- Peras
- Piñones
- Romero
- Salmón
- Semillas de calabaza crudas
- Zanahorias

C. Los mejores 20 alimentos para la reparación de energía

- Aceite de coco
- Apio
- Avena
- Carne roja magra, todos los tipos
- Chiles
- Coles de Bruselas
- Coliflor
- Espárragos
- Espinacas
- Frambuesas
- Huevos
- Jengibre, fresco o en polvo
- Lentejas
- Limones
- Melón cantalupo
- Nueces, crudas
- Pepinos
- Pescado, salvaje, excepto tilapia, pez mero o bagre
- Quinoa
- Toronja

D. Los mejores 20 alimentos para la reparación hormonal

- Aceite de oliva
- Aguacates
- Ajo
- Betabel
- Brócoli
- Camote
- Canela
- Col blanca
- Cúrcuma
- Huevos, enteros (no sólo las claras), orgánicos
- Jengibre, fresco o en polvo
- Leguminosas
- Linaza
- Manzanas
- Moras azules
- Naranjas
- Nueces, crudas
- Pimienta negra
- Piñas
- Salmón, salvaje

E. Los mejores 20 alimentos para la reparación del metabolismo de colesterol

- Aguacate
- Ajo
- Avena
- Cebollas
- Cerdo, magro y libre de nitratos
- Ciruelas pasas
- Ejotes
- Espinacas
- Hongos
- Jitomates
- Leguminosas, lentejas, frijoles negros, alubias, garbanzos
- Moras, como frambuesas, moras azules, zarzamoras
- Naranja
- Nueces de Castilla
- Peras
- Pescado, de cualquier clase
- Rábanos
- Romero
- Sardinas
- Zanahorias

F. Los mejores 20 alimentos para la reparación cognitiva y de estado de ánimo

- Alubias
- Brócoli
- Calabaza de Castilla
- Chabacanos
- Col rizada
- Duraznos
- Espinacas
- Garbanzos
- Hígado de res (sólo orgánico)
- Macarela
- Melón cantalupo
- Naranjas
- Nueces de Castilla
- Nueces de la India
- Ostiones
- Pavo
- Salmón
- Sardinas
- Verduras fermentadas
- Zanahorias

G. Los mejores 20 alimentos para la reparación de glucosa

- Aceitunas
- Aguacate
- Ajo
- Alcachofas
- Berenjena
- Calabacitas
- Carne de res (de libre pastoreo)
- Cebollas
- Chía
- Coliflor
- Ejotes
- Especias calientes, como chile en polvo, pimienta cayena, canela y cúrcuma
- Hierbas frescas, especialmente perejil, romero y cebollitas de cambray
- Hojas verdes oscuras, especialmente hojas de diente de león y espinacas
- Leche de coco
- Lechuga
- Nueces crudas, todos los tipos
- Pavo (orgánico)
- Pimientos morrones
- Vinagre, todos los tipos, sin azúcares añadidos

H. Los mejores 20 alimentos para la reparación inmunológica

- Aceitunas
- Ajo
- Apio
- Arándanos
- Arúgula
- Calabaza mantequilla
- Camotes
- Chabacanos
- Coles de Bruselas
- Coliflor
- Espárragos
- Germen de frijol rojo
- Hígado de res (orgánico)
- Jícama
- Moras azules
- Pavo
- Pepinos
- Rábanos
- Sandía
- Sardinas

I. Alimentos a evitar en la autoinmunidad

Aunque los alimentos en esta lista generalmente se consideran nutritivos, pueden ser precursores de autoinmunidad. Si éste es tu problema, tacha temporalmente estos alimentos de tu lista de alimentos base:

- Almendras
- Arroz
- Berenjena
- Cerezas
- Chiles y pimientos, incluyendo los dulces y picantes, así como los pimientos morrones, las chilacas, los jalapeños, los chiles poblanos y los habaneros, así como las especias hechas con pimientos, como la páprika y la pimienta cayena (la pimienta negra está bien)
- Granos germinados, espelta y Kamut (sólo si tienes enfermedad celiaca o intolerancia al gluten)
- Huevos
- Jitomates
- Papas blancas (los camotes están bien)
- Tomate verde

Cualquiera con un desorden autoinmune debe leer cuidadosamente los ingredientes y buscar gluten, lácteos, maíz, arroz, papas y productos de soya escondidos. Éstos son los precursores comunes de la autoinmunidad, y aunque no los estarás comiendo intencionalmente porque no están en tu lista de alimentos base, suelen estar escondidos en los alimentos preparados. Los productos etiquetados como "sin gluten" no son seguros necesariamente, pues muchas veces contienen lácteos, maíz, arroz, papas o soya.

Referencias

Abu-Shakra, M., D. Buskila, M. Ehrenfeld, K. Conrad y Y. Shoenfeld, "Cancer and Autoimmunity: Autoimmune and Rheumatic Features in Patients with Malignancies", *Annals of the Rheumatic Diseases*, vol. 60, núm. 5, enero de 2001, pp. 433-441.

Adiels, M., *et al.*, "Liver, Belly Fat May Identify High Risks of Heart Disease in Obese People", Asociación Americana del Corazón, julio de 2011. Consultado en <http://newsroom.heart.org/news/ 1386>.

Alcock, J., C. C. Maley y C. A. Aktipis, "Is Eating Behavior Manipulated by the Gastrointestinal Microbiota? Evolutionary Pressures and Potential Mechanisms", *Bioessays*, vol. 36, agosto de 2014, pp. 1-10.

Anathaswamy, A., "Fecal Transplant Eases Symptoms of Parkinson's", *New Scientist*, vol. 106, 19 de enero de 2011, p. S352.

Bell, J. A., M. Kivimaki y M. Hamer, "Metabolically Healthy Obesity and Risk of Incident Type 2 Diabetes: A Meta-Analysis of Prospective Cohort Studies", *Obesity Review*, vol. 15, núm. 6, junio de 2014, pp. 504-515. Consultado en <http://onlinelibrary.wiley.com/ enhanced/doi/10.1111/obr.12157/>.

Bergström, J., y E. Hultman, "Nutrition for Maximal Sports Performance", *Journal of the American Medical Association*, vol. 9, 1972, pp. 999-1006.

Bes-Rastrollo, M., *et al.*, "Prospective Study of Nut Consumption, Long-Term Weight Change, and Obesity Risk in Women",

American Journal of Clinical Nutrition, vol. 89, núm. 6, abril de 2009, pp. 1913-1919.

Bloom, D. E., *et al.*, *The Global Economic Burden of Non-Communicable Diseases*, reporte del Foro Económico Mundial y la Escuela de Salud Pública de Harvard, septiembre de 2011. Consultado en <http://www3.weforum.org/docs/WEF_Harvard_HE_GlobalEconomicBurdenNonCommunicableDiseases_2011.pdf>.

Bostrom, P., *et al.*, "A PGC1-a-Dependent Myokine that Drives Brown-Fat-Like Development of White Fat and Thermogenesis", *Nature*, vol. 481, enero de 2012, pp. 463-468.

Bovet, P., D. Faeh, G. Madeleine, B. Viswanathan y F. Paccaud, "Decrease in Blood Triglycerides Associated with the Consumption of Eggs of Hens Fed with Food Supplemented with Fish Oil", *Nutrition, Metabolism, and Cardiovascular Diseases*, vol. 17, núm. 4, mayo de 2007, pp. 280-287.

Brookes, L., "Significant New Definitions, Publications, Risks, Benefits: American Heart Association and National Heart, Lung and Blood Institute Update ATP III Definition of Metabolic Syndrome", *Hypertension Highlights*, Medscape Cardiology. Consultado en <http://www.medscape.org/viewarticle/514644>.

Brotherhood, J. R., "Nutrition and Sports Performance", *Sports Medicine*, vol. 1, núm. 5, septiembre de 1984, pp. 350-389.

Bundy, R., A. F. Walker, R. W. Middleton y J. Booth, "Turmeric Extract May Improve Irritable Bowel Syndrome Symptomology in Otherwise Healthy Adults: A Pilot Study", *Journal of Alternative and Complementary Medicine*, vol. 10, núm. 6, diciembre de 2004, pp. 1015-1018.

Burke, L. M., "Caffeine and Sports Performance", *Applied Physiology, Nutrition, and Metabolism*, vol. 33, núm. 6, julio de 2008, pp. 1319-1334.

Burton-Freeman, B. M., *et al.*, "Whole Food versus Supplement: Comparing the Clinical Evidence of Tomato Intake and Lycopene Supplementation on Cardiovascular Risk Factors", *Advances in Nutrition*, vol. 5, 2014, pp. 457-485.

Caforio, A. L. P., *et al.*, "Evidence from Family Studies for Autoimmunity in Dilated Cardiomyopathy", *The Lancet*, vol. 344, núm. 8925, septiembre de 1994, pp. 773-777.

Camilleri, M., "Serotonin in the Gastrointestinal Tract", *Current Opinion in Endocrinology, Diabetes and Obesity*, vol. 16, núm. 1, febrero de 2010, pp. 53-59.

Campbell, K. L., *et al.*, "Reduced-Calorie Dietary Weight Loss, Exercise, and Sex Hormones in Postmenopausal Women: Randomized Controlled Trial", *Journal of Clinical Oncology*, vol. 30, núm. 10, julio de 2012, pp. 2314-2326.

Canavan, C., J. West y T. Card, "The Epidemiology of Irritable Bowel Syndrome", *Clinical Epidemiology*, vol. 6, 2014, pp. 71-80.

Castro, C., y M. Gourley, "Diagnostic Testing and Interpretation of Tests for Autoimmunity", *Journal of Allergy and Clinical Immunology*, vol. 125, núm. 2, enero de 2010, pp. 238-247.

Centros para el Control y la Prevención de Enfermedades (CDC), "Chronic Diseases and Health Promotion", CDC, julio de 2015. Consultado en <http://www.cdc.gov/chronicdisease/overview/>.

Chambers, E. S., M. W. Bridge y D. A. Jones, "Carbohydrate Sensing in the Human Mouth: Effects on Exercise Performance and Brain Activity", *Journal of Physiology*, vol. 587, núm. 8, abril de 2009, pp. 1779-1794.

Coppack, S. W., *et al.*, "Adipose Tissue Metabolism in Obesity: Lipase Action in vivo Before and After a Mixed Meal", *Metabolism: Clinical and Experimental*, vol. 41, núm. 3, 1992, pp. 264-272.

Corthals, A. P., "Multiple Sclerosis Is Not a Disease of the Immune System", *Quarterly Review of Biology*, vol. 86, núm. 4, diciembre de 2011, pp. 287-321.

David, L. A., *et al.*, "Diet Rapidly and Reproducibly Alters the Human Gut Microbiome", *Nature*, vol. 505, enero de 2014, pp. 559-563.

Esposito, K., y D. Giugliano, "Obesity, the Metabolic Syndrome, and Sexual Dysfunction", *International Journal of Impotence Research*, vol. 17, mayo de 2005, pp. 391-398.

Esposito, K., *et al.*, "Effect of Lifestyle Changes on Erectile Dysfunction in Obese Men: A Randomized Controlled Trial", *Journal of the American Medical Association*, vol. 291, núm. 24, junio de 2004, pp. 2978-2984.

Felger, J. C., y F. E. Lotrich, "Inflammatory Cytokines in Depression: Neurobiological Mechanisms and Therapeutic Implications", *Neuroscience*, vol. 246, 2013, pp. 199-229.

Fernández, M. L., "Rethinking Dietary Cholesterol", *Current Opinion in Clinical Nutrition and Metabolic Care*, vol. 15, núm. 2, marzo de 2012, pp. 117-121.

Ghadirian, P., M. Jain, S. Ducic, B. Shaternstein y R. Morisset, "Nutritional Factors in the Aetiology of Multiple Sclerosis: A Case-Control Study in Montreal, Canada", *International Journal of Epidemiology*, vol. 27, núm. 5, febrero de 1998, pp. 845-852.

Goldstein, D. S., "Adrenal Responses to Stress", *Cellular and Molecular Neurobiology*, vol. 30, núm. 8, 2010, pp. 1433-1440.

González, A., *et al.*, "The Mind-Body-Microbial Continuum", *Dialogues of Clinical Neuroscience*, vol. 13, núm. 1, 2011, pp. 55-62.

"Gut-Brain Connection", *The Sensitive Gut*, marzo de 2012. Consultado en <http://www.health.harvard.edu/healthbeat/the-gut-brain-connection>.

Hodes, G. E., *et al.*, "Individual Differences in the Peripheral Immune System Promote Resilience versus Susceptibility to Social Stress", *CrossMark: Proceedings of the National Academy of Sciences of the United States of America*, vol. 111, núm. 45, noviembre de 2014, pp. 16136-16141.

Hunter, J. O., "Nutritional Factors in Inflammatory Bowel Disease", *European Journal of Gastroenterology and Hepatology*, vol. 10, núm. 3, marzo de 1998, pp. 235-237.

Hyman, Mark, "This Gut Condition Affects One in Six People—And Is Entirely Treatable", Drhyman.com, 4 de abril de 2015. Consultado en <http://drhyman.com/blog/2015/04/09/this-gut-condition-affects-one-in-six-people-and-is-entierely-treatable/#close>.

Instituto Nacional de Corazón, Pulmón y Sangre, "What Is Metabolic Syndrome?", Institutos Nacionales de Salud, noviembre de 2011. Consultado en <http://www.nhlbi.nih.gov/health/health-to pics/topics/ms>.

"Intestinal Cancer and Celiac Disease", Fundación Nacional para el Conocimiento Celiaco, 2015. Consultado en <http://www.celiaccen tral.org/Celiac-Disease/Related-Conditions/Intestinal-Cancer/46/>.

"Is the Effect of Aerobic Exercise on Cognition a Placebo Effect?", *PLoS ONE*, octubre de 2014. Consultado en <http://journals.plos. org/plosone/article?id=10.1371/journal.pone.0109557>.

Joseph, C. G., *et al.*, "Association of the Autoimmune Disease Scleroderma with an Immunologic Response to Cancer", *Science*, vol. 343, núm. 6167, enero de 2014, pp. 152-157.

Kaliman, P., *et al.*, "Rapid Changes in Histone Deacetylases and Inflammatory Gene Expression in Expert Meditators", *International Society of Psychoneuroendocrinology*, vol. 40, febrero de 2014, pp. 96-107.

Katcher, H. I., *et al.*, "The Effects of a Whole Grain-Enriched Hypocaloric Diet on Cardiovascular Disease Risk Factors in Men and Women with Metabolic Syndrome 1, 2, 3", *American Journal of Clinical Nutrition*, vol. 87, núm. 1, enero de 2008, pp. 79-90.

Kaya, A., *et al.*, "Autoantibodies in Heart Failure and Cardiac Dysfunction", *Circulation Research*, vol. 110, 2012, pp. 145-158.

Khan, A., M. Safdar, M. M. Ali Khan, K. N. Khattak y R. A. Anderson, "Cinnamon Improves Glucose and Lipids of People with Type 2 Diabetes", *Diabetes Care*, vol. 26, núm. 12, diciembre de 2003, pp. 3215-3218.

Koo, L. C., "The Use of Food to Treat and Prevent Disease in Chinese Culture", *Social Science & Medicine*, vol. 19, núm. 9, 1984, pp. 757-766.

Kostis, J. B., *et al.*, "Sexual Dysfunction and Cardiac Risk (the Second Princeton Consensus Conference)", *American Journal of Cardiology*, vol. 96, núm. 2, julio de 2005, pp. 313-321.

Landsberg, L., *et al.*, "Obesity-Related Hypertension: Pathogenesis, Cardiovascular Risk, and Treatment—A Position of the Obesity Society and the American Society of Hypertension", *Obesity*, vol. 21, núm. 1, enero de 2013, pp. 8-24.

Larsen, S., *et al.*, "The Effect of High-Intensity Training on Mitochondrial Fat Oxidation in Skeletal Muscle and Subcutaneous Adipose Tissue", *Scandinavian Journal of Medicine & Science in Sports*, vol. 25, núm. 1, febrero de 2015, pp. e59-69.

Li, Y., *et al.*, "Aerobic, Resistance and Combined Exercise Training on Arterial Stiffness in Normotensive and Hypertensive Adults: A Review", *European Journal of Sport Science*, vol. 15, núm. 5, septiembre de 2014, pp. 443-457.

Luo, C., *et al.*, "Nut Consumption and Risk of Type 2 Diabetes, Cardiovascular Disease, and All-Cause Mortality: A Systematic Review and Meta-Analysis", *American Journal of Clinical Nutrition*, vol. 100, núm. 1, mayo de 2014, pp. 256-269.

Ma, J., *et al.*, "Sugar-Sweetened Beverage Consumption Is Associated with Abdominal Fat Partitioning in Healthy Adults", *Journal of Nutrition*, vol. 144, núm. 8, agosto de 2014, pp. 1283-1290.

McEwen, B. S., "Physiology and Neurobiology of Stress and Adaptation: Central Role of the Brain", *Physiological Reviews*, vol. 87, núm. 3, 2007, pp. 873-904.

McKeown, N. M., *et al.*, "Whole-Grain Intake and Cereal Fiber Are Associated with Lower Abdominal Adiposity in Older Adults", *Journal of Nutrition*, vol. 139, núm. 10, octubre de 2009, pp. 1950-1955.

Mercola, Joseph, "Butter Is Back—Processed Foods Are Identified as Real Culprits in Heart Disease", Mercola.com, junio de 2014. Consultado en <http://articles.mercola.com/sites/articles/archive/2014/06/23/butter-trans-fat.aspx>.

————, "How Stress Wreaks Havoc on Your Gut—and What to Do About It", Mercola.com, abril de 2012. Consultado en <http://articles.mercola.com/sites/articles/archive/2014/04/09/chronic-stress-gut-effects.aspx>.

_____, "Mounting Evidence Pegs Broccoli as One of Nature's Most Health-Promoting Foods, Tackling Hypertension, Cancer, and More", Mercola.com, septiembre de 2012. Consultado en <http://articles.mercola.com/sites/articles/archive/2012/09/23/broccoli-health-benefits.aspx>.

Mizgier, M. L., M. Casas, A. Contreras-Ferrat, P. Llanos y J. E. Galgani, "Potential Role of Skeletal Muscle Glucose Metabolism on the Regulation of Insulin Secretion", *Obesity Reviews*, vol. 15, núm. 7, julio de 2014, pp. 587-597.

Norris, V., G. Molina y A. T. Gewirtz, "Hypothesis: Bacteria Control Host Appetites", *Journal of Bacteriology*, vol. 195, núm. 3, febrero de 2013, pp. 411-416.

Ornish, D., *et al.*, "Can Lifestyle Changes Reverse Coronary Heart Disease? The Lifestyle Heart Trial", *The Lancet*, vol. 336, núm. 8708, julio de 1990, pp. 129-133.

Pesta, D. H., S. S. Angadi, M. Burtscher y C. K. Roberts, "The Effects of Caffeine, Nicotine, Ethanol y Tetrahydrocannabinol on Exercise Performance", *Nutrition & Metabolism*, vol. 10, 2013, p. 71.

Post, R. E., A. G. Mainous III, D. E. King y K. N. Simpson, "Dietary Fiber for the Treatment of Type 2 Diabetes Mellitus: A Meta-Analysis", *Journal of the American Board of Family Medicine*, vol. 25, núm. 1, febrero de 2012, pp. 16-23.

Rennard, B. O., R. F. Ertl, G. L. Gossman, R. A. Robbins y S. I. Rennard, "Chicken Soup Inhibits Neutrophil Chemotaxis In Vitro", *CHEST*, vol. 118, núm. 4, octubre de 2000, pp. 1150-1157.

Ricci, J. A., *et al.*, "Fatigue in the U.S. Workforce: Prevalence and Implications for Lost Productive Work Time", *Journal of Occupational and Environmental Medicine*, vol. 49, núm. 1, enero de 2007, pp. 1-10.

Rodríguez, N. R., N. M. DiMarco y S. Langley, "Nutrition and Athletic Performance", *Medscape*, marzo de 2009. Consultado en <http://www.medscape.com/viewarticle/717046>.

Roman, M. J., y J. E. Salmon, "Cardiovascular Manifestations of Rheu-matologic Diseases", *Circulation*, vol. 116, 2007, pp. 2346-2355.

Samocha-Bonet, D., *et al.*, "Metabolically Healthy and Unhealthy Obese—The 2013 Stock Conference Report", *Obesity Reviews*, vol. 15, núm. 9, julio de 2014, pp. 697-708. Consultado en <http://onli nelibrary.wiley.com/enhanced/doi/10.1111/obr.12199/>.

Schmidt, K., *et al.*, "Prebiotic Intake Reduces the Waking Corti-sol Response and Alters Emotional Bias in Healthy Volunteers", *Psychopharmacology*, vol. 232, núm. 10, diciembre de 2014, pp. 1793-1801.

Schnoll, R., D. Burshteyn y J. Cea-Aravena, "Nutrition in the Treat-ment of Attention-Deficit Hyperactivity Disorder: A Neglected but Important Aspect", *Applied Psychophysiology and Biofeedback*, vol. 28, núm. 1, marzo de 2003, pp. 63-75.

Scholz, A., "Cellulite Can't Simply Be Rubbed Away! Whey and Ami-nos as 'Make-Up from the inside'", *German Association for Sports Nutrition and Nutritional Supplements*, vol. 3, 2004.

Schwarz, S., C. Knorr, H. Geiger y P. Flachenecker, "Complementary and Alternative Medicine for Multiple Sclerosis", *Multiple Sclero-sis Journal*, vol. 14, núm. 8, septiembre de 2008, pp. 1113-1119.

Setiawan, E., *et al.*, "Role of Translocator Protein Density, a Mar-ker of Neuroinflammation, in the Brain During Major Depressive Episodes", *JAMA Psychiatry*, vol. 72, núm. 3, 2015, pp. 268-275.

Smith, S. M., y W. W. Vale, "The Role of Hypothalamic-Pituitary-Adrenal Axis in Neuroendocrine Responses to Stress", *Dialogues in Clinical Neuroscience*, vol. 8, núm. 4, 2006, pp. 383-395.

Sociedad Endocrina, "Studies on Metabolic Adaptation", *Endocrino-logy*, vol. 21, 2013.

Suez, J., *et al.*, "Artificial Sweeteners Induce Glucose Intolerance by Altering the Gut Microbiota", *Nature*, 514, octubre de 2014, pp. 181-186.

"The Most Common OTC Medications", Dailyrx.com, abril de 2014. Consultado en <http://www.dailyrx.com/over-counter-medica

tions-most-common-us-include-cough-cold-and-allergy-otc-re-medies>.

Tillisch, K., *et al.*, "Consumption of Fermented Milk Product with Probiotic Modulates Brain Activity", *Gastroenterology*, vol. 144, núm. 7, 2013, pp. 1394-1401.e4.

Trafton, A., "Inside the Adult ADHD and Those Whose Difficulties Linger", Instituto McGovern para la investigación cerebral, MIT, junio de 2014. Consultado en <http://mcgovern.mit.edu/news/news/inside-the-adult-adhd-brain/>.

Turnbaugh, P. J., *et al.*, "The Effect of Diet on the Human Gut Microbiome: A Metagenomic Analysis in Humanized Gnotobiotic Mice", *Science Translational Medicine*, vol. 1, núm. 6, noviembre de 2009, pp. 6-14.

Villegas, R., *et al.*, "Vegetable But Not Fruit Consumption Reduces the Risk of Type 2 Diabetes in Chinese Women", *Journal of Nutrition*, vol. 138, núm. 3, marzo de 2008, pp. 574-580.

Vincent, G., *et al.*, "Changes in Mitochondrial Function and Mitochondria Associated Protein Expression in Response to 2 Weeks of High Intensity Interval Training", *Front Physiology*, vol. 6, 24 de febrero de 2015, p. 51.

Walker, A. F., R. W. Middleton y O. Petrowicz, "Artichoke Leaf Extract Reduces Symptoms of Irritable Bowel Syndrome in a Post-Marketing Surveillance Study", *Phytotherapy Research*, vol. 15, núm. 1, enero de 2011, pp. 58-61. Consultado en <http://onlinelibrary.wiley.com/doi/10.1002/1009->.

Williams III, G., "Every Time You Wake Up, Your Body Must Restart Its Engine. Here Are Some Ways To Help Rev It Up", *American Health Magazine-Washington Post Writers Group*, noviembre de 1986. Consultado en <http://articles.chicagotribune.com/1986-11-19/entertainment/8603270048_1_wake-up-brain-cells>.

Williams, C., "Is Depression a Kind of Allergic Reaction?", *The Guardian*, enero de 2015. Consultado en <http://www.theguardian.com/lifeandstyle/2015/jan/04/depression-allergic-reaction-inflammation-immune-system?CMP=share_brn_fb>.

Williams, P. G., "The Benefits of Breakfast Cereal Consumption: A Systematic Review of the Evidence Base", *Advances in Nutrition*, vol. 5, septiembre de 2014, pp. 6365-6735.

Wolever, T. M., D. J. Jenkins, L. U. Thompson, G. S. Wong y R. G. Josse, "Effect of Canning on the Blood Glucose Response to Beans in Patients with Type 2 Diabetes", *Human Nutrition, Clinical Nutrition*, vol. 42, núm. 2, 1987, pp. 135-140.

Yancy, Jr., W. S., M. K. Olsen, J. R. Guyton, R. P. Bakst y E. C. Westman, "A Low-Carbohydrate, Ketogenic Diet versus a Low-Fat Diet to Treat Obesity and Hyperlipidemia: A Randomized, Controlled Trial", *Annals of Internal Medicine*, vol. 140, núm. 10, mayo de 2004, pp. 769-777.

Zajac, A., *et al.*, "The Effects of a Ketogenic Diet on Exercise Metabolism and Physical Performance in Off-Road Cyclists", *Nutrients*, vol. 6, núm. 7, 2014, pp. 2493-2508.

Zheng, P., *et al.*, "Identification and Validation of Urinary Metabolite Biomarkers for Major Depressive Disorder", *Molecular & Cellular Proteomics*, vol. 12, núm. 1, enero de 2013, pp. 207-214.

Zukier, Z., J. A. Solomon y M. J. Hamadeh, "The Role of Nutrition in Mental Health: Attention Deficit Hyperactivity Disorder (ADHD)", *Nutrition and ADHD*, 2010. Consultado en <http://www.mindingourbodies.ca/sites/default/files/adhd_and_nutrition_20100821.pdf>.

Haylie Pomroy

Comida real, gente real, cambio real

¡Te doy la bienvenida para que explores la página web que cambiará tu vida!

¡Bienvenido! Estoy muy emocionada de tenerte como invitado en esta página exclusiva donde puedes obtener las herramientas y las respuestas que necesitas. Estás tomando la mejor decisión para recuperar el control sobre ti mismo.

La membresía te garantiza más que sólo el acceso a mi página web o a algunos correos electrónicos. La membresía es una promesa de mi parte para que seas un miembro valioso e importante de la comunidad. ¡Los beneficios son inmensos!

Esto es lo que recibirás al volverte miembro:

- Apoyo de otros que comparten tus mismos problemas
- Respuestas rápidas a tus preguntas e inquietudes
- Soluciones y herramientas prácticas y tangibles para atender los problemas que estés enfrentando
- 10% para compras internacionales en www.hayliepomroy.com para suplementar tu salud

¡Obtén hoy tu prueba de 7 días gratis de nuestra membresía!
Usa el código de cupón: BEMYGUEST
La oferta expira el 23 de febrero de 2017

| Facebook.com/ | Twitter.com/ | Pinterest.com/ | YouTube: | Instagram: |
| hayliepomroy | hayliepomroy | hayliepomroy | hayliepomroy | hayliepomroy |

www.hayliepomroy.com

Notas

Capítulo 1

[1] B. M. Burton-Freeman *et al.*, "Whole Food versus Supplement: Comparing the Clinical Evidence of Tomato Intake and Lycopene Supplementation on Cardiovascular Risk Factors", *Advances in Nutrition*, vol. 5, 2014, pp. 457-485.

[2] Instituto Nacional de Diabetes y Enfermedades Digestivas y Renales, División de Diabetes, Endocrinología y Enfermedades Metabólicas. Consultado en <http://www.niddk.nih.gov/about-niddk/offeces-divisions/division-diabetes-endocrinology-metabolic-diseases/Pages/default.aspx>.

[3] Instituto Nacional de Corazón, Pulmón y Sangre, "What Is Metabolic Syndrome?", Institutos Nacionales de Salud, noviembre de 2011. Consultado en <http://www.nhlbi.nih.gov/health/health-topics/topics/ms>.

[4] S. W. Coppack *et al.*, "Adipose Tissue Metabolism in Obesity: Lipase Action in vivo Before and After a Mixed Meal", *Metabolism: Clinical and Experimental*, vol. 41, núm. 3, 1992, pp. 264-272.

[5] D. H. Pesta *et al.*, "The Effects of Caffeine, Nicotine, Ethanol y Tetrahydrocannabinol on Exercise Performance", *Nutrition & Metabolism*, vol. 10, 2013, p. 71.

[6] A. Zajac *et al.*, "The Effects of a Ketogenic Diet on Exercise Metabolism and Physical Performance in Off-Road Cyclists", *Nutrients*, vol. 6, núm. 7, 2014, pp. 2493-2508.

Capítulo 2

[1] Linda Brookes, "Significant New Definitions, Publications, Risks, Benefits: American Heart Association and National Heart, Lung and Blood Institute Update ATP III Definition of Metabolic Syndrome", *Hypertension Highlights*,

Medscape Cardiology. Consultado en <http://www.medscape.org/viewarti cle/514644>.

[8] B. S. McEwen, "Physiology and Neurobiology of Stress and Adaptation: Central Role of the Brain", *Physiological Reviews*, vol. 87, núm. 3, 2007, pp. 873-904.

[9] Sociedad Endocrina, "Studies on Metabolic Adaptation", *Endocrinology*, vol. 21, 2013. Consultado en <http:://press.endocrine.org/doi/abs/10.1210/en do-21-2-169>.

[10] A. González *et al.*, "The Mind-Body-Microbial Continuum", *Dialogues in Clinical Neuroscience*, vol. 13, núm. 1, 2011, pp. 55-62.

[11] J. Alcock *et al.*, "Is Eating Behavior Manipulated by the Gastrointestinal Microbiota? Evolutionary Pressure and Potential Mechanism", *Bioessays*, vol. 36, núm. 10, octubre de 2014, pp. 940-949.

[12] D. S. Goldstein, "Adrenal Responses to Stress", *Cellular and Molecular Neurobiology*, vol. 30, núm. 8, 2010, pp. 1433-1440.

[13] S. M. Smith y W. W. Vale, "The Role of Hypothalamic-Pituitary-Adrenal Axis in Neuroendocrine Responses to Stress", *Dialogues in Clinical Neuroscience*, vol. 8, núm. 4, 2006, pp. 383-395.

Capítulo 5

[14] Mark Hyman, "This Gut Condition Affects One in Six People—And Is Entirely Treatable". Consultado en <http://drhyman.com/blog/2015/04/09/this-gut-condition-affects-one-in-six-people-and-is-entierely-treatable/#close>.

[15] C. J. Canavan *et al.*, "The Epidemiology of Irritable Bowel Syndrome", *Clinical Epidemiology*, vol. 6, 2014, pp. 71-80.

[16] *Vid.* "The Most Common OTC Medications", Dailyrx.com, abril de 2014. Consultado en <http://www.dailyrx.com/over-counter-medications-most-co mmon-us-include-cough-cold-and-allergy-otc-remedies>.

Capítulo 9

[17] E. Setiawan *et al.*, "Role of Translocator Protein Density, a Marker of Neuroinflammation, in the Brain During Major Depressive Episodes", *JAMA Psychiatry*, vol. 72, núm. 3, 2015, pp. 268-275.

[18] J. C. Felger y F. E. Lotrich, "Inflammatory Cytokines in Depression: Neurobiological Mechanisms and Therapeutic Implications", *Neuroscience*, vol. 246, 2013, pp. 199-229.

[19] K. Schmidt *et al.*, "Prebiotic Intake Reduces the Waking Cortisol Response and Alters Emotional Bias in Healthy Volunteers", *Psychopharmacology*, 2014. Consultado en <http://link.springer.com/article/10.1007/s00213-014-

3810-0/fulltext.html>. K. Tillisch *et al.*, "Consumption of Fermented Milk Product with Probiotic Modulates Brain Activity", *Gastroenterology*, vol. 144, núm. 7, 2013, pp. 1394-1401.e4.

[20] P. Zheng *et al.*, "Identification and Validation of Urinary Metabolite Biomarkers for Major Depressive Disorder", *Molecular & Cellular Proteomics*, 2012. Consultado en <http://www.mcponline.org/content/early/2012/10/30/mcp. M112.021816.full.pdf+html>.

[21] G. E. Hodes *et al.*, "Individual Differences in the Peripheral Immune System Promote Resilience versus Susceptibility to Social Stress", *CrossMark: Proceedings of the National Academy of Sciences of the United States of America*, vol. 111, núm. 45, pp. 16136-16141.

Capítulo 11

[22] A. Kaya *et al.*, "Autoantibodies in Heart Failure and Cardiac Dysfunction", *Circulation Research*, vol. 110, 2012, pp. 145-158.

[23] M. Abu-Shakra *et al.*, "Cancer and Autoimmunity: Autoimmune and Rheumatic Features in Patients with Malignancies", *Annals of the Rheumatic Diseases*, vol. 60, 2001, pp. 433-441.

Agradecimientos

Le debo tanto a tanta gente. Nunca habrá suficientes formas para dar las gracias. Pero déjame intentarlo.

Una oda a Alex Glass, ¡el mejor agente literario que ha existido! Sin ti nada de esto sería posible. Tu esfuerzo, tu convicción y tu amistad me han permitido manifestar tantos sueños personales y ayudar a tanta gente con el trabajo de mi vida. ¡Eres una estrella!

Estoy muy agradecida con Crown/Harmony Books, los mejores socios literarios que cualquier autor pudiera pedir. Heather Jackson, trataste mi misión con tanto respeto y tanta consideración, como si fuera tuya, y luego hiciste que cada parte fuera mejor; ¡eso es talento! Diana Baroni, Maya Mavjee, Aaron Wehner, Tammy Blake, Christina Foxley, Julie Cepler, Luisa Francavilla, Henri Clinch (mi socio en las aplicaciones) y Tina Constable crearon esto, y su trabajo salvará vidas y dejará un impacto duradero.

Eve Adamson, tú me entiendes, ¡y eso me divierte y me da un poco de miedo! Melanie Parish, tu cariño y tu guía financiera han sido invaluables. Bob Marty, gracias por llevarnos hacia un éxito increíble en la televisión abierta. Marc Chamlin, tu consejo legal es casi tan profundo como el personal. A Kym, Keyanna, John, Carol,

Andrew, Dominique y el equipo HPG, porque están cambiando vidas y tocando corazones, y su espíritu "entregado" e incansable hace que todo sea posible. Los aprecio. A mis queridos clientes, comunidad y clientes virtuales, gracias por compartir su viaje y permitirme caminar con ustedes por mi cuenta. Me inspiran.

Quiero agradecer desde el fondo de mi corazón a los increíbles médicos y practicantes que se unieron a mi equipo para asegurar mi propia salud: doctor Richard Hawkins, doctor Karo Arzoo, doctor Ahdoot, doctor Gerald McIntosh, Beth Fondy, doctora Christine Szeto y doctora Jackie Fields.

Estoy muy agradecida con mi madre y mi padre, mis hermanas y mis cuñadas, mis cuñados, mis sobrinos, mis locos hijos y mi constante y fuerte esposo, quien piensa que todo lo que escribo es perfecto (que siempre tenga la razón). Los amo a todos con todo mi corazón.

Los alimentos del metabolismo acelerado de Haylie Pomroy
se terminó de imprimir en enero de 2017
en los talleres de
Litográfica Ingramex, S.A. de C.V.
Centeno 162-1, Col. Granjas Esmeralda, C.P. 09810,
Ciudad de México.